婴幼儿和儿童少年膳食指南

刘 苹 朱 颖 郭晓斌 主编

中国健康传媒集团
中国医药科技出版社

内 容 提 要

　　本书除了介绍孩子们的膳食营养，食材选购和烹调等知识，还将孩子的成长分为 0~6 个月阶段，7~12 个月阶段，1~3 岁阶段，学龄前阶段以及学龄阶段，分别介绍了每个阶段孩子的营养需求、常见饮食误区、保健品的合理选择和预防儿童肥胖的营养支持方案。本书能够给广大家长朋友关于孩子们的合理饮食提供参考和建议。

图书在版编目（CIP）数据

　　婴幼儿和儿童少年膳食指南/刘苹，朱颖，郭晓斌主编 . ——北京：中国医药科技出版社，2019.2
　　ISBN 978 - 7 - 5214 - 0704 - 4

　　Ⅰ. ①婴… Ⅱ. ①刘…②朱…③郭… Ⅲ. ①婴幼儿—膳食营养—中国—指南②儿童—膳食营养—中国—指南③少年—膳食营养—中国—指南　Ⅳ. ①R151.4 -62

　　中国版本图书馆 CIP 数据核字（2019）第 017346 号

美术编辑　　陈君杞
版式设计　　张　璐

出版　**中国健康传媒集团**｜中国医药科技出版社
地址　北京市海淀区文慧园北路甲 22 号
邮编　100082
电话　发行：010 - 62227427　邮购：010 - 62236938
网址　www.cmstp.com
规格　710×1000mm ¹⁄₁₆
印张　16½
字数　280 千字
版次　2019 年 2 月第 1 版
印次　2023 年 11 月第 3 次印刷
印刷　三河市万龙印装有限公司
经销　全国各地新华书店
书号　ISBN 978 - 7 - 5214 - 0704 - 4
定价　**38.00 元**

编 委 会

　　健康是人类永恒的追求，而膳食习惯是健康的重要基础。《中国居民营养与慢性病状况报告（2015）》显示，我国居民面临着营养缺乏和营养过剩的双重挑战。我国成年人营养不良率达 6%，儿童生长发育迟缓率约 3.2%，儿童少年的消瘦率为 9%。6～17 岁青少年的体重超标率达 9.6%，肥胖率达 6.4%；18 岁以上成人体重超标率达 30.1%，肥胖率达 11.9%。因为体重超标、肥胖等因素，高血压、糖尿病等慢性病的发病率逐年上升；而且饮食不合理，高糖、高脂肪、低纤维膳食等不良的膳食结构问题日益突出。更为严重的是，我国居民的健康素养也令人担忧。2013 年原国家卫生和计划生育委员会开展的"中国居民健康素养调查"显示：我国居民具备健康素养的总体水平为 9.48%，慢性病预防素养为 11.59%。这种情况会使我国居民的疾病预防与控制工作更难以开展。

　　为了改善不良的膳食习惯，提高大众的健康素养，营养科普势在必行。2014年起，原国家卫生和计划生育委员会委托中国营养学会再次启动膳食指南修订工作，结合中华民族饮食习惯以及不同地区食物可及性等多方面因素，参考其他国家膳食指南制定的科学依据和研究成果，对部分食物日摄入量进行了调整，提出了符合我国居民营养健康状况和基本需求的膳食指导建议。2016 年 5 月 13 日，原国家卫生和计划生育委员会疾控局发布了《中国居民膳食指南（2016）》。

　　为了更好地推广《中国居民膳食指南（2016）》，我们分别编写了老年人、婴幼儿和儿童少年、孕妇乳母的科普版膳食指南。基于很多婴幼儿和儿童少年的生长发育过程也有很多高发病，本书中除了生动详细地介绍了食物的营养价值、搭配方法，还介绍了这些人群的饮食误区以及常见疾病的食疗原则，我们希望更多人可以受益。

编　者
2018 年 10 月

目 录

1　第一章　我们为什么这样吃

1　　第一节　膳食与膳食指南

2　　第二节　人体与膳食营养素的关系

2　　　一、营养素藏在哪里

3　　　二、营养素对人体有什么作用

4　　　三、营养性疾病

6　第二章　各版本《中国居民膳食指南》的区别

6　　第一节　各版本《中国居民膳食指南》的主要内容

6　　　一、我国第一个膳食指南

7　　　二、《中国居民膳食指南（1997）》

8　　　三、《中国居民膳食指南（2007）》

12　　　四、《中国居民膳食指南（2016）》

15　　　五、2016年新指南与2007年指南的区别

16　　第二节　我国居民营养与慢性病的关系变化

18　　第三节　中国婴幼儿和儿童少年膳食指南的发展

21　第三章　中国居民膳食指南（2016）

21　　第一节　食物多样，谷类为主

21　　　一、什么是食物多样化

22　　　二、怎样才能做到食物多样化

22　　　三、每天应该吃多少谷薯类食物

23　　　四、谷薯杂豆类食物有哪些

23　　　五、你知道为什么要以谷类为主吗

25　　　六、你会吃主食吗

28	七、合理搭配，营养加倍
29	第二节 吃动平衡，健康体重
29	一、超重和肥胖带来的危险
31	二、你的体重标准吗
32	三、什么是吃动平衡
33	四、食不过量怎么实现
33	五、什么是中等强度运动
34	六、为什么每天走6000步
35	七、你常常久坐吗
36	第三节 多吃蔬果、奶类、大豆
36	一、餐餐有蔬菜，天天吃水果
39	二、关于奶及其制品的那些事
42	三、豆类经常吃，坚果适量吃
45	四、每天吃多少蔬果奶豆
46	第四节 适量吃鱼、禽、蛋、瘦肉
46	一、鱼禽肉蛋该不该吃
47	二、肉类的营养价值
48	三、肉类的合理烹饪
49	四、水产品的营养价值
50	五、水产品的合理烹饪
51	六、为什么优先选择鱼和禽类
51	七、小小鸡蛋学问大
57	八、如何实现适量吃鱼、禽、蛋、瘦肉
57	第五节 少盐少油，控糖限酒
58	一、食"盐"有道
58	二、如何减少盐摄入量
59	三、烹调油，悄然成"灾"
59	四、远离反式脂肪酸
60	五、甜蜜的陷阱
62	六、一杯酒的旅行
64	七、合理选择饮料
67	第六节 杜绝浪费，兴新食尚
68	一、怎样选到新鲜健康的食材
72	二、正确烹饪，安享美味

74	三、怎样确保食品安全
79	四、小标签，大学问
80	五、正确认识食品添加剂
81	六、珍惜粮食，从我做起
83	**第四章　0～6月龄婴儿喂养指南以及常见的饮食误区**
83	第一节　"第一口奶"的重要性
83	第二节　出生后宝宝就会饿，应尽早补充糖水吗
84	第三节　如何鉴别婴儿哭闹是饿的
84	第四节　生下来就开始补钙吗
85	第五节　如何给新生儿和婴儿补充维生素 K
85	第六节　无奈的选择
86	第七节　喂养的玄机
87	第八节　婴儿第一辅食不再是鸡蛋黄
87	第九节　关于牛奶的饮食误区
87	一、牛奶越浓越好
87	二、用酸奶喂养宝宝
88	三、牛奶必须煮沸
88	四、牛奶不能加糖煮
88	五、牛奶服药一举两得
88	六、牛奶放阳光下晒，可增加维生素 D
88	七、炼乳代替牛奶
89	第十节　母乳喂养
89	一、母乳喂养的好处
89	二、不宜进行母乳喂养的特殊情况
90	三、母乳喂养的注意事项
91	第十一节　混合喂养
91	一、如何进行混合喂养
93	二、混合喂养时的注意事项
95	**第五章　7～12月龄婴儿喂养指南以及常见的饮食误区**
95	第一节　母乳喂养适可而止吗
95	第二节　母乳喂养适量而行
95	第三节　以奶补奶行不通

96	第四节　以泥为友
98	第五节　辅食要原汁原味
98	第六节　怎样合理安排婴幼儿的餐次和进餐时间
98	第七节　如何培养婴幼儿自主进食
98	第八节　如何添加果蔬汁
99	第九节　孩子何时可以添加盐
99	第十节　有疹（过敏）的孩子的辅食添加
99	第十一节　孩子干呕是怎么回事
99	第十二节　辅食为何不能通过奶瓶喂
100	第十三节　婴幼儿喂食的常见误区
100	一、咀嚼喂养
100	二、食物过于硬、粗、生
100	三、强填硬塞
100	四、饮食单调
101	五、盲目食用强化食品
101	第十四节　宝宝贫血怎么办
101	一、如何判断宝宝贫血
101	二、宝宝贫血吃什么
102	第十五节　如何给宝宝断奶
104	第十六节　辅食的选择及喂养
104	一、过早
105	二、过晚
105	三、过滥
105	四、过细
105	第十七节　辅食食谱举例
105	一、果蔬汁
106	二、蛋黄
106	三、菜泥和水果泥
106	四、烂粥
106	五、蒸蛋羹
107	**第六章　1～2岁宝宝喂养指南以及常见饮食误区**
107	第一节　合理营养，科学添加
108	第二节　妈妈小厨房

109	第三节　提倡宝宝自主进食，不做追孩子吃饭的家长
110	第四节　妈妈也要学"技巧"
110	第五节　聪明宝宝，健康饮食
110	一、食物的选择
111	二、饮食行为培养
112	三、弃用奶瓶
112	四、进食鲜牛奶、蜂蜜等食物的年龄
112	第六节　使宝宝养成良好的饮食习惯
113	第七节　容易导致进食意外的食物
114	第八节　保证食品安全
115	第九节　常见的饮食误区
120	**第七章　学龄前儿童膳食指南及饮食误区**
120	第一节　对学龄前儿童膳食的认知
122	第二节　对学龄前儿童的膳食你会精打细算
122	一、你会安排儿童膳食
122	二、规律进餐有何益处
123	三、如何避免儿童挑食偏食
124	四、怎么喝牛奶是健康的
125	五、如何培养儿童正确喝白开水
126	六、给孩子怎么选择零食
127	七、让儿童参与食物选择与制作
127	八、合理安排儿童的运动可保护孩子视力
128	第三节　常见饮食误区
128	一、不要跟着广告走
128	二、冷饮的忧虑
128	三、不能使正餐成为点缀
129	四、常见饮食误区
133	**第八章　学龄儿童膳食指南以及常见饮食误区**
133	第一节　认识《中国学龄儿童膳食指南（2016）》
133	一、认识食物，学习烹饪，提高营养科学素养
134	二、三餐合理，规律进餐，培养健康饮食行为
135	三、合理选择零食，足量饮水，不喝含糖饮料

135	四、不偏食节食，不暴饮暴食，保持适宜体重增长
136	五、保证每天至少活动 60 分钟，增加户外活动时间
136	第二节　中国儿童平衡膳食算盘
137	第三节　学龄儿童遇到的膳食问题
137	一、孩子不爱吃蔬菜怎么办
137	二、孩子不爱吃粗粮怎么办
138	三、孩子太爱喝含糖饮料怎么办
138	四、儿童饮酒的危害
139	五、二手烟对孩子健康的危害
139	六、儿童如何吃好一日三餐
140	七、学龄儿童家庭晚餐的重要性
140	八、孩子爱吃零食怎么办
141	九、孩子每天吃多少盐合适
141	十、果汁能代替鲜果吗
141	十一、学龄儿童如何喝水
141	十二、孩子在雾霾天如何运动
142	第四节　学龄儿童饮食误区
142	一、影响孩子长高的饮食误区
142	二、盲目进补
143	三、学龄儿童饮食习惯的误区
145	**第九章　各种营养素缺乏的表现**
145	第一节　什么是营养素
145	第二节　营养素缺乏对儿童生长的影响
146	第三节　什么是营养不良
147	第四节　蛋白质缺乏症状
147	一、什么是蛋白质
147	二、蛋白质缺乏症
148	三、如何给儿童合理补充蛋白质
149	四、适宜补充蛋白质的食物
149	第五节　糖类缺乏
149	一、什么是糖类
150	二、糖类缺乏症状
150	三、如何给儿童合理补充糖类

151　第六节　脂肪缺乏

151　　一、什么是脂肪

151　　二、脂肪缺乏症状

152　　三、给儿童补充脂肪的正确方法

152　第七节　水缺乏

152　　一、什么是水

153　　二、缺水的症状

153　　三、如何给孩子科学补水

153　　四、孩子不爱喝水怎么办

154　第八节　维生素缺乏

154　　一、什么是维生素

155　　二、儿童维生素缺乏

156　　三、补充维生素的误区

156　第九节　矿物质缺乏

156　　一、什么是矿物质

157　　二、矿物质缺乏症状及补充

159　**第十章　保健品怎么选**

159　第一节　什么是保健品

159　第二节　保健食品的功能

160　第三节　保健食品改善儿童生长发育的原理

160　　一、促进骨骼生长

161　　二、影响细胞分化

161　　三、促进细胞生长和器官发育

161　第四节　儿童保健品市场现状

161　第五节　儿童需要吃保健品吗

162　第六节　儿童滥服保健品的危害

162　　一、打破营养平衡

162　　二、对儿童健康不利

163　第七节　哪些保健品儿童不能吃

163　　一、人参

163　　二、蜂王浆

163　　三、其他

163　第八节　正确地对待儿童保健品

164 　第九节　儿童保健品的选购要点

164 　第十节　怎样正确服用儿童保健品

164 　　一、选择有科学实证的保健品

165 　　二、向专业的医生和营养师寻求意见

165 　　三、服用多种保健品要错开时间

165 　　四、切忌过量服用保健品

165 　第十一节　保健食品与正常饮食的选择

166 　第十二节　儿童某些营养元素缺乏了怎么办

166 　第十三节　关于儿童保健品的常见误区

166 　　一、任何孩子都需要补充保健食品

166 　　二、保健食品贵的才放心

167 　　三、各种保健食品可以同时服用

167 　　四、保健品长期服用才有效

168 **第十一章　怎样吃零食才健康**

168 　第一节　零食的分类

168 　　一、零食的分类

169 　　二、从所含营养素来分类

170 　第二节　零食对孩子的影响

170 　　一、零食对孩子有益的影响

170 　　二、零食对孩子有害的影响

173 　　三、不安全食品带来的社会问题

173 　　四、如何正确地吃零食

179 **第十二章　孩子挑食怎么办**

179 　第一节　挑食的定义及其表现

179 　第二节　挑食的危害

180 　　一、影响孩子的生长发育

180 　　二、导致孩子营养不良

180 　　三、影响孩子的心理健康

180 　第三节　挑食的原因

181 　　一、受家长不良饮食习惯的影响

181 　　二、孩子的口味挑剔不同于成年人

181 　　三、没有良好的进餐氛围

182	四、食物的种类、制作方法单一
182	五、疾病及药物的影响
182	第四节　解决挑食的方法
182	一、仔细聆听，不要和孩子对着干
182	二、言传
183	三、身教
183	四、改变食物的做法
184	五、让孩子参与烹饪
185	**第十三章　孩子缺钙怎么办**
185	第一节　钙在人体中的作用
185	第二节　我们这么重视钙，孩子为什么还会缺钙
186	一、孕期妈妈钙储备不足
186	二、饮食不均衡，食物种类单一
186	三、孩子生长发育快，钙的需求量加大
186	四、吃某些食物导致钙的吸收率降低
186	五、缺乏维生素 D
187	六、消化道疾病
187	七、没有及时地添加辅食
187	八、冬季出生的孩子容易缺钙
187	第三节　怎样知道孩子是不是缺钙
187	一、营养性维生素 D 缺乏性佝偻病
189	二、出牙晚并且牙齿不齐，易有蛀牙
189	三、智力低下
189	四、惊厥和抽搐
190	第四节　怎样预防孩子缺钙
190	第五节　在生活中如何通过食物来补钙
192	第六节　正确选用钙剂
192	一、孩子吃多少剂量合适
192	二、哪种钙更容易让孩子吸收
193	三、防止过度补钙
194	四、补钙并不需要补太久
194	第七节　什么时候补钙最好
194	第八节　补钙常见的误区

194	一、吃钙片是补钙的最佳方法
195	二、生长痛就是缺钙
195	三、多补钙孩子就长得高
195	四、钙片的含钙量越高越好
195	五、多喝骨头汤补钙
196	六、某种钙的吸收率高达90%
197	**第十四章　孩子的便便正常吗**
197	第一节　宝宝便便的大汇总
197	一、宝宝便便的次数
197	二、宝宝便便的颜色
198	三、母乳喂养与人工喂养宝宝大便的区别
199	四、捕捉宝宝的坏"臭臭"
200	五、怎样让好"臭臭"跟着宝宝
201	六、便便颜色丰富多彩的原因
201	第二节　小儿腹泻全知道
201	一、为何宝宝容易发生腹泻
202	二、怎样判断宝宝腹泻
202	三、宝宝腹泻了，妈妈要做什么
204	第三节　小儿便秘全知道
205	一、宝宝便秘的原因
206	二、宝宝便秘妈妈做什么
207	三、食物治疗便秘的食谱
210	**第十五章　营养性缺铁性贫血怎么办**
210	第一节　营养性缺铁性贫血的病因
210	一、先天性储铁不足
210	二、铁摄入量不足
211	三、生长发育因素
211	四、铁的吸收障碍
211	五、铁的丢失过多
211	第二节　判断标准及临床表现
211	一、怎么判断宝宝贫血
211	二、营养性缺铁性贫血有哪些表现

212	第三节 你了解铁吗
212	一、铁的生理意义
212	二、铁在体内代谢
213	三、铁的发病机制
213	第四节 如何防治营养性缺铁性贫血
213	一、如何预防
215	二、营养性缺铁性贫血患儿的日常护理
215	三、补铁时哪些方面容易忽视
216	四、如何提高铁的吸收和利用率
217	五、口服铁剂有哪些注意事项
217	第五节 营养性缺铁性贫血的饮食原则
217	一、饮食原则
218	二、食疗"补铁"的常见食物
218	第六节 补铁食谱
218	一、适合婴幼童宝宝的补铁食谱
220	二、适合较大宝宝及成年人的补铁食谱
222	**第十六章 饮食与肥胖**
222	第一节 认识肥胖
222	一、什么是肥胖
222	二、肥胖与健康的关系
223	三、肥胖的类型
223	四、肥胖的判断
224	第二节 形成肥胖的因素
224	一、遗传因素
224	二、进食过多、营养过剩
224	三、运动过少
225	四、社会心理因素
225	五、不良饮食习惯
226	第三节 肥胖的危害
226	一、肥胖对宝宝有哪些危害
227	二、肥胖可以给少年儿童带来许多身体危害
229	第四节 儿童肥胖与糖尿病
229	一、儿童糖尿病的危害

229 　　　二、什么是黑棘皮病

230 　　第五节　肥胖的易感阶段

232 　　第六节　少年儿童如何减肥

232 　　　一、宝宝减肥运动的金科玉律

233 　　　二、宝宝减肥的注意事项

233 　　　三、儿童少年科学减肥

235 　　　四、少年儿童运动减肥

239 　　　五、少年儿童减肥运动处方的制定原则

240 　　第七节　少年儿童减肥食谱举例

242 **第十七章　如何让孩子养成良好的饮食习惯**

242 　　　一、让孩子多吃蔬菜

242 　　　二、让孩子适量吃肉

243 　　　三、给孩子合理补水

243 　　　四、合理补钙才能长得高

245 **参考文献**

第一章　我们为什么这样吃

第一节　膳食与膳食指南

如果有人问你，我们为什么要吃饭？许多人也许不假思索地将一句"民以食为天"脱口而出。膳食历史和人类历史息息相关：在远古时代，人和猿一样生长在树上，吃果子、树叶，有时也吃草根茎充饥，后来手和脚开始分工，能站立起来用后肢在地上行走了。为了吃的更好，人类开始使用工具捕猎，为了减少捕猎的危险性，当发现还未长成的小动物（如牛、马、羊等）就养起来，等长大了再吃，从此有了畜牧业。人类慢慢地发现一些动物很温顺，不舍得吃它，就用它当工具使用；以后又发现落在地上的种子会发芽，还会结新的果实，从而学会了种粮食。雷电引发森林火灾，把野生动物烧死并烧熟了，又发现烧熟的肉比生的肉更好吃，吃了更安全，不会拉肚子，后来发明了火种，便由吃生的变为吃熟的。自从有了种植和饲养技术后，人类的物资开始积余，这时就由公众推举出能人来管理分配食物。这就是氏族原始社会，有了语言，有了文字，人真正地从动物中分离出来了，从此人有了饭吃，有了衣穿，还有了房子住。

随着人类的进步，对饭食的要求也越来越高。吃饭除了是为了活着，更是为了好好地活着。《黄帝内经》指出："五谷为养，五果为助，五畜为益，五菜为充，气味合而服之，以补益精气"，可以说是最早的膳食指南。随着社会经济文化的发展及人民生活水平的提高，目前威胁人类健康的慢性非遗传疾病多与不恰当的营养素摄入有关，使得营养与疾病的关系受到广泛关注。

自 20 世纪 90 年代后期以来，我国居民患有与营养过剩和营养不平衡相关的心血管疾病、糖尿病、肥胖等一直保持上升的势头，严重影响我国居民的健康水平。

为提高人民健康水平，帮助居民获得正确的健康知识，合理选择食物，我国于 1989 年、1997 年、2007 年制定过 3 次膳食指南。2014 年起，原国家卫生和计划生育委员会委托中国营养学会再次启动膳食指南修订工作，修订过程中，根据《中国居民营养与慢性病状况报告（2015）》中指出的我国居民面临营养缺乏和营养过剩双重挑战的情况，结合中华民族饮食习惯以及不同地区食物可及性等多方面因素，参考其他国家膳食指南制定的科学依据和研究成果，对部分食物日摄入量进行调整，提出符合我国居民营养健康状况和基本需求的膳食指导建议。《中国居民膳食指南（2016）》就是一本帮助你合理饮食的书，一本教会你吃饭的书。

第二节　人体与膳食营养素的关系

膳食可以帮助人们获得健康。膳食营养在人们的生活中起着非常重要的作用。在日常生活中，有没有营养最全的食物呢？可不可能吃一种食物就能满足人体全部生理需要呢？

注意：除了母乳可以提供 6 个月以内婴儿的全部营养需求以外，没有任何一种食物可以提供人类需要的全部营养物质。

一、营养素藏在哪里

营养素是指食物中可给人体提供能量、构成机体和组织修复以及具有生理调节功能的化学成分，是人类赖以生存的物质基础。现代医学研究表明，人体所需的营养素不下百种，其中一些可由自身合成、制造，但无法自身合成、制造的约有 40 种，可概括为：蛋白质、脂肪、碳水化合物、无机盐（矿物质）、维生素、水和纤维素等 7 类。

这些营养素存在于食物中，每类食物为机体提供的营养是不同的，只食入单一品种的食物对于营养素的摄取是不利的，从营养学角度来看，一般将食物分为以下五类。

第一类谷类及薯类：主要提供碳水化合物、蛋白质、膳食纤维及 B 族维生素。

第二类动物性食物：主要提供蛋白质、脂肪、矿物质、维生素 A 和 B 族维生素。

第三类豆类及其制品：主要提供蛋白质、脂肪、膳食纤维、矿物质和 B 族维生素。

第四类蔬菜水果类：主要提供膳食纤维、矿物质、维生素 C 和胡萝卜素。

第五类纯热能食物：主要提供能量。植物油还可提供维生素 E 和必需脂肪酸。

这些营养素既具有各自的生理功能，如提供能量、构成组织及调节等，在代谢过程中又密切联系，共同参与生命活动，一旦出现缺失就会导致一系列的营养性疾病。

二、营养素对人体有什么作用

总的说来，营养素就是构成人体需要的所有物质，是健康之本。它们分为三大产能营养素（碳水化合物、脂肪和蛋白质）及其他营养素（维生素、矿物质、水和纤维素）。

这些营养素在体内主要有以下功能：①供给能量；②提供人体的"建筑材料"，用以构成和修补身体组织；③参与合成调节人体生理变化的物质。

1. 三大产能营养素

（1）碳水化合物：是机体的重要能量来源。糖原是肌肉和肝脏碳水化合物的储存形式。一般说来，机体所需能量的50%以上是由食物中的碳水化合物提供的。尤其对于脑组织来说，脑细胞代谢消耗的碳水化合物主要来自血糖。碳水化合物在体内可以供给和储存能量，构成组织及重要生命物质，提高蛋白质在体内的利用率，还是体内一种重要的结合解毒剂，在肝脏中能与许多有害物质如细菌毒素、酒精、砷等结合，以消除或减轻这些物质的毒性或生物活性，同时纤维素和果胶、抗性淀粉、功能性低聚糖都属于碳水化合物，所以它还能刺激肠道蠕动，利于肠道菌群增殖，从而增强肠道功能。

（2）脂肪：是人体主要供给能量的物质。在正常情况下，人体所消耗的能源物质中有40%~50%来自体内的脂肪。除了供能，它还可以构成身体成分，如细胞膜、神经髓鞘膜都必须有脂类参与构成。此外，脂肪还可提供脂溶性维生素并促进脂溶性维生素的吸收；保护脏器和维持体温；节约蛋白质；脂肪还可增加膳食的美味和增加饱腹感等许多功能。

（3）蛋白质：蛋白质一词源于希腊文的"preteios"，是"头等重要"的意思，表明蛋白质是生命中头等重要的物质。现已证明，生命的产生、存在和消亡都与蛋白质有关，蛋白质是生命的物质基础，没有蛋白质就没有生命。

蛋白质是构成机体组织、器官的重要成分，人体各组织、器官无一不含蛋白质。细胞中，除水分外，蛋白质约占细胞内物质的80%。因此，构成机体组织、器官的成分是蛋白质最重要的生理功能。人体内各种组织细胞的蛋白质始终在不断更新。身体受伤后也需要蛋白质作为修复材料。

机体生命活动之所以能够有条不紊地进行，有赖于多种生理活性物质的调节。蛋白质在体内是构成多种重要生理活性物质的成分，参与调节生理功能：如酶蛋白具有促进食物消化、吸收和利用的作用；免疫蛋白具有维持机体免疫功能的作用；血红蛋白具有携带、运送氧的功能；白蛋白具有调节渗透压、维持体液平衡的功能等。

蛋白质也可以供给能量。蛋白质是由氨基酸构成的，在机体蛋白质代谢中，也主要是利用氨基酸进行合成和分解代谢。氨基酸也可以作为能源物质，但这是用较高的代价而取得的。

2. 其他营养素

人体内含有60多种元素，我们熟知的那些维生素（比如维生素 B、A、C、D、E、K 及叶酸等）和矿物质（比如钙、钾、钠、镁等）都直接或者间接参与人体代谢，对人体有重要作用。比如钙和维生素 D 参与牙齿和骨骼的生长，铁和维生素 C 参与血红蛋白的合成，缺乏维生素 K 会造成凝血障碍等。

水和膳食纤维现在在营养学中也备受重视。成人体内水分含量占体重的65%左右，血液中含水量占80%以上。水广泛分布在组织细胞内外，参与人体内的物质代谢，构成人体的内环境，还能调节体温。

膳食纤维的主要成分为非淀粉多糖，是来自植物细胞壁，包括纤维素、半纤维素、果胶和非多糖成分的木质素等。研究发现膳食纤维与许多疾病相关，比如摄入膳食纤维能够缓解便秘，预防肠癌，防治肥胖病，降低血糖，降低血清胆固醇等。

三、营养性疾病

营养性疾病是指因营养素供给不足、过多或比例失调而引起的一系列疾病的总称。

1. 营养缺乏或不足

营养缺乏或不足可直接引起相应的营养缺乏病，如蛋白质－能量营养不良、脚气病、坏血病、营养性贫血等。引起营养缺乏病的原因常分为原发性和继发性两类。

（1）原发性营养缺乏是指单纯摄入不足，既可以是个别营养素摄入不足，也可以是几种营养素同时摄入不足。造成营养素摄入不足的常见原因如下：

①战争、灾荒、贫困等社会经济因素引起的食物短缺。

②不良的饮食习惯，如偏食、忌食或挑食等使某些食物摄入不足或缺乏而引起营养缺乏；如不吃鸡蛋、鱼、肉、胡萝卜、葱等均能减少一些营养素来源而引起营养缺乏病。

③不合理的烹调加工，造成食物中营养素被破坏和损失，虽摄入食物数量不少，但某些营养素却不足。如长期食用精白米面、捞饭等易患脚气病。米面过分地被加工，可使其中所含的硫胺素损失达90%，维生素 B_2、烟酸和铁的损失可达70%~85%，这是因为这些营养物质集中分布于麸皮、米糠与胚芽中，过分精细加工会使其大部分丢失。近年来，我国居民生活水平提高了，许多城镇居民却

因长期喜食精白米面而引起维生素 B_1 缺乏症，应引起足够的重视；再比如由于烹调温度过高、加热时间过长，食物中维生素 A、维生素 C、维生素 E 和维生素 B_1 容易受到破坏；当水煮食物时，一些矿物质和水溶性维生素常常溶解于水中而被倒掉，均造成营养素的破坏或损失，人为导致营养缺乏病的发生；还有，蔬菜先切后洗可使维生素 C 大量损失。

（2）继发性营养缺乏是由于机体内外各种因素影响而引起营养缺乏或不足，主要是疾病、药物、生理变化等原因引起的消化、吸收、利用障碍或需要量增加等。如消化道疾病或胃肠手术等引起的营养素吸收障碍或生长发育、妊娠、哺乳或环境因素引起的机体需要量增加等。

2. 营养过剩或比例失调

维生素 A、D 及某些必需微量元素摄入过多可致中毒；热能、脂肪等摄入过多可致肥胖、高脂血症、动脉粥样硬化等；高盐和低纤维素膳食可引起高血压等。营养过剩或比例失调的主要原因如下：

（1）膳食结构不合理（如膳食中动物性食物比重过大，植物性食物比重过小，精制食物多，蔬菜、水果少）是导致营养过剩和营养不平衡的主要原因。有些经济条件较好的人每天仅吃一些动物性或高能量的食物（如肉类、牛奶、面包、咖啡或含酒精的饮料），会因为缺乏新鲜蔬菜和水果而患上维生素 C 缺乏症。

（2）不良饮食行为和习惯（如进食高盐饮食、大吃大喝、暴饮暴食、追求饮食享受以及优质食物集中消费等）是造成营养过剩的重要原因。

所以不论男女老幼，营养素的补充一定要全面均衡，尤其是维生素、矿物质，因为它们之间有很强的协同作用。要想获得足够的营养素，人体就必须摄入丰富多样的食物，实现膳食的科学合理搭配，取长补短。合理膳食是一个综合性的概念，它既要求通过膳食的调配提供满足人体生理需要的热能和各种营养素，又要求膳食构成的比例平衡，还要考虑合理的膳食制度和烹饪方法，以利于各种营养物质的消化和利用。

总结

本章讲述了"民以食为天"的概念。食物是健康的物质基础，只有遵循营养学基本原理，合理营养，平衡膳食，科学安排日常饮食，才能健康。膳食指南就是指导人们合理饮食的宝典。

近年来，随着营养科学、生命科学、食品科学等飞速发展，对人体与营养素的关系以及食物成分与疾病相互关系的研究不断得到广泛、深入地拓展。通过改善饮食条件与食物组成，发挥食物本身的生理调节功能以提高人类健康水平日益成为人们的共识。

第二章　各版本《中国居民膳食指南》的区别

居民营养与慢性病状况是反映一个国家经济社会发展、卫生保健水平和人口健康素质的重要指标，关系到国家长期可持续发展的战略，也影响到国家的国际竞争力。

民众的健康与营养是分不开的。我国早在 20 世纪 80 年代末期就开始重视居民营养与健康的关系。为系统地归纳居民营养与健康的关系，以提高我国居民营养健康意识，使居民科学地选择食物，减少及预防相关疾病的发生，1989 年我国首次发布了《中国居民膳食指南》。此后，为了更科学地指导我国居民营养健康的需要，保证《中国居民膳食指南》的时效性和科学性，中国营养学会陆续在 1997 年、2007 年、2016 年分别作了三次修订和出版。这四次出版总共间隔了27 年，大约 10 年就修订一次，这也充分证明了我国卫生部门对居民力争平衡膳食，获得合理营养的高度重视。在近 30 年的时间里，居民膳食结构不断发生变化、健康状况及慢性病的结构也在不断发生变化。卫生部门强调在居民营养健康的关键时期，需适应时代的进行干预，改善全民营养与身体健康状况，控制和减少慢性病的发生。

第一节　各版本《中国居民膳食指南》的主要内容

《中国居民膳食指南》的核心是提倡平衡膳食与合理营养以达到促进健康的目的。由于每个版本出现的时代不同，我国居民膳食消费和营养状况不同，每个版本提出了不同的观点，并不断地修改与补充。

一、我国第一个膳食指南

中国营养学会于 1989 年制定了我国第一个膳食指南，共有以下 8 条内容。
（1）食物要多样。
（2）饥饱要适当。
（3）油脂要适量。
（4）粗细要搭配。

（5）食盐要适量。

（6）甜食要少吃。

（7）饮酒要节制。

（8）三餐要合理。

二、《中国居民膳食指南（1997）》

随着我国经济发展和居民膳食结构的不断变化，1997 年由中国营养学会常务理事会通过并发布了新的《中国居民膳食指南》，包括以下 8 条内容。

（1）食物多样，谷类为主。

（2）多吃蔬菜、水果和薯类。

（3）常吃奶类、豆类或其制品。

（4）经常吃适量的鱼、禽、蛋、瘦肉，少吃肥肉和荤油。

（5）食量与体力活动要平衡。

（6）吃清淡少盐的膳食。

（7）如饮酒应限量。

（8）吃清洁卫生、不变质的食物。

继 1997 年提出《中国居民膳食指南》之后，中国营养学会专家委员会为了进一步帮助我国居民把膳食指南的各项原则具体应用到日常生活实践中，又研究了中国居民对各类食物需求量的有关问题。专家们在参考外国经验的基础上，又充分结合我国关于膳食的有关研究，第一次提出了适合我国居民的"平衡膳食宝塔"。这是对第一版《中国居民膳食指南》的一个有力补充，使之更加具体化，即宝塔是对膳食指南的量化和形象化的描述。它使我国居民在日常生活中能够更方便地运用膳食指南来指导营养的多个方面。"平衡膳食宝塔"提出的膳食模式是比较理想化的，因此它所建议的食物量，可能与大多数人当时实际情况会有一定的差距。为了进一步改善中国居民的膳食营养状况，还应把它看作是一个新的目标，来不断争取，不断实现。"平衡膳食宝塔"共分五层，包含我们每天应该吃的主要食物种类。宝塔中的层次位置与面积的不同，相应地反映出各类食物在膳食中的地位及所占的比重。其中各层级内容分别为：位居底层的是谷类食物，每天应吃 300～500g；位居第二层的是蔬菜和水果，每天分别应吃 400～500g 和 100～200g；位居第三层的是鱼、禽、肉、蛋等动物性食物，每天应吃 125～200g（鱼、虾 50g，畜、禽肉 50～100g，蛋类 25～50g）；位居第四层的是奶类和豆类食物，每天应吃奶类及奶制品 100g 和豆类及豆制品 50g；位居第五层塔尖的是油脂类，每天不超过 25g。

《中国居民膳食指南》（1997）对《中国居民膳食指南》（1989）的另外一个有力的补充内容是提出了特殊人群的膳食指南。《中国居民膳食指南》是通用型的，适用于健康成人及 2 岁以上儿童。不同生理状态的人群有着特定的营养需求。为保证特定人群对膳食营养的特殊需求，《中国居民膳食指南》（1997）制定了包括婴儿、幼儿及学龄前儿童、学龄儿童、青少年、孕妇、乳母、老年人在内的七种不同人群的膳食指南。

（一）婴儿

（1）鼓励母乳喂养。

（2）母乳喂养 4～6 个月后逐步添加辅食。

（二）幼儿及学龄前儿童

（1）每日饮奶。

（2）养成不挑食、不偏食的良好饮食习惯。

（三）学龄儿童

（1）保证吃好早餐。

（2）少吃零食，饮用清淡饮料，控制食糖摄入。

（3）重视户外活动。

（四）青少年

（1）多吃谷类，供给充足的能量。

（2）保证鱼、肉、蛋、奶、豆类和蔬菜的摄入。

（3）参加体力活动，避免盲目节食。

（五）孕妇

（1）自妊娠第 4 个月起，保证充足的能量。

（2）妊娠后期保持体重的正常增长。

（3）增加鱼、肉、蛋、奶、海产品的摄入。

（六）乳母

（1）保证供给充足的能量。

（2）增加鱼、肉、蛋、奶、海产品的摄入。

（七）老年人

（1）食物要粗细搭配，易于消化。

（2）积极参加适度体力活动，保持能量平衡。

三、《中国居民膳食指南（2007）》

随着我国社会经济快速发展，居民的膳食状况明显改善，城乡儿童、青少年平均身高增加，营养不良患病率下降，我国居民膳食结构及生活方式也随之发生了重要变化，相关的慢性非传染性疾病患病率也在增加。为了给居民提供最基本、最科学的健康指导，原卫生部本着以人为本的科学发展观，委托中国营养学会组织专家修改并制定了《中国居民膳食指南》（2007）。它包括了 3 个部分的内容，分别是一般人群膳食指南、特定人群膳食指南、中国居民平衡膳食宝塔。

一般居民膳食指南包括以下 10 条内容。

（1）食物多样，谷类为主，粗细搭配。

（2）多吃蔬菜水果和薯类。

（3）每天吃奶类、大豆或其制品。

（4）常吃适量的鱼、禽、蛋和瘦肉。

（5）减少烹调油用量，吃清淡少盐膳食。

（6）食不过量，天天运动，保持健康体重。

（7）三餐分配要合理，零食要适当。

（8）每天足量饮水，合理选择饮料。

（9）如饮酒应限量。

（10）吃新鲜卫生的食物。

特定人群膳食指南中包括了中国孕期（孕前期，孕早期，孕中、末期）和哺乳期妇女膳食指南；中国婴幼儿（0~6 月龄婴儿、6~12 月龄婴儿、1~3 岁幼儿）和儿童少年膳食指南；中国老年人膳食指南。

（一）孕前期妇女膳食指南

（1）多摄入富含叶酸的食物或补充叶酸。

（2）常吃含铁丰富的食物。

（3）保证摄入加碘食盐，适当增加海产品的摄入。

（4）戒烟、禁酒。

（二）孕早期妇女膳食指南

（1）膳食清淡、适口。

（2）少食多餐。

（3）保证摄入足量富含碳水化合物的食物。

（4）多摄入富含叶酸的食物并补充叶酸。

（5）戒烟、禁酒。

（三）孕中、末期妇女膳食指南

（1）适当增加鱼、禽、蛋、瘦肉、海产品的摄入量。

（2）适当增加奶类的摄入。

（3）常吃含铁丰富的食物。

（4）适量身体活动，维持体重的增长。

（5）禁烟、戒酒，少吃刺激性食物。

（四）中国哺乳期妇女膳食指南

（1）增加鱼、禽、蛋、瘦肉及海产品摄入。

（2）适当增饮奶类，多喝汤水。

（3）产褥期食物多样，不过量。

（4）忌烟酒，避免喝浓茶和咖啡。

（5）科学活动和锻炼，保持健康体重。

（五）0～6 月龄婴儿喂养指南

（1）纯母乳喂养。

（2）产后尽早开奶，初乳营养最好。

（3）尽早抱婴儿到户外活动或适当补充维生素 D。

（4）给新生儿和 1～6 月龄婴儿及时补充适量维生素 K。

（5）不能用纯母乳喂养时，宜首选婴儿配方食品喂养。

（6）定期监测生长发育情况。

（六）6～12 月龄婴儿喂养指南

（1）奶类优先，维持母乳喂养。

（2）及时合理添加辅食。

（3）尝试多种多样的食物，少糖、无盐、不加调味品。

（4）逐渐让婴儿自己进食，培养良好的进食行为。

（5）定期监测生长发育情况。

（6）注意饮食卫生。

（七）1～3 岁幼儿喂养指南

（1）继续给予母乳喂养或其他乳制品，逐步过渡到食物多样。

（2）选择营养丰富、易消化的食物。

（3）采用适宜的烹调方式，单独加工制作膳食。

（4）在良好的环境下规律进餐，重视良好饮食习惯的培养。

（5）鼓励幼儿多做户外游戏与活动，合理安排零食，避免过瘦与肥胖。

（6）每天足量饮水，少喝含糖的饮料。

（7）定期监测生长发育状况。

（8）确保饮食卫生，严格餐具消毒。

（八）学龄前儿童膳食指南

（1）食物多样，谷类为主。

（2）多吃新鲜蔬菜和水果。

（3）经常吃适量的鱼、禽、蛋、瘦肉。

（4）每天饮奶，常吃大豆及其制品。

（5）膳食清淡少盐，正确选择零食，少喝含糖高的饮料。

（6）食量与体力活动要平衡，保证正常体重增长。

（7）不挑食、不偏食，培养良好饮食习惯。

（8）吃清淡卫生、未变质的食物。

（九）儿童、少年膳食指南

（1）三餐定时定量，保证吃好早餐，避免盲目节食。

（2）吃富含铁和维生素 C 的食物。

（3）每天进行充足的户外运动。

（4）不抽烟、不饮酒。

（十）老年人膳食指南

（1）食物要粗细搭配、松软，易于消化、吸收。

（2）合理安排饮食，提高生活质量。

（3）重视预防营养不良和贫血。

（4）多做户外活动，维持健康体重。

中国居民平衡膳食宝塔（以下简称膳食宝塔）是根据《中国居民膳食指南》的核心内容，结合中国居民膳食的实际状况，把平衡膳食的原则转化成各类食物的重量，方便居民在日常生活中实行。膳食宝塔共分五层，包含我们每天应吃的主要食物种类。膳食宝塔各层位置和面积不同，在一定程度上反映出各类食物在膳食中的地位和应占的比重。膳食宝塔各层级结构是：位于底层的是谷类食物，每天应该吃 250～400g；位于第二层的是蔬菜和水果，每天应吃 300～500g 和 200～400g；位于第三层的是鱼、禽、肉、蛋等动物性食物，每天应该吃 125～225g（鱼虾类 50～100g，畜、禽肉 50～75g，蛋类 25～50g）；位于第四层的是奶类和豆类食物，每天应吃相当于鲜奶 300g 的奶类及奶制品和相当于干豆 30～50g 的大豆及制品；位于第五层塔顶的是烹调油和食盐，每天烹调油不超过 25g 或 30g，食盐不超过 6g。

膳食宝塔没有建议食糖的摄入量，因为我国居民当时平均吃糖的量还不多，对健康的影响还不大。但多吃糖有增加龋齿的危险，尤其是儿童、青少年不应吃太多的糖和含糖高的食品及饮料。

膳食宝塔强调了足量饮水和增加身体活动的重要性。水是膳食的重要组成部分，是一切生命必需的物质，其需要量主要受年龄、环境温度、身体活动等因素的影响。在温和气候条件下生活的轻体力活动的成年人每日至少饮水 1200ml（约 6 杯）；在高温或重体力劳动的条件下，应适当增加。饮水不足或过多都会对人体健康带来危害。饮水应少量多次，要主动，不要感到口渴时再喝水。当前我国大多数成年人身体活动不足或缺乏体育锻炼，应改变久坐少动的不良生活方式，养成天天运动的习惯，坚持每天多做一些消耗体力的活动。建议成年人每天进行累计相当于步行 6000 步以上的身体活动；如果身体条件允许，最好进行 30 分钟中等强度的运动。

四、《中国居民膳食指南（2016）》

《中国居民膳食指南（2016）》是以科学证据为基础，从维护健康的角度出发，为我国居民提供食物营养和身体活动的指导，所述内容都是从理论研究到生活实践的科学共识，在指导我国居民平衡膳食、改善营养状况及增强健康素质方面具有重要意义。近年来，我国居民健康状况和营养水平得到不断改善，人均预期寿命逐年增长。2015 年发布的《中国居民营养与慢性病状况报告》显示，虽然我国居民膳食能量供给比较充足，体格发育与营养状况总体来讲都在不断发生改善，但居民膳食结构仍存在不合理现象，脂肪摄入量过多，豆类、奶类消费量偏低，部分地区营养不良的问题依然存在，超重、肥胖问题显现，与膳食营养相关的慢性病对我国居民健康的威胁越来越严重。总体来看，我国居民的膳食营养结构及疾病谱都发生了新的较大变化。

俗语称"病从口入"，糖尿病、高血压等慢性病与饮食、运动等生活方式密切相关。2014 年起，原国家卫生和计划生育委员会委托中国营养学会再次启动《中国居民膳食指南》修订工作。修订过程中，根据《中国居民营养与慢性病状况报告（2015）》中指出的我国居民面临营养缺乏和营养过剩双重挑战的情况，结合中华民族饮食习惯以及不同地区食物可供性等多方面因素，参考其他国家膳食指南制定的科学依据和研究成果，对部分食物日摄入量进行了调整，为我国居民营养健康状况和基本需求的膳食提供建议，使我国居民最终做出有益健康的选择和行为改变。

《中国居民膳食指南（2016）》包括一般人群的指南、特定人群的指南、平衡膳食实践指南。同时推出了中国居民膳食宝塔（2016）、中国居民平衡膳食餐盘（2016）和儿童平衡膳食算盘等三个可视化图形，指导大众在日常生活中进行具体实践。为方便百姓应用，这次还特别推出了《中国居民膳食指南（2016）》科普版，帮助百姓做出有益健康的饮食选择和行为改变。

一般人群的膳食指南包括以下 6 条核心营养建议。

（1）食物多样，谷类为主。

（2）吃动平衡，健康体重。

（3）多吃蔬果、奶类、大豆。

（4）适量吃鱼、禽、蛋、瘦肉。

（5）少盐少油，控糖限酒。

（6）杜绝浪费，兴新食尚。

特定人群膳食指南中包括了中国孕期（备孕期、孕期）和哺乳期妇女膳食指南；中国婴幼儿（6月龄内婴儿、7～24月龄婴幼儿）喂养指南及学龄前儿童、学龄儿童膳食指南；中国素食人群膳食指南；中国老年人膳食指南。

（一）备孕妇女膳食指南

（1）调整体重到适宜水平。

（2）多食含铁、碘丰富的食物。

（二）孕期妇女膳食指南

（1）补充叶酸，常吃含铁丰富的食物，选用碘盐。

（2）孕吐严重者，可少量多餐，保证摄入含必要量碳水化合物的食物。

（3）孕中、晚期适量增加奶、鱼、禽、蛋、瘦肉的摄入。

（4）适量进行身体活动，维持孕期适宜增重。

（5）禁烟酒，愉快孕育新生命，积极准备母乳喂养。

（三）哺乳期妇女膳食指南

（1）增加富含优质蛋白质及维生素A的动物性食物和海产品，选用碘盐。

（2）产褥期食物多样、不过量，重视整个哺乳期营养。

（3）愉快心情，充足睡眠，促进乳汁分泌。

（4）坚持哺乳，适度活动，逐步恢复适宜体重。

（5）忌烟酒，避免浓茶和咖啡。

（四）6月龄内母乳喂养膳食指南

（1）产后尽早开奶，坚持新生儿第一口食物是母乳。

（2）坚持6月龄内纯母乳喂养。

（3）顺应喂养，建立良好的生活规律。

（4）生后数日开始补充维生素D，不需补钙。

（5）婴儿配方奶是不能纯母乳喂养时的无奈选择。

（6）监测体格指标，保持健康生长。

（五）7～24月龄婴幼儿喂养膳食指南

（1）继续母乳喂养，满6月龄起添加辅食。

（2）从富含铁的泥糊状食物开始，逐步添加达到食物多样。

（3）提倡顺应喂养，鼓励进食但不强迫进食。

（4）辅食不加调味品，尽量减少糖和盐的摄入。

（5）注重饮食卫生和进食安全。

（6）定期监测体格指标，追求健康生长。

（六）学龄前儿童（2周岁以后至未满6周岁）膳食指南

学龄前儿童摄入的食物种类和膳食结构已开始接近成人，是饮食行为和生活方式形成的关键时期。基于学龄前儿童生理和营养特点，其膳食指南应在一般人群膳食指南基础上增加以下5条内容。

（1）规律进餐，自助进食不挑食，培养良好的饮食习惯。

（2）每天饮奶，足量饮水，正确选择零食。

（3）食物应合理烹调，易于消化，少调料、少油炸。

（4）参与食物选择与制作，增进对事物的认知与喜爱。

（5）经常户外活动，保障健康生长。

（七）学龄儿童（从6岁到不满18岁的未成年人）膳食指南

学龄儿童正处于在校学习阶段，生长发育迅速，对能量和营养素的需要量相对高于成年人。充足的营养是学龄儿童智力和体格正常发育，乃至一生健康的物质保证，因此，更需要强调合理膳食、均衡营养。这一时期也是行为和生活方式形成的关键时期，家庭、学校和社会应积极开展饮食教育。在一般膳食指南的基础上，培养他们从小养成健康的饮食行为，经常进行多样性的身体活动，保持适宜的体重增长，以促进身心健康。

（1）认识食物，学习烹饪，提高营养科学素养。

（2）三餐合理，规律进餐，培养健康饮食行为。

（3）合理选择零食，足量饮水，不喝含糖饮料。

（4）不偏食节食，不暴饮暴食，保持适宜体重增长。

（5）保证每天至少活动60分钟，增加户外活动时间。

（八）素食人群膳食指南

（1）谷类为主，食物多样；适量增加全谷物。

（2）增加大豆及其制品的摄入，每天50~80g（相当于大豆干重），经常食用发酵豆制品。

（3）常吃坚果、海藻和菌菇。

（4）蔬菜、水果应充足。

（5）合理选择烹调油。

（九）中国老年人膳食指南

老年人和高龄老人分别是指65岁和80岁以上的成年人。随着年龄的增加，老年人的器官功能出现渐进性的衰退，如消化液分泌减少，消化、吸收能力下降，牙齿脱落，视觉、听觉及味觉等器官反应迟钝，心脑功能衰退，肌肉萎缩等。这些改变均不同程度地影响老年人对食物摄取、消化和吸收的能力，使得老年人营养缺乏和慢性非传染性疾病发生的风险增加。因此，老年人需要正确、科学的营养指导。《中国居民膳食指南（2016）》结合老年人的生理特点、健康状况、营养需求等提出的合理营养方法，在普通膳食指南的基础上，增加了适应老年人特点的膳食指导内容，帮助老年人更好地适应身体功能的改变，努力做到合理营养、均衡膳食，减少和延缓营养相关疾病的发生和发展，延长健康生命时间，促进我国实现成功老龄化。

（1）少量多餐细软，预防营养缺乏。

（2）主动足量饮水，积极户外活动。

（3）延缓肌肉衰减，维持适宜体重。

（4）摄入充足食物，鼓励陪伴进餐。

平衡膳食实践指南主要是指导大众在日常生活中如何具体实践膳食指南的科学推荐，通过食物选择和营养饮食指导，告诉大家如何依据指南安排一日三餐的饮食。新的推荐对中国居民平衡膳食宝塔进行了修订，同时推出两个新的可视化图形，分别是中国居民平衡膳食餐盘和儿童平衡膳食算盘，以便于对平衡膳食知识的理解、学习、操作和传播。

膳食宝塔各层级结构是：①位于底层的是谷薯类食物，每天应该吃 250～400g（全谷物和杂豆 50～150 g，薯类 50～100 g）；新版指南调高了中国居民日均饮水量推荐值，从过去每天 1200ml（约 6 杯）调高至每天 1500～1700ml（7～8 杯水）。②位于第二层的是蔬菜和水果，每天应吃 300～500g 和 200～350g。③位于第三层的是畜禽肉、水产品、蛋类等动物性食物，每天应该吃水产品 40～75g，畜禽肉 40～75g，蛋类 40～50g。位于第四层的是奶及奶制品类和大豆及坚果类，每天应吃相当于鲜奶 300g 的奶类及奶制品和相当于干豆 25～35g 的大豆及制品、坚果。位于第五层塔顶的是烹调油和食盐，每天烹调油不超过 25g 或 30g，食盐小于 6g。

五、2016 年新指南与 2007 年指南的区别

（1）新版膳食指南新增了两类人群的指南，即备孕指南和素食者的指南，对不同人群的健康饮食指导更详细了。新版膳食指南明确了 2 岁幼儿应该开始采取与成人一致的平衡膳食生活方式，覆盖人群从 2007 版的 6 岁以上改为 2 岁以上。

（2）新版膳食指南注重科普，更亲民，更实用。新版膳食指南新增"中国居民膳食平衡餐盘"和"中国儿童平衡膳食算盘"等可视化图形与图表的宣传工具，对食物按"份量"进行了定量；而且配套的科普活动非常多样，还在科普书中做了应用性的食谱。

（3）具体内容来说，核心推荐中减少了粗细搭配、足量饮水、吃新鲜卫生食物等条目，推荐的摄入量也有变化。水由原来的 1200ml 增加到 1500～1700ml；同时也明确提出，鼓励喝白开水和茶水，要求少喝甜饮料。水果类、大豆、坚果

类、畜禽肉类、水产品有所减少；蛋类有所增加，但最大推荐值仍然没有增加。

（4）其他变化：指南里面明确区分了"杂豆（富含淀粉的豆类）"和"大豆（可以制豆油和豆腐的豆子）"两类，将杂豆归类为杂粮主食，而大豆单独列一类。提倡吃一部分全谷杂粮，其数量从 50g 到 150g（干粮食），加上 50 ~ 100g 薯类，大致相当于主食的 1/3 到 1/2。指南中还专门点名"控糖"。新指南不再提出限制胆固醇，而提出吃鸡蛋不必扔掉蛋黄，因为蛋黄中除了含有并不可怕的胆固醇，还含有多种有益健康的营养成分和保健成分，包括 12 种维生素、多种微量元素，以及卵磷脂、叶黄素和玉米黄素等保健成分。有关蔬菜、水果有益健康，新版指南补充了更多的科学证据，指导也更加详细。比如说，新版膳食指南明确提出来，水果榨汁吃和直接吃完整新鲜水果的作用不同。水果榨汁损失绝大多数膳食纤维，失去良好的饱腹感，血糖上升快；而水果打浆吃损失绝大多数维生素 C 和大部分多酚类抗氧化物质，也影响其发挥保健作用。关于身体活动方面明确指出："坚持日常身体活动，每周至少进行 5 天中等强度身体活动，累计 150 分钟以内"。有关"天天运动"虽然还说每天 6000 步，但明确解释说这 6000 步是日常基础步数基础上的有意识的身体活动，特别提示不要久坐的问题。

（5）新版膳食指南在旧版有关食品安全建议的基础上，提出了尊重劳动，珍惜粮食，减少食物浪费，强调家庭、社会对膳食和健康的综合营养，倡导多多回家吃饭享受亲情等新的饮食理念。

2007 年指南与 1997 年指南间发生的变化：

（1）和 1997 年膳食指南的条目比较，2007 年指南增加了每天足量饮水，合理选择饮料，强调了加强身体活动、减少烹调用油和合理选择零食等内容。

（2）具体内容上，2007 年指南在膳食宝塔第 5 层增加了食盐的内容，进一步提醒居民注意食盐的限量。2007 年指南的膳食宝塔可直观地告诉居民每日应摄入的食物种类、合理数量及适宜的身体活动量。在膳食宝塔的使用说明中增加了食物同类互换的品种以及各类食物量化的图片，以便为居民合理调配膳食提供可操作性指导。

第二节　我国居民营养与慢性病的关系变化

1. 中国居民营养状况

过去十年间我国居民膳食能量供给充足，碳水化合物供能比有所下降，脂肪供能比上升，已超过 DRI 推荐值的上限，蛋白质摄入基本持平，优质蛋白质摄入增加。钙摄入量依然缺乏。膳食结构较 2002 年有所改善，但是豆类、蔬菜、水果摄入量偏低和部分营养素缺乏等问题依然存在。6个月内婴儿的纯母乳喂养率依然偏低。

各年龄组身高和体重均有增长，农村儿童青少年增幅高于城市。居民营养不良状况有较大改善，但农村60岁以上老人和贫困农村仍存在，需予重视。贫血状况得到显著改善，其中老年、孕妇、乳母等人群更明显。

无论成人还是儿童青少年，超重、肥胖率均呈现上升趋势，其中7~17岁儿童青少年超重、肥胖率增长幅度最为显著。18岁及以上居民平均血压、血糖、TC和TG水平均呈上升趋势。

2. 中国居民慢性病状况

2012慢性病死亡率为533.0/10万（男611.2/10万、女452.6/10万、城市449.4/10万、农村594.5/10万），约死亡731万（男428万、女303万）。心脑血管病、癌症和慢性呼吸系统疾病占全部死亡数的79.4%。从地理分布看，西部高于中部，中部高于东部。

慢性病相关危险因素如下所述。

（1）膳食脂肪供能比超过上限：2012年膳食脂肪提供的能量比例全国平均为32.9%，其中城市为36.1%，已超过我国DRI（2013版）推荐的脂肪供能比上限30%，比1992、2002年逐年增高。

（2）食盐的摄入量：每人每日标准为10.5g，虽然低于1992年的12.9g与2002年12.0g，但比《中国居民膳食指南（2016）》建议的每日6g高出75%。

（3）身体活动：2013年20~69岁居民经常锻炼率为18.7%（城市22.2%、农村14.3%），比2002年14.1%（城市24.6%、农村10.0%）增加不多，城市甚至减低了，可见还没有形成重视身体活动与体育锻炼的习惯。

（4）酒精摄入：2012年18岁及以上居民每人年均酒精摄入量为3L，农村高于城市，50~59岁年龄段摄入量最高，达4.2L。以有害饮酒率计，平均为9.3%（男11.1%、女2.0%）农村10.2%高于城市7.5%。

（5）烟草使用：2010年15岁及以上居民吸烟率为28.1%（男52.9%、女2.4%），城乡相同。使用2000年人口普查数据标准，1996年15~69岁居民的标化吸烟率为33.7%，2002年为28.3%，2010年为27.9%，下降幅度极微弱，特别是男性吸烟率迄今仍维持高水平。2014年调查结果显示初中生吸烟率为6.9%（男11.2%、女2.2%），农村7.8%，高于城市4.4%。此外，非吸烟者暴露于二手烟的比例高达72.4%，男女之间无统计学差异。

3. 政策和建议

（1）制定营养改善与慢性病防控目标：我国各地区经济发展、居民行为习惯等差别较大，居民营养与慢性病状况存在差异性。各级政府，根据不同地区、不同人群、不同年龄阶段的营养改善和慢性病防控需求，制定具有针对性、可行性的营养改善与慢性病防控目标。

（2）制定营养改善与慢性病防控的政策：提高政府对营养改善和慢性病防控的重视，健全相关法律法规和公共政策，有效落实政府管理、监督、指导、评价等职能。在环境整治、烟草控制、体育健身、营养改善、食品安全、保障救助等方面开展联合行动，逐步加强可持续发展的政策环境。

（3）构建防治体系：进一步完善国家级营养改善与慢性病防治技术指导平台，充分发挥中国疾病预防控制中心、国家心血管病中心、国家癌症中心的技术支撑作用。强化疾控机构、专病防治机构、医院和基层医疗卫生机构的分工合作，建立并完善防治结合、中西医结合的营养改善与慢性病防治体系。

（4）推进营养改善与慢性病综合防治策略：强化健康教育与健康促进，建立自我为主、人际互助、社会支持、政府指导的健康管理模式。动员全民参与，普及健康生活方式，科学指导合理膳食，积极营造运动健身环境，提高居民慢性病防治知识和技能。实施贫困地区儿童和农村学生营养改善。开展健康体检和健康咨询，落实早期干预措施，组织制订膳食干预和慢性病诊疗指南、技术操作规范等，提高技术和管理水平。

（5）加强监测工作，提高防治工作的科学性：不断完善营养状况与慢性病监测网络，扩展监测内容和覆盖范围，提升慢性病与营养监测等工作的质量，为掌握我国居民营养状况与慢性病变化趋势，评价防治效果，制定相关政策提供科学依据。

第三节 中国婴幼儿和儿童少年膳食指南的发展

中国婴幼儿及学龄前儿童、儿童少年膳食指南是在 1997 年《中国居民膳食指南》中首次提出的。中国 0 ~ 6 岁儿童是一个重要的群体，关系着人口素质的提高，也关系着国家的发展和人才储备。胎儿和婴幼儿时期的营养与健康状况关系到成人慢性病的发生发展。与婴幼儿时期相比，学龄前儿童生长速度减慢，供给其生长发育所需的足够营养，帮助其建立良好的饮食习惯，是此时期的关键。儿童少年在青春期生长速度加快，对各种营养素的需要量增加，充足的营养摄入可以保证其体格和智力的正常发育，为成人时期乃至一生的健康奠定良好基础。随着我国营养结构与健康生命的变化，结合婴幼儿及学龄前儿童、儿童少年的生长发育的特点及营养需求，在 2007 版及 2016 版中不断地进行完善与补充。

（一）1997 版膳食指南中的婴幼儿及学龄前儿童、儿童少年膳食指南规定的条目
1. 婴儿：①鼓励母乳喂养。②母乳喂养 4 ~ 6 个月后逐步添加辅食。

2. 幼儿及学龄前儿童：①每日饮奶。②养成不挑食、不偏食的良好饮食习惯。

3. 学龄儿童：①保证吃好早餐。②少吃零食，饮用清淡饮料，控制食糖摄入。③重视户外活动。

4. 青少年：①多吃谷类，供给充足的能量。②保证鱼、肉、蛋、奶、豆类和蔬菜的摄入。③参加体力活动，避免盲目节食。

（二）2007 版膳食指南中婴幼儿及学龄前儿童膳食指南规定的条目

1.0~6 月龄婴儿喂养指南：①纯母乳喂养。②产后尽早开奶，初乳营养最好。③尽早抱婴儿到户外活动或适当补充维生素 D。④给新生儿和 1~6 月龄婴儿及时补充适量维生素 K。⑤不能用纯母乳喂养时，宜首选婴儿配方食品喂养。⑥定期监测生长发育情况。

2.6~12 月龄婴儿喂养指南：①奶类优先，维持母乳喂养。②及时合理添加辅食。③尝试多种多样的食物，膳食少糖、无盐、不加调味品。④逐渐让婴儿自己进食，培养良好的进食行为。⑤定期监测生长发育情况。⑥注意饮食卫生。

3.1~3 岁幼儿喂养指南：①继续给予母乳喂养或其他乳制品，逐步过渡到食物多样。②选择营养丰富、易消化的食物。③采用适宜的烹调方式，单独加工制作膳食。④在良好的环境下规律进餐，重视良好饮食习惯的培养。⑤鼓励幼儿多做户外游戏与活动，合理安排零食，避免过瘦与肥胖。⑥每天足量饮水，少喝含糖的饮料。⑦定期监测生长发育状况。⑧确保饮食卫生，严格餐具消毒。

4. 学龄前儿童膳食指南：①食物多样，谷类为主。②多吃新鲜蔬菜和水果。③经常吃适量的鱼、禽、蛋、瘦肉。④每天饮奶，常吃大豆及其制品。⑤膳食清淡少盐，正确选择零食，少喝含糖高的饮料。⑥食量与体力活动要平衡，保证正常体重增长。⑦不挑食、不偏食，培养良好饮食习惯。⑧吃清淡卫生、未变质的食物。

5. 中国儿童少年膳食指南规定，在一般人群膳食指南的基础上，强调以下四条内容：①三餐定时定量，保证吃好早餐，避免盲目节食。②吃富含铁和维生素 C 的食物。③每天进行充足的户外运动。④不抽烟、不饮酒。

（三）2016 版膳食指南中的中国婴幼儿及学龄前儿童、儿童少年膳食指南规定的条目

1.6 月龄内母乳喂养膳食指南：① 产后尽早开奶，坚持新生儿第一口食物是母乳。② 坚持 6 月龄内纯母乳喂养。③ 顺应喂养，建立良好的生活规律。④生后数日开始补充维生素 D，不需补钙。⑤ 婴儿配方奶是不能纯母乳喂养时的无奈选择。⑥ 监测体格指标，保持健康生长。

2.7~24 月龄婴幼儿喂养膳食指南：① 继续母乳喂养，满 6 月龄起添加辅食。② 从富含铁的泥糊状食物开始，逐步添加达到食物多样。③ 提倡顺应喂养，鼓励进食但不强迫进食。④ 辅食不加调味品，尽量减少糖和盐的摄入。⑤注重饮食卫生和进食安全。⑥ 定期监测体格指标，追求健康生长。

3. 学龄前儿童（2 周岁以后至未满 6 周岁）膳食指南在一般人群膳食指南基础上增加以下 5 条内容。①规律进餐，自助进食不挑食，培养良好的饮食习惯。②每天饮奶，足量饮水，正确选择零食。③食物应合理烹调，易于消化，少调料、少油炸。④参与食物选择与制作，增进对事物的认知与喜爱。⑤经常户外活动，保障健康生长。

4. 学龄儿童（从 6 岁到不满 18 岁的未成年人）膳食指南在一般膳食指南的基础上，增加以下 5 条内容。①认识食物，学习烹饪，提高营养科学素养。②三餐合理，规律进餐，培养健康饮食行为。③ 合理选择零食，足量饮水，不喝含糖饮料。④ 不偏食节食，不暴饮暴食，保持适宜体重增长。⑤ 保证每天至少活动 60 分钟，增加户外活动时间。

第三章　中国居民膳食指南（2016）

第一节　食物多样，谷类为主

关键推荐

◇　每天的膳食应包括谷薯类、蔬菜水果类、畜禽鱼蛋奶类、大豆坚果类等食物。

◇　平均每天摄入 12 种以上食物，每周 25 种以上。

◇　5 每天摄入谷薯类食物 250～400g，其中全谷物和杂豆类 50～150g，薯类 50～100g。

◇　食物多样、谷类为主是平衡膳食模式的重要特征。

一、什么是食物多样化

随着生活水平的提高，人们越来越重视食物多样，那什么是食物多样呢？比如早餐吃了馒头中午吃了面条，晚上吃了花卷、烙饼。这是食物多样么？再比如中午餐桌上有尖椒肉丝、红烧肉、炒肉片。这是食物多样么？

馒头、面条、花卷、烙饼都是面，只能算一种。而肉丝、肉片、肉块也只是一种材料而已，所以这都不是食物多样。我们平时吃的食物是多种多样的，而且各种食物所含的营养成分不完全相同，每种食物都至少可提供一种营养物质。除了 0～6 个月婴儿由妈妈为其提供的母乳之外，任何一种天然的食物都不能提供人体所需的全部营养素，所以就需要我们尽可能多地摄取不同食物来满足身体所需的营养。每天吃到 12 种不同种类的食物算是及格，每周应在 25 种以上。烹调油和调味品可不计入在内。

二、怎样才能做到食物多样化

除去一些调味料，我们可以尽量多地做一些多种食物混合的饭菜。比如说在早上喝粥的时候可以把一种粮食的粥（例如大米粥）改成八宝粥，皮蛋瘦肉粥，蔬菜粥……可以加入任何自己喜欢的食材，如小米、紫米、花生、核桃、莲子、红豆、绿豆、红枣等，这样就轻轻松松进食了 8～10 种食物了；午餐可以炒大烩菜，比如青椒炒西红柿鸡蛋、宫保鸡丁、蘑菇烩葱头肉丝等多种菜肉蛋鱼混合食用也有利于我们食物多样；晚餐可以做蔬菜沙拉，水果沙拉等。这样每天吃 20 多种食物就轻而易举、不在话下了。食物多样到底有什么好处呢？

1. 营养全面而且均衡　我们每天只吃米、面、馒头跟吃 20 甚至 30 种食物得到的营养素是不一样的，食物越多样就越可以让我们的营养全面而且均衡。

2. 蛋白质互补　比如豆类的蛋白质缺乏蛋氨酸而富含赖氨酸，同时谷类蛋白质缺乏赖氨酸但富含蛋氨酸。如果将两种食物混合食用就可以极大地提高蛋白质在体内的吸收利用率。

三、每天应该吃多少谷薯类食物

不同人群谷薯类食物参考摄入量如表 3 - 1 所示。

表 3 - 1　不同人群谷薯类食物参考摄入量

食物类别	单位	幼儿（岁）		儿童青少年（岁）			成人（岁）	
		2 岁以上	4 岁以上	7 岁以上	11 岁以上	14 岁以上	18 岁以上	65 岁以上
谷类	g/d	85～100	100～150	150～200	225～250	250～300	200～300	200～250
	份/天	1.5～2	2～3	3～4	4.5～5	5～6	4～6	4～5
全谷物和杂豆类	g/d	适量		30～70	50～100		50～150	50～150
薯类	g/d	适量		25～50	50～100		50～100	50～75
	份/周	适量		2～4	4～8		4～8	4～6

注：谷类一份：50～60g（面粉 50g = 70～80g 馒头　大米 50g = 100～120g 米饭）

　　薯类一份：80～100g（红薯 80g = 马铃薯 100g）

四、谷薯杂豆类食物有哪些

谷薯类食物主要为我们提供碳水化合物、蛋白质、膳食纤维及 B 族维生素，我们所需要的能量主要来自谷薯类。

谷类包括米、面和杂粮，我们几乎每天都吃的大米、各种面食（馒头、面包、面条等）都属于这一类。全谷物是指未经精细化加工或虽经碾磨、粉碎、压片等处理仍保留了完整谷粒所具备的胚乳、胚芽、麸皮及其天然营养成分的谷物。我国传统饮食习惯中作为主食的稻米、小麦、大麦、燕麦、黑麦、黑米、玉米、裸麦、高粱、青稞、黄米、小米、粟米、荞麦、薏米等，如果加工得当均可作为全谷物的良好来源。与精制谷物相比，全谷物及杂豆类可提供更多的 B 族维生素、矿物质、膳食纤维等营养成分及有益健康的植物化合物，全谷物、薯类和杂豆的血糖生成指数远低于精制米面。

杂豆是指除了大豆之外的红豆、绿豆、黑豆、花豆等。

薯类有马铃薯（土豆）、甘薯（红薯、山芋）、芋薯（芋头、山药）和木薯，目前，我国居民马铃薯和芋薯又常被作为蔬菜食用。薯类中碳水化合物含量为25%左右，蛋白质、脂肪含量较低；马铃薯中钾的含量也非常丰富，薯类中的维生素 C 含量较谷类高，甘薯中的胡萝卜素含量比谷类高，甘薯中还含有丰富的纤维素、半纤维素和果胶等，可促进肠道蠕动，预防便秘。

五、你知道为什么要以谷类为主吗

以谷类为主是中国人平衡膳食模式的重要特征。谷类食物含有丰富的碳水化合物，是提供人体所需能量的最经济、最重要的食物来源，也是提供 B 族维生素、矿物质、膳食纤维和蛋白质的重要食物来源。

然而，近 30 年来，我国居民膳食模式正在悄然发生着变化，居民的谷类消费量逐年下降，动物性食物和油脂摄入量逐年增多，导致能量摄入过剩；谷类过度精加工导致 B 族维生素、矿物质和膳食纤维丢失而引起摄入量不足，这些因素都可能增加慢性非传染性疾病的发生风险。

因此，坚持谷类为主，特别是增加全谷物摄入，有利于降低 2 型糖尿病、心血管疾病、结直肠癌等与膳食相关的慢性病的发病风险，可减少体重增加的风险，增加全谷物和燕麦摄入具有改善血脂异常的作用。

（一）谷类结构

谷类结构包括谷皮、糊粉层、胚乳、谷胚。

1. 谷皮

位于最外层，主要含纤维素、半纤维素、矿物质。

2. 糊粉层

位于谷皮内层，主要含蛋白质、B 族维生素。

3. 胚乳

是谷类的主要成分。主要含淀粉和少量蛋白质。

4. 谷胚

位于糊粉层里面，主要含 B 族维生素、维生素 E、脂肪、蛋白质、碳水化合物、矿物质。

精细加工的大米和面粉碾磨过多，外侧去掉的成分较多，营养素特别是有利于预防慢性疾病发生的膳食纤维丢失较多。因此，日常生活中不要经常去消费加工精细的米、面，应该以谷类为主，注意粗细搭配。

(二) 常见谷薯类的营养特点

1. 小麦

小麦是世界上食用最广的谷物，它的营养价值与加工程度呈负相关。随加工精度的提高，其维生素和矿物质的含量降低。

小麦的蛋白质含量与品种、栽培条件有密切的关系。高蛋白品种的蛋白质含量达 13% 以上；低蛋白品种仅 8% ~ 9%。以硬粒春小麦的蛋白质含量最高，软粒冬小麦最低。

小麦本是一种具有较高营养价值的谷物，其蛋白质、B 族维生素、钙和铁的含量都明显高于稻谷。

2. 稻米

稻米是我国最普遍食用的谷物，主要有：①粳米（含较多支链淀粉）；②糯米（全是支链淀粉，所以煮熟后口感软糯，但也不易消化）；③籼米（直链淀粉含量较多）。

总的来说，稻米的蛋白质、B 族维生素和矿物质的含量低于小麦，但是蛋白质的质量略高于小麦。稻谷中含有较多的尼克酸和铁。

稻米中红米、黑米、香米的营养特点：①维生素和微量元素的含量均高于普通大米；②香米的蛋白质含量较高；③红米的铁含量较高；④血糯米的维生素和铁含量均高；⑤黑米的蛋白质、B 族维生素含量较高，其中以黑糯米的蛋白质含量最高。

3. 玉米

玉米中的蛋白质以醇溶谷蛋白为主。

(1) 含赖氨酸较少；

(2) 色氨酸也不足，生物效价低；

(3) 玉米中的 B 族维生素和矿物质与小麦基本相当。

4. 小米

小米的蛋白质、脂肪、铁的含量均高于大米，与小麦相当，容易被人消化、吸收。提示：小米的蛋白质中缺乏赖氨酸，生物效价较低，适合与豆制品共同食用。

5. 燕麦

燕麦的营养价值很高，其蛋白质、脂肪、钙、铁、B 族维生素的含量都远高于小麦。蛋白质中富含赖氨酸，脂肪中亚油酸丰富，因此是一种高营养、高能量的主食食品。燕麦中含有的皂苷和膳食纤维具有降低血清胆固醇、降低血脂等功能，因此它被当作预防心血管疾病的保健食品而受到欢迎。

6. 荞麦

荞麦与燕麦类似，是一种高营养的谷物，其蛋白质中也富有赖氨酸，脂肪中亚油酸丰富。荞麦有芦丁，对心血管疾病也有一定的防治作用。

7. 高粱

高粱的营养成分与小麦相似。高粱蛋白质中缺乏赖氨酸和色氨酸，并含有过高的亮氨酸，影响到蛋白质中异亮氨酸的生物利用率，生物效价和玉米相近。有些品种的高粱含有少量胡萝卜素。

8. 薯类

甘薯和马铃薯本来不属于谷类，有人把它们归为蔬菜类，但是它们含有较多淀粉，也常常被作为主食。与谷类相比，薯类含有70%以上的水分和较低的能量，淀粉含量为15%～25%。每100g薯类的蛋白质含量为1～3g，其蛋白质的质量较好；脂肪含量仅0.2g。

按干物质计，甘薯和马铃薯的维生素和矿物质含量较一般谷类高，其中还含有相当数量的维生素C。红心甘薯中含有较丰富的胡萝卜素。

在适量食用时，它们是高营养、低能量、高膳食纤维的主食，是谷类的很好补充。

多数"粗粮"因未经过度精制，B族维生素和矿物质的含量都较高。因此，应经常食用各种杂粮，以弥补精米、精面的不足。

六、你会吃主食吗

（一）怎样贮藏谷类

各种谷物制品在贮藏中的主要营养损失是脂肪酸败和维生素含量下降。谷类在一定条件下可以储存很长时间而质量不会发生变化，但当环境条件发生改变，如水分含量高、环境湿度大、温度较高时，谷粒内酶的活性增大，呼吸作用加强，使谷粒发热，促进真菌生长，导致蛋白质、脂肪分解产物积聚，酸度升高，最后霉烂变质，失去食用价值。在谷类的储存过程中引起的各种劣变中，黄曲霉毒素等真菌毒素是最危险的因素。故粮谷食品应在避光、通风、阴凉和干燥的环境中储存。

（二）怎样选加工方式

加工有利于谷类的食用和消化吸收，但由于蛋白质、脂类、矿物质和维生素主要存在于谷粒表层和谷胚中，因此加工精度越高，营养素损失就越多，影响最大的是维生素和矿物质。谷粒研磨时损失的营养素非常惊人，经过精细研磨，谷粒当中70%以上的维生素和矿物质会流失掉，膳食纤维则损失更多。为了保持良好的感官性状和利于消化吸收，又要最大限度地保留各种营养素，在预防营养缺乏病方面起到良好的效果就要进行合理加工。

（三）怎样合理烹调

1. 淘米到底会使大米损失多少营养素

淘洗大米时，反复 5～6 次用水搓洗之后各种维生素损失情况：①维生素 B_1 可损失 30%～60%；②维生素 B_2 和尼克酸可损失 20%～25%；③矿物质损失 70%；④蛋白质损失 15%；⑤脂肪损失 43%；⑥碳水化合物损失 2%。

淘洗次数越多，浸泡时间越长，水流越快，水温越高，损失越多。

推荐：尽量选用标准米、标准面，淘米次数适当，不要搓揉，更不要用水冲洗，淘米不用温热水。

2. 哪种烹调方式最好

米面在蒸煮过程中，维生素有不同程度的损失。烹调方法不当时，如加碱蒸煮、高温油炸等，则损失更为严重。原汤焖饭或碗蒸饭，维生素和矿物质损失小，而捞饭弃米汤营养素损失很大，维生素保存率比其他方法低 30% 以上。煮粥加碱，虽可使时间缩短但维生素 B_1、B_2 损失较多。水煮面时维生素 B_1、B_2 可损失 49% 和 57%；炸油条等油炸食品，因高温加碱可使维生素 C 损失 36%，胡萝卜素损失 24%；烙饼时，维生素 B_1 和尼克酸可损失 10%，维生素 B_2 损失 20%。

推荐：烹调方法以蒸最好，蒸时最好用盒子蒸，这样，不使汤汁流失。蒸馒头、包子等面制食品尽量少加碱，以免破坏所含维生素。其次水煮，最次油炸。煮饭提倡不弃米汤。油炸不宜温度过高，否则，维生素将大量损失。

烤制食品时一是要控制温度，因米面中的赖氨酸与碳水化合物会发生反应产生糖色物质。如果温度过高，不仅降低其感观性，还使赖氨酸失去作用，从而降低烘烤制品蛋白质的营养价值。

3. 发酵的面食怎么样

酵母发酵的面团，不仅 B 族维生素增加，而且酵母菌所含有的植酸酶将面粉中的大部分植酸水解，大大提高了钙、铁、锌的吸收率。发酵食品的蛋白质、维生素、矿物质营养价值均高于不发酵的同类食品。

4. 通心粉、挂面和方便面有营养吗

通心粉：宜用硬粒小麦来制造，因为只有蛋白质含量高的小麦粉才具有良好的耐煮性和耐嚼性。在制作过程中，常加入钙盐、氯化钠、磷酸盐等添加剂，使其中的矿物质含量增加。有些通心粉中加入黄豆粉、蔬菜、脱脂牛奶等，进一步提高了营养价值。

挂面：制作优质的挂面也需要比较高的蛋白质含量。挂面制作中的营养素损失不大。

方便面：通常在小麦中加入碳酸钠和碳酸钾，切条后蒸熟，然后在油中煎炸脱水。由于油炸方便面的含油量高达20%～24%，面粉中的维生素经油炸后损失严重，使方便面的营养素不平衡，而且容易发生油脂氧化，不利健康。

5. 煮粥到底要不要加碱

北方居民煮粥加碱的原因，在于碱的一种特殊作用——它能够提高大部分蛋白质与水的亲和能力。比如说，泡发各种海鲜的时候，如果加一点碱，吸水就多，泡发之后就饱满。对于各种粮食来说，加一点碱，其中的蛋白质就比较容易吸水溶入汤中，这样淀粉微粒也更容易散开，煮粥之后口感就比较黏稠。但是，碱对于大部分维生素来说，却是一种可怕的敌人。维生素 C、维生素 B_1、维生素 B_2、叶酸等维生素都非常怕碱。碱性条件下加热，损失就更为惨重。加了碱，又长时间地熬粥，无异于把其中的维生素 B_1、B_2 赶尽杀绝。碱加多了，还有一种不舒服的碱味和滑溜感，而且会破坏新鲜粮食中原有的香气。这样想来，加碱煮粥实在是得不偿失。

煮玉米粥应当加碱的理由，是因为玉米中的烟酸（也称尼克酸）这种维生素是结合状态，不易被人体吸收。如果加碱，就能把它释放出来。在过去只吃玉米没有其他东西吃的时候，人们比较容易发生烟酸缺乏，故而在某些地区提倡煮玉米粥加点碱。这样，烟酸倒是足了，维生素 B_1、B_2 却被牺牲了。玉米里面维生素 B_1、B_2 不少，人们只要吃不加碱的玉米饼就能补充回来。

然而，时代变了，做法也该改变。如今有几个人大大除了玉米粥、玉米饼不吃其他东西呢？鱼肉类食物中烟酸含量相当丰富，面食中的烟酸也不少。营养调查发现，国人的烟酸供应还比较充足，而维生素 B_2 倒是普遍不足，维生素 B_1 也有部分人缺乏。在这种情况下，往玉米粥加碱，不会对膳食营养平衡产生任何好的作用。

至于很多人往绿豆粥中加碱，更是暴殄天物。豆粥中 B 维生素含量大大高于大米粥，加入碱会把这个好处破坏掉。绿豆皮中还富含多酚类物质，它们也会因为碱而改变结构。

那么，很多人又会问：不加碱，粥怎能黏稠好吃呢？方法其实很多。可以放一小把糯米，也可以放一勺燕麦，或者加入一点皂角米，都可以增加黏稠度。这样做，不仅不损失营养，还能更好地享受天然谷物的清香美感。

还有些人以为加碱可以帮助调节人体酸碱平衡。这里要说一下，食物在人体代谢之后是成酸还是成碱，和它本身加了醋还是加了碱毫无关系。煮粥放碱对于预防慢性病没有任何助益。加碱只会让粥升高血糖的速度更快，对糖尿病患者不好。加碱还会让粥的含钠量大大上升，对预防高血压也很不利。

七、合理搭配，营养加倍

（一）谷类加豆类

谷类中混合豆类会使营养价值得到提高，不仅增加了蛋白质含量，提高蛋白质的生物价值，而且提高了 B 族维生素和矿物质的含量。

（二）谷类加肉蛋乳类

谷类中添加肉蛋乳类可以提高蛋白质的含量和质量，提高蛋白质的利用率，并增加维生素 A、D、B_2、B_6 和钙质的吸收。

（三）粗粮加细粮

1. 什么是粗粮和细粮

都说粗粮好，什么是粗粮呢？实际上粗粮与细粮是一组相对的概念。两者的主要区别是加工的精度不同。我们平常食用的大米、白面等谷类是经过精细加工的，谷粒较硬的外层被碾磨得比较彻底，口感细腻，色泽也较白，故为"细粮"（白米、白面）；而那些没有经过精细加工的谷类，保留了谷粒较硬的外层，口感粗糙，则被称为"粗粮"。

2. 粗粮包括多层含义

（1）粗粮是指玉米、小米、高粱、燕麦、大麦、荞麦等稻麦以外的谷类，因为各种原因，如小米谷粒实在太小，燕麦和荞麦的谷粒又太黏，它们都不适合精细研磨。

（2）粗粮是指没有经过精加工的稻谷或小麦，即糙米和全麦。它们和杂粮一样，属于完整的谷粒，在西方叫做"全谷"，只经过去壳处理，保留了谷粒较硬的外层和胚部，像粗杂粮一样富含膳食纤维、维生素和矿物质。

（3）粗粮是指绿豆、红豆、扁豆、蚕豆、芸豆、干豌豆等杂豆类（大豆除外）。它们虽不属于谷类，但营养特点与谷类十分接近，且通常未经碾磨，甚至带皮食用，所以可归入粗粮的范畴。有时候，红薯、马铃薯、山药、芋头等薯类具有粗粮的特点，可以归入粗粮的范畴。

3. 粗粮营养更丰富

粗粮保留了谷粒的胚、外层甚至外皮，这些部位含有丰富的膳食纤维、维生素（如维生素 B_1、维生素 B_2、烟酸等）和矿物质（如钙、锌等），所以粗粮的营养价值高于细粮。

以其中的维生素 B_1 和维生素 B_2 为例，如果全吃精白面粉做的食物，一日所

得的维生素 B_1 和维生素 B_2 只相当于一日需要量的 15%～25%；如果吃精白米则更少；而如果吃全麦食物，就可以得到一日需要量的 80%～95%。与细粮相比，粗粮含有较多膳食纤维。粗粮是人体所需膳食纤维最重要的来源之一。而膳食纤维摄入不足是目前城市居民饮食结构中最大的缺陷之一。

过去人们错误地认为膳食纤维曾对人体起不到营养作用。经过近 20 年来的研究与调查，发现它与人体健康密切相关，在预防人体的某些疾病方面起着重要作用。2004 年联合国粮农组织和世界卫生组织食品法典委员会指出，膳食纤维可以增加粪便体积，软化粪便，刺激结肠内的细菌发酵，降低血中总胆固醇和（或）低密度脂蛋白胆固醇的水平，降低餐后血糖和（或）胰岛素水平。由此不难理解，富含膳食纤维的粗粮对防治便秘、高脂血症、动脉粥样硬化、脂肪肝、糖尿病、胆结石、某些癌症都具有重要作用。

第二节 吃动平衡，健康体重

关键推荐

◇ 各年龄段人群都应天天运动，保持健康体重。

◇ 食不过量，控制总能量摄入，保持能量平衡。

◇ 每周至少进行 5 天中等强度身体活动，累计 150 分钟以上。

◇ 坚持日常身体活动，身体活动总量至少相当于每天 6000 步。

◇ 减少久坐时间，每小时起来动一动。

一、超重和肥胖带来的危险

根据《2002 年中国居民营养与健康状况调查》与《2010－2012 年中国居民营养与健康状况监测》报告数据显示，从 2002 年到 2012 年，不管是男性还是女性，超重有显著的上升趋势。就全国而言，男童的肥胖率由 5.1% 上升到 10.9%，女童由 3.9% 上升到 8.0%。成年人的肥胖率也呈上升趋势。十年期间的肥胖率，全国的城市和农村都有着显著的上升，城市由 2002 年的 9.8% 上升到 13.2%，农村由 6.0% 上升到 10.5%。

超重和肥胖是能量失衡的结果。现在食物种类繁多，高能量饮料、高糖食物购买方便，广告和营销策略等刺激人们购买食物欲望，这些都会导致能量摄入增加；而由于工作和生活方式在电子网络设备进步的今天，节省了人们的购买时间，也限制了人们的活动时间，会导致体力消耗降低。一旦能量的摄入与消耗平衡被打破了，身体就会出现许多的问题。

（1）对肺功能的影响：肺的作用是向全身供应氧气及排出二氧化碳。肥胖者因体重增加需要更多的氧，但肺不能随之而增加功能，同时肥胖者腹部脂肪堆积又限制了肺的呼吸运动。

（2）对血压的影响：体重过大会导致心脑血管负担过重，引发高血压。高血压可能会导致脑部中风、肾脏退化并对心脏等器官有不同程度的损伤。

（3）对心脏的影响：当一个人的体重增加，心脏就必须要更加辛勤地工作，以供应营养到身体内的所有器官。体重愈重，心脏的负荷就愈大，所以肥胖者患心脏病的概率会比一般人高。

（4）对血管的影响：由于过多的血胆固醇、血脂肪堆积于动脉管壁上，就会使血管变小甚至造成血管破裂，进而导致中风或心脏病突发。经研究显示，肥胖患者发生动脉粥样硬化的概率非常地高。

（5）对肝脏的影响：肥胖会造成在肝脏中合成的三酰甘油蓄积，从而形成脂肪肝。肥胖者与正常人相比，胆汁酸中的胆固醇含量增多，超过了胆汁中的溶解度，因此肥胖者容易并发高比例的胆结石。长期酗酒、患有糖尿病、肥胖等都会造成脂肪肝的形成。如果长期不改善，可能引起肝细胞坏死，导致肝硬化，引起肝胆病变。

（6）对孕妇的影响：肥胖的孕妇更容易造成生产困难或延长生产时间而影响胎儿的健康。那些严重肥胖者，不仅会怀孕困难，孕妇及胎儿的死亡率也较高；而且过多肥厚脂肪会影响手术视野，所以剖宫产也会更加困难。

（7）恶性肿瘤的成因有35%就是因不良的饮食习惯，摄取过多的高热量、高脂肪含量的食物等，而引起过多的自由基产生，进而导致细胞病变成癌细胞。

（8）体重过重会给身体骨骼增加承受负荷，引起关节肿胀而发炎，使许多关节（如脊椎、肩、肘、髋、足关节）磨损加剧或韧带撕裂而致疼痛。

（9）对内分泌系统的影响：伴随肥胖所致的代谢、内分泌异常，常可引起多种疾病。糖代谢异常可引起糖尿病，脂肪代谢异常可引起高脂血症，核酸代谢异常可引起高尿酸血症等。肥胖女性因卵巢功能障碍可引起月经不调。

肥胖如此可怕，我们要时刻警惕，远离肥胖！

二、你的体重标准吗

如何判断自己的体重是否标准呢？

（一）第一指标是 BMI

BMI 是 Body Mass Index 的缩写，中文是"体质指数"的意思，是用身高、体重计算出来的。

BMI 是公认的评定肥胖程度的方法，世界卫生组织也以 BMI 来对肥胖或超重进行定义。

$$BMI = 体重/身高^2$$

例如：一个人的身高为 1.75m，体重为 68kg，他的 $BMI = 68/（1.75）^2 = 22.2（kg/m^2）$

当 BMI 指数为 18.5~23.9 时属正常。

BMI 考虑了体重和身高，反映肥胖程度，在身体因超重而面临心脏病、高血压时，比单纯的体重来认定，更具准确性。

《中国成人体重判定标准（WS/T428－2013）》成人体重分类如表3－2所示。

表3－2　《中国成人体重判定标准（WS/T428－2013）》成人体重分类

分类	$BMI = kg/m^2$
肥胖	$BMI \geqslant 28$
超重	$24 \leqslant BMI < 28$
体重正常	$18.5 \leqslant BMI < 24$
消瘦	$BMI < 18.5$

不适用 BMI 的人，如：①未满18岁；②运动员；③正在做重量训练；④怀孕或哺乳中；⑤身体虚弱或久坐不动的老人。

（二）第二个指标是腰围及腰臀比

1. 腰围

腰围是反映脂肪总量和脂肪分布的综合指标，也可作为判断腹型肥胖的测量指标，而且能很好地预测心血管病的危险因素。

世界卫生组织推荐的测量方法是：被测者站立，双脚分开 25 至 30cm，体重均匀分配。测量位置在水平位髂前上嵴和第 12 肋下缘连线的中点。将测量尺紧贴软组织，但不能压迫，测量值精确到 0.1cm。

另一种测量办法：将带尺经脐上 0.5cm 至 1cm 处水平绕一周，肥胖者选腰部最粗处水平绕一周测腰围。

WHO 建议男性腰围正常值在 94cm 之内，女性在 80cm 以内。中国肥胖问题工作组建议中国成人男性腰围 >85cm、女性腰围 >80cm 为腹部脂肪蓄积的界限，超过这一界限即可认为肥胖。

2. 腰臀比

腰臀比即腰围与臀围的比值，白种人男性腰臀比正常值为1.0以内，女性腰臀比应小于0.85。亚洲人的脂肪不仅易累积于腹部，更容易进入内脏，所以亚洲正常男性的腰臀比应小于0.90，正常女性应该小于0.85，超过该指标可考虑为腹型肥胖。腰臀比值能较好地反映出内脏脂肪分布的严重程度，能更直观地显示肥胖对身体造成危害的危险程度。

《中国成人体重判定标准（WS/T428 – 2013）》成人中心型肥胖分类如表3 – 3所示。

表3 – 3　《中国成人体重判定标准（WS/T428 – 2013）》成人中心型肥胖分类

分类	腰围值（cm）
中心型肥胖前期	85≤男性腰围＜95
	80≤女性腰围＜85
中心型肥胖	男性腰围≥95
	女性腰围≥85

（三）身体脂肪含量

人体主要由60%的水分、17%的蛋白质、5%的矿物质以及18%以三酰甘油形式存在的脂肪组成。肥胖就是指人体内脂肪含量超出正常范围，并可能引起人体生理功能出现异常或潜伏着诱发其他疾病的一种状态。如体脂过高、去脂体重过低都是不健康的表现。有些人体重在正常范围，可是体脂含量超标，这也是肥胖的一种，可以说是一种隐性肥胖。不过这种情况在医院体脂分析仪器上测量比较准确。

三、什么是吃动平衡

能量是人体维持新陈代谢、生长发育、从事体力活动等生命活动的基础，不同人群所需要的能量不同。吃和动是影响体重的两个主要因素。吃的过少或/和运动过量，能量摄入不足或/和能量消耗过多，导致营养不良，体重过低（低体重，消瘦），体虚乏力，增加感染性疾病风险；吃的过多或/和运动不足，能量摄入过量或/和消耗过少，会导致体重超重、肥胖，增加慢性病风险。因此吃动应平衡，保持健康体重。

通过合理的"吃"和科学的"动"，不仅可以保持健康体重，打造美好体型，还可以增进心肺功能，改善糖、脂代谢和骨健康，调节心理平衡，增强机体免疫力，降低肥胖、心血管疾病、2型糖尿病、癌症等威胁人类健康的慢性病的发病风险，提高生活质量，减少过早死亡，延年益寿。

四、食不过量怎么实现

食不过量是指每天摄入的各种食物所提供的能量不超过人体所需的能量。正常生理状态下，食欲可以有效控制进食量，保持健康的体重，此时的食不过量就是吃饱而不吃撑。但是由于种种原因有些人不能有效地控制进食量，满足其食欲的进食量往往要超过实际需要。食不过量就意味着适当限制食量。原则上是量出为入，但鼓励多动会吃，不提倡少动少吃，忌不动不吃，因为生命在于运动，吃是为了更好地"动"，一切生命活动和生活功能活动都离不开"吃"。

给大家提供几个小窍门：

学会看食品标签上的"营养成分表"，少选择高脂肪、高糖含量的能量食品；

减少在外就餐；定时定量进餐，不要吃得太快；

不论在家还是在外就餐，都提倡分餐制；

每顿少吃一两口，对于容易发胖的人，强调适当限制进食量，不要完全吃饱，更不能吃撑，最好在感觉还欠几口的时候就放下筷子。

五、什么是中等强度运动

运动强度指身体练习对人体生理刺激的程度，是构成运动量的因素之一，常用生理指标表示其量值。如以心率衡量学校体育课运动量的大小。

我们先来了解一下什么是最大心率。人在安静时，心率一般是 60～100 次/分；中等强度有氧运动的心率 = 最大心率 ×（60%～70%）；而每个人的最大心率一般用"220－年龄"这一公式来推算。所以，在运动时，我们就可以通过心率来自我监测运动强度。例如，一个 45 岁的男性，如何知道他自己的运动强度是多少呢？首先，用 220 减去他的实际年龄 45 岁，得到数字 175，再乘以（60%～70%）就能得到一个心率范围值：下限为 105 次、上限为 122 次。如果这名男子在锻炼过程中，心率保持在 105～122 次/分的话，那么他所进行的就属于中等强度的运动。

生命在于运动。运动能促进心脏和呼吸功能，增加肌肉强度和骨质密度，提高反应灵敏度，减少抑郁感，从而增强体质。因此有不少人认为，加大运动强度和持续时间，会对健康长寿更有利，其实这是不科学的。

中等强度锻炼的例子包括：快走、跳舞、园艺、家务、传统打猎和聚会、与儿童一起积极参与游戏和体育运动、带宠物散步、一般的建筑工作（例如铺瓦、刷油漆）、搬运中等重量的物品（＜20kg）。

高强度身体活动的例子包括：跑步、快速上坡行走/爬山、快速骑自行车、有氧运动、快速游泳、竞技体育运动和游戏（例如传统运动、足球、排球、曲棍球、篮球）、搬运沉重物品（>20kg）。

六、为什么每天走6000步

走路被世界卫生组织认定为"世界上最好的运动"。研究表明，走路多的人身体会更健康。无论是徒步旅行还是记步运动，都可以起到锻炼身体的作用。《中国居民膳食指南》建议成年人每天进行累计相当于6000步以上的身体活动。这究竟是为什么呢？

长时间、有节奏、速度相对较快的走路能改善健康。每天走6000步≈3至4千米行走距离≈40分钟中等强度运动。所以健走可以改善体质在于以下六方面原因：消耗热量，利于控制体重；促进下肢静脉回流，保护心脏；锻炼身体协调能力和平衡感，延缓衰老；活动筋骨；增强心肺功能，改善血液循环；使疲惫的大脑放松，恢复精力。

健步走推荐量为每天1小时，按每分钟100步算，每天6000步是比较合适的。有减肥需求的人，可适当增量到8000~10000步。但也不要盲目追求步数，尤其是老年人或身体状态不好者。如果做不到抽出整块时间锻炼，也可在工作间隙分次完成，但每次最好连续走够10分钟以上，否则没有健身价值。如今，在微信朋友圈中，不少人喜欢晒健走步数，动不动就2万步、3万步的运动量。过度健走可能造成腿部关节的慢性劳损，应避免大运动量的单一方式锻炼。

健走要选择空气清新、视野开阔、安全的场所，最好有塑胶场地、草地；要避免在车流量大、空气质量差的公路快走，且柏油路、水泥路面太坚硬，对膝盖和脚踝冲击力较大。鞋子要选择弹性好、有足弓垫的运动鞋，能有效保护脊柱。衣服最好材质透气、宽松，颜色以鲜艳的为主，或有反光条装饰，可减少交通意外的发生。

健走标准姿势是：目平视，躯干自然伸直，身体重心稍前倾，两臂前后摆动，与肘关节呈90度夹角。手臂摆动能带动左右肩活动，还能运动腰腹，活动腿脚的同时还能锻炼上肢力量。走路时，尽量用腹式呼吸，与地面接触的一只脚要有个"抓地"的动作（脚趾内收），能缓冲足弓压力，促进腿脚微循环。走路速度太慢很难起到锻炼效果，太快又容易带来疼痛和损伤，老年人尤其如此。一般情况下，健走的步速以每分钟100步为宜，身体感觉是微微出汗、可以用正常语速说完整的句子但不能唱歌。

人们首先应该真正认识到走路的必要性，所有健身都是从心到身的过程，下定决心坚持，让走路更具挑战性和满足感。走路时可带个计步器，或下载有计步功能的手机软件，及时了解走路进度和成果，更利于坚持。可以搭伴走路，或和朋友相约，或和家人同行，有利于相互带动和坚持。当走路变成像吃饭一样的固定环节后，你就会觉得一天不走都会难受。

七、你常常久坐吗

（一）久坐的危害到底有哪些

（1）久坐使人的脑供血不足，导致脑供氧和营养物质减少，加重人体乏力、失眠、记忆力减退并增大患老年性痴呆症的可能性。

（2）久坐不动会引发全身肌肉酸痛、脖子僵硬和头痛头晕，加重人的腰椎疾病和颈椎疾病。

（3）久坐可使直肠附近的静脉丛长期充血，淤血程度加重，从而使人的痔疮加重，导致大便出血、肛裂等症。

（4）当摄入的热量大于消耗的热量时，体内的脂肪容易堆积，体重便会上升。肥胖是引发多种慢性病的危险因素。

（5）人保持长时间坐姿，全身重量压在脊椎骨底端，加上肩膀和颈部长时间不活动，容易引起颈椎僵硬，严重者甚至导致脊椎变形而诱发弓背及骨质增生。

（二）防止久坐伤身

1. 调节座椅高度保持正确坐姿

坐姿不正确会影响全身血液循环，使新陈代谢缓慢，导致身体发胖。但是，一直保持正确坐姿非常难，这个时候可以通过调节座椅高度，强制保持正确坐姿。这样一来，肌肉收紧，有利于减肥。

2. 时刻抓紧时间运动

适量饮水，不时伸展一下脚，站起来走一走。午饭时间或者上厕所的时候抓紧时间运动一下。将运动的时间列入到每天的日程中，培养运动意识和习惯，有计划地安排运动，循序渐进，逐渐增加运动量。

记住每小时要站立一次。你甚至可以不移动如果你不愿意的话。如果你那时确实想运动一下又不想离开座位，以下有一些小建议：①站起来；②原地踏步20秒；③伸出手，尝试着触摸到脚趾，持续20秒；④远望一下，重复或变换刚才的运动。

每个人都应保持足够的日常身体活动，相当于每天6000步或以上。充分利用外出、工作间隙、家务劳动和闲暇时间，尽可能地增加"动"的机会，减少"静坐"的时间。

第三节　多吃蔬果、奶类、大豆

关键推荐：
◇蔬菜、水果是平衡膳食的重要组成部分，奶类富含钙，大豆富含优质蛋白质。
◇餐餐有蔬菜，保证每天摄入 300～500g 蔬菜，深色蔬菜应占 1/2。
◇天天吃水果，保证每天摄入 200～350g 的新鲜水果，果汁不能代替鲜果。
◇吃各种各样的奶制品，相当于每天液态奶 300g。
◇经常吃豆制品，适量吃坚果。

一、餐餐有蔬菜，天天吃水果

蔬菜和水果是膳食中的重要组成部分。它们有一些共同的特点：含水量高，而蛋白质和脂肪含量低，含有维生素 C 和胡萝卜素，含有各种有机酸、芳香物、色素和膳食纤维等。

（一）蔬菜的营养特点

狭义的蔬菜仅仅包括植物的根、茎、叶、花、果实等；但从广义上说，蔬菜这个食物类别还包括海带、紫菜、裙带菜等藻类蔬菜和平菇、香菇、木耳等菌类蔬菜。这类食物主要提供膳食纤维、矿物质、维生素 C、胡萝卜素、维生素 K 及有益健康的植物化学物质，最好每顿饭都有蔬菜，保证每天摄入 300～500g 蔬菜，深色蔬菜应占 1/2。

1. 碳水化合物

蔬菜中的碳水化合物包括可溶性糖、淀粉和膳食纤维。根和地下茎之类碳水化合物含量比较高，可达 15% 以上，如马铃薯为 16.5%。菌类中的碳水化合物主要是菌类多糖。

2. 蛋白质和脂肪

在新鲜蔬菜中，蛋白质含量通常在 3% 以下，鲜豆类和豆芽中有的稍高于 3%。蔬菜中的脂肪含量低，除了毛豆为 5% 之外，均低于 1%。

3. 维生素

维生素是蔬菜中意义重大的一类营养素。蔬菜的特点是含有谷类、豆类和动物性食品中所缺乏的维生素 C，并含有能在体内转化为维生素 A 的胡萝卜素。这是膳食中必须包含蔬菜的最主要原因之一。

4. 矿物质

蔬菜中含有较丰富的矿物质如钾、镁、钙、铁、铜、锰、硒等，是矿物质的重要膳食来源，也是调节膳食酸碱平衡的重要食品类别。蔬菜中的钾含量远高于钠，钙和铁的含量也相当丰富。

绿色蔬菜中的铁含量虽然较高，但其形式为非血红素铁，吸收利用率受膳食中其他多种因素的影响，生物利用率比动物性食品低。蔬菜中的维生素 C 是促进铁吸收的重要因素，但是一些蔬菜，含有较多草酸，会影响钙、铁等矿物质的吸收和利用。

（二）什么是深色蔬菜

蔬菜根据颜色深浅可分为深色蔬菜和浅色蔬菜，深色蔬菜的营养价值一般优于浅色蔬菜。深色蔬菜指深绿色、红色、橘红色、紫红色蔬菜，是中国居民维生素 A 的主要来源。此外，深色蔬菜还含有其他多种色素物质如叶绿素、叶黄素、番茄红素、花青素等，以及芳香物质。它们赋予蔬菜特殊的丰富的色彩、风味和香气，有促进食欲的作用，并呈现一些特殊的生理活性。

常见的深绿色蔬菜：菠菜、油菜、芹菜叶、空心菜、茼笋叶、芥菜、西兰花、西洋菜、小葱、茼蒿、韭菜、萝卜缨等。

常见的红色、橘红色蔬菜：西红柿、胡萝卜、南瓜、红辣椒等。

常见的紫红色蔬菜：红苋菜、紫甘蓝等。

（三）水果的营养特点

水果中的碳水化合物主要是淀粉、蔗糖、果糖和葡萄糖。未成熟的果实中淀粉含量较高，成熟之后淀粉转化为单糖或双糖，增加了甜度。水果的碳水化合物含量比多数蔬菜更高。水果和蔬菜一样，含有除维生素 D 和维生素 B_{12} 之外的所有维生素，但是含量远低于绿叶蔬菜。

（四）贮藏和加工对蔬菜和水果营养价值的影响

维生素 C 是在加工烹调中最易被破坏的营养素。胡萝卜素则相对比较稳定。

1. 蔬菜加工对营养价值的影响

脱水蔬菜：水分含量通常为 7% ~ 10%，其中的矿物质、碳水化合物、膳食纤维等成分得到浓缩。干制后的具体营养素损失程度因干制方法的不同而异。一般来说，真空冷冻干燥法的营养素损失最小，而长时间的曝晒或烘烤则带来较大的损失。

腌制蔬菜：因腌制时往往要经过反复的洗、晒或热烫，其水溶性维生素和矿物质损失相当严重。

速冻蔬菜：经过清洗 – 热烫 – 包冰衣 – 装袋 – 深冻处理后，水溶性维生素有一定损失，但是胡萝卜素损失不大。

罐藏蔬菜：经过热烫或煮熟，装罐时往往也是用热排气，装罐后常常要再次热杀菌，因此水溶性维生素和矿物质有一定损失，有的还相当严重。

2. 水果加工对营养价值的影响

除柑橘等酸味水果外，富含维生素 C 的水果显然以生食为最佳。由于加工水平所限，我国的水果罐头、果汁、果酱等水果加工品的维生素 C 破坏相当严重；果脯、果汁、果糕等的维生素 C 保存率则与原料特点、加工工艺水平和贮藏条件有很大关系。在适当的加工条件下，柑橘汁等酸性果汁中的维生素 C 可以得到较好的保存，成为维生素 C 的日常来源。

3. 贮藏对果蔬营养价值的影响

水果和蔬菜罐头中的维生素保存率随贮藏温度升高和贮藏时间延长而降低。干制蔬菜容易受到氧化的影响，因此应当在真空包装中保存，并降低贮藏温度，最好是在冰箱中储存。

（五）烹调对蔬菜营养价值的影响

蔬菜的营养价值除了受品种、部位、产地、季节等因素的影响外，烹调方法对营养素也有较大的影响，必须加以重视。

择菜是营养素保存的关键之一。许多家庭丢弃外层叶片，只留下较嫩的菜心，或是削皮时过厚，造成营养素大量损失。因为蔬菜外面的绿色叶片的营养价值高于中心的黄白色叶片。马铃薯等蔬菜靠皮的外层部分的营养素浓度高于中心部分。

加热烹调可降低蔬菜的营养价值，西红柿、黄瓜、生菜等可生吃的蔬菜应在洗净后食用。

推荐烹调蔬菜的正确方法是：

（1）先洗后切：正确的方法是流水冲洗、先洗后切，不要将蔬菜在水中浸泡时间过久，否则会使蔬菜中的水溶性维生素和无机盐流失过多。洗菜时不要损伤叶片。

（2）急火快炒：胡萝卜素含量较高的绿叶蔬菜用油急火快炒，不仅可以减少维生素的损失，还可促进胡萝卜素的吸收。烹调时适当加些醋，可以提高维生素 C 对热的稳定性，减少烹调损失。

（3）开汤下菜：维生素 C 含量高、适合生吃的蔬菜应尽可能凉拌生吃，或在沸水中焯 1~2 分钟后再拌，也可用带油的热汤烫菜。用沸水煮根类蔬菜，可以软化膳食纤维，改善蔬菜的口感。

（4）炒好即食：已经烹调好的蔬菜应尽快食用，连汤带菜吃；现做现吃，避免反复加热，这不仅是因为营养素会随储存时间延长而丢失，还可能因细菌的硝酸盐还原作用增加亚硝酸盐含量。

（六）这算不算剩菜

一些老年人有这样的习惯：中午做菜的时候，有意识地多做几个（比如 4 个），但只吃 2 个，其余的两个烹调好后不吃，放在冰箱里留待晚餐时吃，晚餐热一下就好了，不用现做了，动一次火做两顿饭，省事。当劝老人不要这样做，不要吃剩菜时，他们会理直气壮地说："这不是剩菜，我中午做好之后根本没有吃，专门留着晚上吃的，像新做的一样！"

众所周知，剩菜（主要是蔬菜，特别是叶菜类菜肴）放冰箱里虽然不至于发生腐败变质引起食物中毒，但其中亚硝酸盐含量会随着储存时间延长而有所上升，长期食用剩菜对健康不利（亚硝酸盐具有一定致癌作用就是隐患）。

二、关于奶及其制品的那些事

（一）奶及其制品的营养价值

1. 奶的营养价值

奶是哺乳动物的乳汁，主要供人们食用的有牛奶、羊奶两种，而又以牛奶占绝对优势。

（1）蛋白质：牛奶的蛋白质含量为3%～4%，其中80%以上为酪蛋白，其他主要为乳清蛋白。

（2）脂肪：牛奶中的脂肪含量为2.8%～4.0%，以微脂肪球的形式存在，呈很好的乳化状态，容易消化。

（3）碳水化合物：乳糖几乎是其中唯一的碳水化合物。乳糖容易为婴幼儿消化、吸收，而且具备蔗糖、葡萄糖等所没有的特殊优点。乳糖能促进钙、铁、锌等矿物质的吸收，提高它们的生物利用率；能促进肠内的乳酸细菌特别是双歧杆菌的定植和增长；乳糖能促进肠细菌合成B族维生素。

（4）维生素：牛奶是各种维生素的优良来源。它含有几乎所有种类的脂溶性和水溶性维生素。

（5）矿物质：牛奶中含有丰富的矿物质，是动物性食品中唯一的碱性食品。牛奶中的钙20%以酪蛋白酸钙复合物的形式存在，其他矿物质也主要是以蛋白质结合的形式存在。牛奶中的钙、磷不仅含量高而且比例合适，并有维生素D、乳糖等促进吸收因子，吸收利用效率高，特别有利于骨骼的形成。因此，牛奶是膳食中钙的最佳来源。

2. 酸奶的营养价值

酸奶是牛奶经乳酸发酵制成的食品。乳酸菌的繁殖消耗了牛奶中的乳糖成分，解决了"乳糖不耐"的问题，而保留了牛奶中的其他所有营养成分。

3. 乳酪的营养价值

乳酪是由牛奶经过发酵、凝乳、除去乳清、加盐压榨、后熟等处理后得到的产品。除部分乳清蛋白和水溶性维生素随乳清流失外，其他营养素得到保留，而且得到浓缩。经后熟发酵，蛋白质和脂肪部分分解，提高了消化、吸收率，并产生乳酪特有的风味。

4. 牛奶粉的营养价值

全脂牛奶粉是鲜牛奶经过浓缩除去70%～80%水分后，再经滚筒干燥或喷雾干燥而成的。牛奶粉是蛋白质和钙的良好来源。

5. 黄油的营养价值

黄油由牛奶中的乳脂肪分离制成，其中脂肪含量在80%以上。

6. 炼乳的营养价值

炼乳是原料牛奶经消毒和均质后，在低温真空条件下浓缩除去2/3的水分再装罐杀菌而成的。

（二）贮藏与加工对乳和乳制品营养价值的影响

1. 加热处理

乳制品的加工中最普遍的工艺是均质和杀菌。压灭菌因为加热时间长，温度高，维生素损失较大。

2. 发酵处理

乳酸发酵和酵母发酵等对食物的营养价值没有不良影响，而且有益：

（1）可以降低食品内有害细菌繁殖的速度，延长保存期；

（2）增加某些B族维生素的含量（酵母本身就是B族维生素的最好来源之一），若不经发酵，植物性食品中几乎没有维生素B_{12}；

（3）有益菌可以在发酵过程中大大提高食品的蛋白质含量和质量；

（4）提高食物蛋白质的消化、吸收率，提高微量元素的生物利用率；

（5）乳酸菌具有"整肠作用"，可抑制肠内的腐败细菌，促进双歧杆菌的繁殖。

3. 脱水处理

乳制品主要的脱水方法有喷雾干燥、滚筒干燥和真空冷冻浓缩几种。

4. 储藏条件的影响

鲜牛奶必须贮藏在4℃以下，并应尽快喝完。脱脂奶粉比全脂奶粉的保存期长。为避免脂肪氧化和褐变，牛奶粉宜贮藏在阴凉处，并应用隔氧、避光的包装。乳酪应贮藏于4℃以下，黄油应贮藏在0℃以下。

（三）牛奶是含蛋白最高的食物吗

牛奶含有一定蛋白质，但绝不是含蛋白最高的食物。蛋白质是生命细胞的组成部分，几乎所有的天然食物中都含有蛋白质。相对来说，蔬菜、水果、藻类、薯类等因含有大量水分，蛋白质含量较低，多在0.5%～2%；粮食类含水量低，蛋白质含量在7%～15%；淀粉、豆类（如红豆、绿豆）在20%左右，大豆却可高达35%～40%。根据营养学会推荐，成人膳食供给量标准为每日每kg体重摄入蛋白质 1g，也就是说，一个 50kg 体重的人，每日需要的蛋白质总量为 50g 左右。而饮用一盒 250ml 的牛奶约等于摄入 7.5g 蛋白质，仅相当于每日蛋白质需要量的 15%。即使一天饮用两盒牛奶，也不过仅占人体需要量的 30%。相对植物类食物蛋白质含量的参差不齐，动物类食物均为蛋白质的良好来源。各种肉类、鱼类、贝类和蛋、奶均含有丰富的蛋白质，但是按照鲜重来计算，肉类和鱼贝类的蛋白质含量最高，可达 15%～20%，蛋类在 12% 左右，牛奶却只有 3% 左右。这也说明，牛奶中真正含有的蛋白质并不多，多喝一大杯奶所摄入的蛋白质，或许你只需要吃一口肉就补回来了。

食物中以豆类、花生、肉类、乳类、蛋类、鱼虾类含蛋白质较高，而谷类含量较少，蔬菜水果中更少。人体对蛋白质的需要不仅取决于蛋白质的含量，而且还取决于蛋白质中所含必需氨基酸的种类及比例。由于动物蛋白质所含氨基酸的种类和比例较符合人体需要，所以动物性蛋白质比植物性蛋白质营养价值高。

在植物性食物中，米、面粉所含蛋白质缺少赖氨酸，豆类蛋白质则缺少蛋氨酸和胱氨酸，故食混合性食物可互相取长补短，大大提高混合蛋白质的利用率，若再适量补充动物性蛋白质，可大大提高膳食中蛋白质的营养价值。虽然人乳、牛奶、鸡蛋中的蛋白质含量较低，但它们所含的必需氨基酸量基本上与人体相符，所以营养价值较高。想要补充充分的蛋白质不可能只靠牛奶，当然也不能只靠鸡蛋、豆浆，应充分摄入不同的食物，获得含不同氨基酸的蛋白质，对人体才是真正有用的。

常见食物蛋白质含量如表 3-4 所示。

表 3-4　常见食物蛋白质含量

食物名称	每100g 食物含蛋白质质量（g）	食物名称	每100g 食物含蛋白质质量（g）	食物名称	每100g 食物含蛋白质质量（g）
鸡蛋	14.7	核桃	15.4	猪肾	15.5
燕麦	15.6	龙虾	16.4	鸭肉	16.5
莲子	16.6	猪肉（瘦）	16.7	鲢鱼	17.0
羊肉（瘦）	17.3	鸡肝	18.2	猪心	19.1
牛肉（瘦）	20.3	兔肉	21.2	猪肝	21.3
鸡肉	21.5	花生	26.2	猪皮	26.4
蚕豆	28.2	黄豆	36.3	豆腐皮	50.5
海参（干）	76.5				

三、豆类经常吃，坚果适量吃

豆类包括各种豆科栽培植物的可食种子，其中以大豆最为主要，也包括红豆、绿豆、豌豆、蚕豆等各种杂豆。大豆富含优质蛋白质、必需脂肪酸、维生素E，并含有大豆异黄酮、植物固醇等多种植物化合物。坚果类包括花生、核桃、瓜子、松子、芝麻、栗子等有硬壳的小食品。坚果富含脂类和多不饱和脂肪酸、蛋白质等营养素，是膳食的有益补充。

（一）大豆的营养特点

1. 蛋白质

大豆的蛋白质含量达35%～45%，是植物中蛋白质质量和数量最佳的食物之一。大豆蛋白质的赖氨酸含量高，生物价值较高，但蛋氨酸含量较低，成为限制性氨基酸。

大豆蛋白质的优势在于其赖氨酸含量达谷物蛋白质的2倍以上。如果与缺乏赖氨酸的谷类配合食用，则能够取长补短，提高混合食物的蛋白质生物价值，实现蛋白质的互补使用，使混合后的蛋白质生物效价达到肉类蛋白质的水平。

大豆中含有蛋白酶抑制剂，蛋白质不易被消化，但是经过热处理和加工后，蛋白质变性，容易消化。

2. 脂类

大豆的脂肪含量为15%～20%。

大豆油在常温下是黄色液体，其中的不饱和脂肪酸含量高达85%，亚油酸含量达50%以上，油酸为30%以上，维生素E和卵磷脂的含量也很高，并容易消化、吸收，是一种优良的食用油脂。其中的黄色是由于含有胡萝卜素所致。

3. 碳水化合物

大豆含25%～30%的碳水化合物，约一半左右是棉籽糖和水苏糖，还有由阿拉伯糖和半乳糖所构成的多糖类物质。它们在大肠中能被微生物发酵产生气味，引起腹胀。然而，人们发现这些低聚糖类是肠内双歧杆菌的生长促进因子，对健康并没有危害。在豆制品的加工过程中，这些糖类基本上被除去，因此食用豆制品不会引起严重的腹胀。

4. 维生素

大豆和其他豆类的各种B族维生素含量都比较高，维生素B_1、B_2的含量是面粉的2倍以上，是B族维生素的良好来源。黄大豆含有少量的胡萝卜素。但是，干大豆中不含维生素C、D，豆芽中含有较高维生素C。

5. 矿物质

大豆中含有丰富的矿物质，总含量约4.5%～5.0%，其中钙的含量高于普通谷类食品，铁、锰、锌、铜、硒等微量元素的含量也较高。此外，豆类是一类高钾、高镁、低钠的碱性食品，能够纠正饮食中矿物质元素的摄入不平衡，并维持血液的酸碱度。

（二）其他豆类的营养价值

其他豆类的营养价值也较高，但是它们的脂肪含量较低，而淀粉含量较高，被称为淀粉类干豆，传统上为我国人民所喜食，包括红豆、绿豆、蚕豆、豌豆、豇豆、芸豆、扁豆等。

淀粉类干豆的淀粉含量较高，达 55% ~ 60%，而脂肪含量低于 2%，所以常被并入粮食类中。它们的蛋白质含量一般都在 20% 以上，其蛋白质的质量较好，富含赖氨酸，但是蛋氨酸不足，因此也可以很好地与谷类食品发挥营养互补作用。淀粉类干豆的 B 族维生素含量也比较高，大致与大豆相似。各种微量元素的含量也与大豆类似。

鲜豆类和豆芽除含有丰富的蛋白质和矿物质外，其维生素 B_1 和维生素 C 的含量较高，常被列入蔬菜类中。

（三）豆类的抗营养因子

各种豆类中都含有一些抗营养物质，其不利于豆类中营养素的吸收利用，甚至对人体健康有害。这些物质统称抗营养因子。研究比较多的是大豆胰蛋白酶抑制剂和红细胞凝集素。

豆类中所含的大量植酸会妨碍钙和铁的吸收。此外，大豆中含有丰富的脂氧合酶，不仅是豆腥味的起因之一，而且在贮藏中容易造成不饱和脂肪酸的氧化酸败。

大豆中的皂苷可引起胃肠道不适，过去认为它是有害物质，但目前已经确认，皂苷具有降低血脂和血胆固醇的作用，是保健因子之一。豆类中所含有的低聚糖经大肠细菌的发酵，产生二氧化碳、甲烷、氢气等，易造成腹胀不适，过去也作为抗营养因子对待，实际上它们对营养吸收并无妨碍。

（四）大豆制品的营养价值

所谓豆制品绝大多数来源于大豆。

1. 传统豆制品

豆制品中的蛋白质含量非常丰富，与动物性食品相当。同时，豆制品中的脂肪含量与肉类相当，富含必需脂肪酸和磷脂，不含胆固醇，对人体健康有益。大豆本身含有较多的钙，而豆腐以钙盐为凝固剂，因此钙含量很高，是膳食中钙的一个很好的来源。

豆腐干的蛋白质含量相当于牛肉，达 20% 左右。

豆浆和豆奶的蛋白质含量相当于牛奶，在 2% ~ 3% 之间。

水豆腐的蛋白质含量相当于猪的五花肉，在5%～8%之间。

腐竹的蛋白质含量相当于牛肉干，达45%～50%。

水溶性维生素在豆腐的制作过程中有较大的损失，表现为硫胺素、核黄素和尼克酸的含量下降。

2. 新型大豆制品

大豆可以制作成蛋白制品，除脱脂豆粉和豆乳粉外，主要有大豆浓缩蛋白和大豆分离蛋白。

（五）坚果类的营养价值

坚果类与豆类类似，也分为两类，一类是含淀粉很高的坚果，如栗子、莲子、白果等；另外一类是大多数坚果，脂肪含量很高，大多具有很高的营养价值。因此，作为零食，坚果类是日常膳食的很好补充。

1. 蛋白质

坚果类的蛋白质含量多为13%～35%，如花生为25%、葵花籽为24%、西瓜籽仁为32%，唯有栗子较低，蛋白质含量仅5%左右。

坚果类蛋白质的限制性氨基酸因品种而异。花生、葵花籽的限制性氨基酸是蛋氨酸和异亮氨酸，质量不如大豆蛋白，但是可以与小麦粉很好地进行营养互补；芝麻的限制性氨基酸为赖氨酸；核桃的限制性氨基酸为赖氨酸和含硫氨基酸。

2. 脂类

高油坚果类的脂肪含量为40%～70%。花生是最常见的坚果，含油量达40%，是重要的食用油籽；葵花籽和核桃的含油量达50%以上；松子仁的含油量更高达70%。

坚果类所含的脂肪酸中必需脂肪酸含量高，其中特别富含卵磷脂，具有补脑健脑的作用。

淀粉类坚果的脂肪含量在2%以下。

3. 维生素

坚果类中的维生素E十分丰富，B族维生素的含量较高，其中尤以花生、葵花籽和芝麻为甚。

杏仁中含较多核黄素。

4. 矿物质

芝麻中除含有特别丰富的铁之外，还含有大量的钙。芝麻中的钙含量是大豆的3～4倍，普通谷类的10倍以上。黑芝麻中更含有大量的锰。据研究发现，芝麻中含有芝麻酚等抗衰老物质。

（六）加工和贮藏对豆类和坚果类食物营养价值的影响

不论是豆腐、豆乳还是发酵豆制品，都有利于营养价值的提高；也可以通过加工，设法除去豆腥味，改善风味和口感。豆腐的消化吸收率可达90%以上，而炒豆的蛋白质吸收率仅50%。

豆类通过真菌发酵，产生了植物性食品中不存在的维生素 B_{12}。例如，在豆豉中，维生素 B_{12} 的含量为（0.05～0.18）μg/100g，臭豆腐中 B_{12} 的含量甚至达到（1.88～9.8）μg/100g。

脂肪氧化是食品贮藏中最难以控制的劣变反应之一，在低温和低水分活度的条件下仍然进行。

花生如在高湿条件下贮藏，特别容易被黄曲霉毒素污染，它是人类肝癌的重要致病因素之一，对健康威胁很大。黄曲霉毒素在280℃以上加热方可使之破坏，因此一般烹调方式不能除去其毒性。

四、每天吃多少蔬果奶豆

目前，我国居民蔬菜摄入量逐渐下降，水果、大豆、奶类摄入量仍处于较低水平。根据2010～2012年中国居民营养与健康状况监测结果显示，我国城乡居民平均每人每日蔬菜的摄入量为269.7g，奶类及其制品的摄入量为24.7g，大豆类及其制品摄入量为10.9g。与2002年相比，蔬菜、水果、奶类和大豆类摄入量没有明显增加。食物与人体健康关系的研究发现，蔬菜水果的摄入不足，是世界各国居民死亡前十大高危因素。奶类和大豆类食物在改善城乡居民营养，特别是提高贫困地区居民的营养状况方面具有重要作用。在各国膳食指南中，蔬果奶豆类食物都作为优先推荐摄入的食物种类。

《中国居民膳食指南（2016）》推荐保证每天摄入300～500g蔬菜，其中150～250g深色蔬菜；每天摄入200～350g新鲜水果，而且果汁不能代替鲜果；吃各种各样的奶制品，相当于每天液态奶300g；经常吃豆制品，豆腐、豆干、豆浆、豆芽、发酵豆制品都是不错的选择；坚果有益健康但不可过量，每周以50～70g为宜。

不同年龄人群蔬果奶豆类食物建议摄入量如表3－5所示。

表3－5　不同年龄人群蔬果奶豆类食物建议摄入量

食物类别	单位	幼儿（岁）		儿童、青少年（岁）			成人（岁）	
		2岁以上	4岁以上	7岁以上	11岁以上	14岁以上	18岁以上	65岁以上
蔬菜	g/d	200～250	250～300	300	400～450	450～500	300～500	300～450
	份/天	2.0～2.5	2.5～3.0	3.0	4.0～4.5	4.5～5.0	3.0～5.0	3.0～4.5
水果	g/d	100～150	150	150～200	200～300	300～350	200～350	200～300
	份/天	1.0～1.5	1.5	1.5～2.0	2.0～3.0	3～3.5	2.0～5.0	2.0～3.0

食物类别	单位	幼儿（岁）		儿童、青少年（岁）			成人（岁）	
		2岁以上	4岁以上	7岁以上	11岁以上	14岁以上	18岁以上	65岁以上
奶类	g/d	500	350~500	300	300	300	300	300
	份/天	2.5	2.0~2.5	1.5	1.5	1.5	1.5	1.5
大豆	g/周	35~105	105	105	105	105~175	105~175	105
	份/周	1.5~4.0	4.0	4.0	4.0	4.0~7.0	4.0~7.0	4.0
坚果	g/周	50~70（2~3份）						

注：幼儿能量值为1000~1400kcal/d，7岁以上（1400~1600kcal/d），11岁以上（1800~2000kcal/d），14岁以上（2000~2400kcal/d），18岁以上为（1600~2400kcal/d），65岁以上老年人（1600~2000kcal/d）。

蔬菜一份：100g。

水果一份：100g（100g梨或苹果＝25g枣＝65g柿子）。

奶类一份：200~250ml（200ml液态奶＝20~25g奶酪＝20~30g奶粉）。

大豆一份：20~25g（20g黄豆＝60g北豆腐＝110g南豆腐＝120g内酯豆腐＝45g豆干＝360~380ml豆浆）。

坚果一份：10g（10g葵花籽仁＝25g板栗＝20g莲子）。

第四节　适量吃鱼、禽、蛋、瘦肉

关键推荐

◇鱼、禽、蛋和瘦肉摄入要适量。

◇每周吃鱼280~525g，畜禽肉280~525g，蛋类280~350g，平均每天摄入总量120~200g。

◇优先选择鱼和禽。

◇吃鸡蛋不弃蛋黄。

◇少吃肥肉、烟熏和腌制肉制品。

一、鱼、禽、肉、蛋该不该吃

目前社会中有太多吃肉不好、反对吃肉的说法，其实肉类是人类食谱中非常重要的组成部分，其重要性绝不亚于蔬菜、水果，具有其不可替代的营养作用。真正应该反对的是吃肉太多（如每天超过300g）或烹调方法失当（如烧烤、煎炸之类）。

肉类包括畜肉（包括猪、牛、羊等）、禽肉（包括鸡、鸭、鹅等）和鱼肉类（包括各种鱼和海鲜），是一类营养价值很高的食物，是优质蛋白、微量元素和多种维生素的重要来源，是平衡膳食的重要组成部分，应适量常吃。

二、肉类的营养价值

（一）畜肉

畜肉包括牛、猪、羊等大牲畜肉及内脏。畜肉中的蛋白质、维生素和矿物质的含量随动物的种类、年龄、肥厚度和部位的不同而有很大差异。

1. 蛋白质和脂肪　畜肉通常分为肥肉和瘦肉两部分。

瘦肉中蛋白质含量最高的部位是里脊，即脊背部的背长肌，胸脯部分最低。猪肉中的蛋白质含量低，平均仅在 15% 左右。但畜肉是膳食中蛋白质的重要来源。畜肉的蛋白质是完全蛋白，生物效价比较高，可以与植物蛋白质发生互补。然而，结缔组织中的蛋白质，如胶原、弹性蛋白等因为缺乏色氨酸，其生物效价极低。

2. 维生素

畜肉含有较多 B 族维生素，其中猪肉的维生素 B_1 含量较高，是维生素 B_1 的良好来源，对于以精白米为主食的膳食是很好的补充。

牛肉中比较突出的是叶酸含量较高。

肝是各种维生素在动物体内的贮藏场所，因而各种维生素的含量均很高，特别是维生素 A、D、B_2 的极好来源。

3. 矿物质

畜肉中含有多种矿物质，其中最重要的是铁。肉类中的铁以血红素铁的形式存在。

（二）禽肉

鸡、鸭、鹅等统称禽类，以鸡为代表。其营养价值与畜肉类似。由于它们的肉质细嫩，更容易被人体消化、吸收。

1. 蛋白质

禽肉的蛋白质也是优质蛋白，生物价与猪肉和牛肉相当。

2. 脂肪

禽类的脂肪中不饱和脂肪酸的含量高于畜肉，其中油酸约占 30%，亚油酸约占 20% 左右，在室温下呈半固态，因而营养价值高于畜类脂肪。禽类脂肪中的胆固醇含量与畜类相当。

3. 维生素

禽肉中含 B 族维生素丰富，特别富含尼克酸。

4. 矿物质

与畜肉相同，禽肉中铁、锌、硒等矿物质含量很高，但钙的含量也不高。

禽类肝脏和血中的铁含量可达 10~30mg/100g，可称是铁的最佳膳食来源。

三、肉类的合理烹饪

（一）初步加工

对需切洗的原料，应先洗后切，洗时不能过分，更不能切后再洗，以防止脂肪、蛋白质、无机盐、含氮化合物及部分维生素溶于水而损失，影响肉的营养价值和鲜味，防止大量酶的溶出而使肉的质地变老。

（二）短时加热烹调方法

短时加热烹调方法包括炒、溜、爆、滑等。宜选用质地细嫩，富含蛋白质、水分及含氮化合物的瘦肉为原料，切成丝、片、丁等，可用挂糊上浆，来保护营养素。它可以减少原料中水分、含氮有机物、风味物质及脂肪的溢出，防止一些水溶性营养素随水进入汤汁，使原料受热均匀。同时，淀粉中含有一种还原型的物质，可起到抗氧化作用，防止营养素氧化，起荤素搭配、营养互补的作用。它们是肉类原料营养素损失最小的常见烹调方法。在烹调时，加点醋也可以减少维生素 C 的损失。

（三）长时间加热烹调方法

长时加热烹调方法包括蒸、炖、烧、焖、煨等。宜选用质地较老的瘦肉，或肥瘦相间的原料，或带皮带骨的鸡鸭等，此类原料含蛋白质比较丰富，含酶量较高。炖鲜汤时，采用冷水加热煮沸，而后中火或小火长时间加热，有利于蛋白质变性、水解，有利于脂肪和含氮化合物充分浸出，使汤汁鲜美可口，肉质柔软，利于消化、吸收；但应控制火候及时间，防止蛋白质过度老化。若以吃肉为目的则沸水下锅。煮骨头，汤中加少许醋，不仅增加鲜香味，而且使钙等物质易于溶解。

（四）高温加热烹调方法

高温加热烹调方法包括炸、煎、烘、烤等。利用高温烹调油及烤箱等对肉类进行烹调加工，菜肴具有特殊香味和风味，肉质外焦里嫩，容易消化，但营养素（尤其维生素）破坏较大，须严格控制温度及加热时间，否则会给人体带来危害。

（五）红肉与白肉，到底哪个更好

红肉主要是指烹饪前呈现红色的肉，包括猪肉、牛肉、羊肉等，这是因为哺乳动物中含有肌红蛋白；而烹饪前为白色的肉叫白肉，比如鸡、鸭、鱼、贝等。当然，这种分类方法也是有漏洞的，比如三文鱼本身也是红色，但它属于白肉。红肉的特点是肌肉纤维粗硬、脂肪含量较高，而白肉肌肉纤维细腻，脂肪含量较低。

红肉与白肉都是肉类，都富含蛋白质等营养成分。但是，红肉与白肉相比较，二者在脂肪含量上有明显差别。首先，红肉中脂肪含量高，尤其是猪肉。每100g猪肉中脂肪含量高达30.3g，而100g鸡肉中脂肪的含量仅10g左右，只是猪肉的1/3。即使是瘦猪肉，所含的脂肪还是很高的。二是红肉的脂肪多为饱和脂肪，不饱和脂肪的含量却比较低。如牛肉中的不饱和脂肪仅占脂肪总量的6.5%，而在鸡肉的脂肪中，不饱和脂肪占24.7%，是牛肉的近四倍。

大家都知道，红肉含有较高的饱和脂肪，是很多疾病的罪魁祸首。调查显示，红肉摄入量高的地区，居民的冠心病发病率和死亡率都高。既然如此，红肉是不是就不能吃了呢？

红肉也能吃，但最好以白肉代替红肉。前面说过，红肉之所以呈红色，是因为含有肌红蛋白。与白肉相比，红肉中富含铁、锌等微量元素以及维生素 B_{12}、烟酸、维生素 B_1、维生素 B_2 和磷等。这些成分对人体的健康至关重要，尤其是正处于生长发育期的孩子。对于基本不食用红肉的人来说，应该加强其他的补铁方式。

每天吃红肉量应控制在100g以内。经过加工的肉质食品添加了防腐剂，食用后患病风险更大，而如果每周吃2～4次鱼，则会降低患癌症的危险。因此，最好以白肉代替红肉，适量补充新鲜的、经过蒸煮的红肉。

改善饮食结构，预防癌症。为了预防癌症，人们最好改善饮食结构，红肉不能多吃；此外，要多食水果和蔬菜。蔬菜、水果对人体起着始终如一的保护作用，特别是胡萝卜、西红柿、十字花科蔬菜、大蒜、洋葱、土豆、柠檬、葡萄、大豆、浆果类等，它们大都含有丰富的维生素、抗氧化剂、矿物质等。蔬菜还能补充人体所需的多种矿物质和大量纤维素，而纤维能促进肠道蠕动，帮助人体及时排出粪便及大量有毒物质。

四、水产品的营养价值

鱼类的蛋白质含量约15%～20%，与肉类相当，消化吸收率高于畜肉，生物价值也较高。

鱼类脂肪中含不饱和脂肪酸比例较高，容易被人体消化。鱼类脂肪的另一特点是富含20－24碳的长链不饱和脂肪酸，包括 EPA、DHA 等。

水产品中还含有氨基乙磺酸，即牛磺酸，它是一种能够促进胎儿和婴儿大脑发育、防止动脉硬化、保护视力的有益物质。

水产品中的维生素 A、D、E 含量均高于畜肉，有的含有较高维生素 B_2。甲壳类食品是锌、铜等微量元素的最佳来源。

（一）贮藏和加工对营养价值的影响

肉、禽、鱼类食物在加工中除水溶性维生素之外，其他营养素损失不大。

（二）几种主要肉制品和水产制品的营养价值

1. 各种灌肠制品

西式灌肠制品通常是肉经食盐、磷酸盐、亚硝酸盐等腌制后切碎装肠衣，然后经过煮制而成。除钠含量升高外，灌肠制品中的维生素和矿物质含量比原料肉略微降低。

2. 香肠　中式香肠的特点是不加大量淀粉，也不经煮制，而是经过腌制后干制保存，其维生素和矿物质含量与原料肉基本相当。

3. 肉松

肉松是肉煮烂后经炒干制成的，其中的蛋白质和矿物质经过浓缩，含量有所增加。因此，肉松是矿物质的良好来源。

4. 罐头鱼

罐头鱼是钙、磷、铁、锌和蛋白质的良好来源。

5. 虾皮和海米

虾皮和海米含亚硝胺类物质，过量食用与人类食管癌、胃癌、鼻咽癌的发病有关。

五、水产品的合理烹饪

鱼类含水量多，肌纤维短，间质蛋白少，肌肉较畜禽肉柔软易碎。大部分鱼类原料在加工烹调前需用盐腌制处理，目的是脱去部分血水和可溶性蛋白质，使肌肉脱水、细胞变硬，鱼体吸收适量盐分，以利于加工。在操作时注意加盐要适量，否则鱼肉过咸，组织过硬，影响菜的质量和风味；对烹制后要求鱼肉鲜嫩的鱼类（如清蒸鳜鱼），为防止鱼肉组织变硬，烹制前一般不先腌制。鱼的脂肪含量较低，多为不饱和脂肪酸，在加热时主要发生水解作用，生成甘油和易被人体吸收的脂肪酸。在烹制鱼时，加入一些料酒、醋，可增加鱼的鲜香味，去除腥味。

吃海鱼，以清蒸或者清汤涮为宜，这样能最大限度地保留鱼的营养成分，使其发挥功效。趁着新鲜吃的说法也太过绝对，譬如生鱼片可以吃，但是一定要处理好，因为现在的鱼的污染很严重。据我国对南方淡水鱼的调查，鱼身上沾着细菌和寄生虫的比例很高，有的甚至高达60%～70%。这些细菌和寄生虫通过高温是可以杀灭的，所以吃熟的安全。

此外，建议大家做鱼前，最好用清水泡一泡。因为鱼刚刚杀死，身上的细菌寄生虫并没有死，泡一泡，静止一段时间后，细菌死亡的就多了，而且鱼肉的口感也会好一些。

不吃或少吃鱼头、鱼皮和内脏。因为污染物一般蓄积在肝、肾、肺等内脏组织，肌肉中含量较低。比如，镉在鱼类中富集部位表现为内脏 > 骨骼 > 鳃 > 肌肉。

尽量食用体积较小的鱼类。因为体积较大的肉食性鱼类处在食物链较高阶层，体内富集的污染物较多。

搭配吃些蔬菜、水果。在吃海产品的同时吃些西兰花、西红柿、香菇、苹果等蔬菜和水果，有利于污染物的排出。

六、为什么优先选择鱼和禽类

鱼类（和大部分海鲜）的脂肪组成很特别，含有较多的多不饱和脂肪酸，尤其是 DHA 和 EPA 几乎是鱼类（和大部分海鲜）的"专利"，对预防成年人血脂异常和心脑血管疾病有一定作用，对婴幼儿神经系统发育也很重要。故作为肉类的首选，推荐平均每天食用 50 ~ 100g（每周吃 2 ~ 4 次）。

禽类含有脂肪比较少，且其不饱和脂肪酸比例较高，脂肪酸组成优于畜类脂肪。不过受养殖业发展水平较低所限，禽类中激素、抗生素残留问题通常比畜类严重。畜类因其肌色鲜红故有"红肉"之称，其所含铁等微量元素是其他食物难以代替的，但其中含有较多饱和脂肪酸，后者对健康有害。所以畜类宜选用瘦肉，尽量减少肥肉，避免荤油。建议平均每天摄入畜禽肉类 50 ~ 75g。

总之，普通成年人平均每天应摄入 100 ~ 175g（大约 2 ~ 4 两）肉类，其中鱼类要超过一半，畜禽类要少于一半。

七、小小鸡蛋学问大

（一）蛋类的营养价值

蛋类的蛋白质转化率仅次于牛奶，按蛋白质含量来计算，在各种优质蛋白质来源中是最为廉价的一种。它不仅营养优良、平衡、全面，而且易于烹调，烹调中营养损失很小，称得上是一种极好的天然方便食品。

鸡蛋的蛋黄和蛋清分别占蛋可食部分的 1/3 和 2/3。蛋黄集中了鸡蛋中的大部分矿物质、维生素和脂肪，而蛋白是比较纯粹的蛋白质。

蛋类的蛋白质含量为 11% ~ 13%，略低于瘦肉，但质量优异。鸡蛋的蛋白质是各类食物蛋白质中生物价值最高的一种，各种氨基酸比例合理，经常被作为参考蛋白使用。

蛋类的脂类含量为 9% ~ 15%，几乎全部存在于蛋黄中，蛋白中含量极少。蛋类脂肪中不饱和脂肪酸比例较高，并伴存较多磷脂和胆固醇。卵磷脂和脑磷脂是营养物质，对大脑有益。

蛋类含有几乎所有各种维生素，其中维生素 A、D，硫胺素，核黄素，维生

素 B_6、B_{12} 等较为丰富。蛋黄的颜色来自核黄素、胡萝卜素和叶黄素，其颜色深浅因饲料不同、类胡萝卜素类物质含量不同而异。

蛋类含有各种矿物质，但是钙含量不高，因为它的钙主要以碳酸钙的形式存在于蛋壳中。蛋壳中还存在其他微量元素，如锰等。虽然鸡蛋白中的铁含量较高，但是因为含有妨碍铁的吸收的卵黄高磷蛋白等蛋白质，其吸收利用率较低，仅为3%左右。鹌鹑蛋的某些矿物质，如铁、锌、硒等含量略高于鸡蛋。

在0℃冰箱中保存鸡蛋，对维生素 A、D、B_1 无明显影响，但是维生素 B_2、尼克酸和叶酸分别有14%、17% 和16% 的损失。

（二）鸡蛋的各种吃法和营养价值

1. 制作咸蛋对营养素的含量影响不大，但制作松花蛋会使维生素 B_1 受到一定程度的破坏。

2. 煎蛋和烤蛋中维生素 B_1、B_2 的损失分别为15% 和20%，而叶酸损失最大，达65%。煎炸得过焦的鸡蛋蛋白质消化率略微降低，维生素损失较大。煮鸡蛋几乎不带来维生素 B_2 的损失。

生蛋清的消化吸收率仅为50% 左右，而且含有抗营养因素，如抗胰蛋白酶因子和生物素结合蛋白等。此外，生鸡蛋中可能污染有沙门菌，因此鸡蛋不宜生食，应加热到蛋清完全凝固为好。

（三）蛋黄好还是蛋清好

吃鸡蛋，无外乎蛋清、蛋黄两部分。有人认为蛋黄有营养，弃蛋清只吃蛋黄；有人却害怕长胖，只吃蛋清而扔掉蛋黄。蛋黄和蛋清，到底哪个更有营养？

蛋清和蛋黄各有优势，但营养成分大不同。蛋清中除了90% 的水分之外，剩下10% 主要是蛋白质。可别小看这10% 的蛋白质，鸡蛋中的主要蛋白质都包含其中。鸡蛋的蛋白质仅次于母乳，在人体中利用率很高，是食物中最优质的蛋白质之一。免疫力低下的老人、儿童以及刚做完手术的人，不妨多吃蛋清补充蛋白质。

1. 蛋黄的营养成分有多复杂

跟蛋清比起来，蛋黄的营养成分就复杂得多。

（1）鸡蛋中的脂肪全部集中在蛋黄里，但大多是对人体有利的脂肪酸，而且含有橄榄油中的主要成分——油酸，对预防心脏病有益。

（2）此外，维生素 A、D、E、K，磷、铁等矿物质也大多在蛋黄中，尽管铁的吸收率比较低，但对于不能吃肉的婴儿来说，就显得至关重要。

（3）同时，蛋黄中还有一种非常重要的物质——卵磷脂，对大脑发育格外关键，还有降低胆固醇的作用。

（4）蛋黄的颜色更蕴藏着丰富的营养密码：有预防嘴角开裂的核黄素，还有能保护眼睛的叶黄素和玉米黄素。

（5）蛋黄颜色越深，维生素 A、D、E、K 含量就越高。

鸡蛋是自然界的一个奇迹，一个受过精的鸡蛋，在温度、湿度合适的条件下，不需要从外界补充任何养料，就能孵出一只小鸡，这就足以说明鸡蛋的营养是非常完美的，鸡蛋被认为是营养丰富的食品，含有蛋白质、脂肪、卵黄素、卵磷脂、维生素和铁、钙、钾等人体所需要的矿物质。突出特点是，鸡蛋含有自然界中最优良的蛋白质。

光吃蛋白，不吃蛋黄或光吃蛋黄，不吃蛋白，都不好。正确的吃法应该是吃整个鸡蛋。只吃蛋白就会失去鸡蛋中大部分其他营养；而只吃蛋黄不吃蛋白也不好，因为蛋黄虽然营养含量较高，却含有较多的胆固醇，而蛋白却基本上不含胆固醇。

1 岁以内、4 个月以上的婴儿，以食用蛋黄为宜，一般从 1/4 个蛋黄开始，适应后逐渐增加到 1~1.5 个蛋黄。五岁以上的幼儿可以开始食用全蛋。有些幼儿吃蛋会发生过敏反应，这主要是对卵清蛋白过敏，应避免食用蛋清，甚至全蛋，以后逐渐少量地吃蛋黄，逐步达到脱敏的目的。但对于绝大多数幼儿，鸡蛋特别是蛋黄含有丰富的营养成分。这些营养成分，对于促进幼儿生长发育、强壮体质及大脑和神经系统的发育、增强智力都有好处，每天吃一个为宜。

2. 正确认识蛋黄中的胆固醇

尽管鸡蛋被公认是营养食品，近年来还是遭受过一段时间的冷落。原因是大众认为鸡蛋黄中含有较高的胆固醇，而胆固醇过高会引发心脑血管疾病。但是，鸡蛋中的胆固醇含量真的高到影响人体健康吗？根据食物成分表，重 60g 的鸡蛋约含胆固醇 308mg，而营养学会推荐的成人每日摄入量约 300mg，从这组数字上看，并不能说鸡蛋中胆固醇含量过高因而不能食用。鸡蛋黄确实含有较高的胆固醇，但不代表含有胆固醇就会令人体内的胆固醇升高。很多吃素的人，胆固醇也超标，而很多吃肉的人胆固醇水平反而正常。人体胆固醇有两个来源，一个来源于吃，就是食物摄入的；另一个是人体肝脏产生的。如果从食物中摄入的胆固醇量很大，那么肝脏产生的就会少，就会自动下调；反之，如果摄入的很少，甚至是零，外源性胆固醇没有了，肝脏就会加大自身胆固醇的制造。而外源性胆固醇，也就是吃进去的占的比率不到 30%，体内自我生产的占到 70%~80%。所以说，吃鸡蛋吃出高胆固醇，就不可信。

还需要认识到的是，膳食中的胆固醇并不是越低越好。人体血液中的胆固醇是非常重要的。胆固醇是人体细胞的重要成分，是很多重要激素和维生素合成的前提。缺少胆固醇会导致一系列健康问题。人体内的胆固醇靠膳食摄入和自身合成这两个来源，如果膳食中摄入不足，就要靠自身合成。打破这个平衡，必然对健康不利。而且，有人为避免胆固醇的摄入而拒绝某些食品，导致拒绝的不仅是胆固醇，还有更多的营养物质，显然是得不偿失的。

（四）从五种形态识别变质蛋类

微生物的污染可使鸡蛋、鸭蛋等禽蛋变质腐败。变质禽蛋可出现五种改变：①蛋白质分解导致蛋黄移位，形成"贴壳蛋"；②蛋黄膜分解形成"散黄蛋"；③继续腐败，蛋清和蛋黄混为一体成为"浑汤蛋"；④蛋白质进一步被细菌破坏分解形成硫化氢和氨类，可出现恶臭味，形成"臭鸡蛋"；⑤真菌在蛋壳内壁和蛋膜上生长繁殖，形成暗色斑点，称为"黑斑蛋"。

（五）怎样吃鸡蛋营养又安全

鸡蛋有"世界上最营养的早餐""理想的营养库""最优质的蛋白"等华美封号。但水煮蛋、蒸鸡蛋、荷包蛋、炒鸡蛋……不同做法对它的营养吸收有很大影响。

1. 带壳水煮蛋

不加一滴油、烹调温度不高，营养全面保留。水煮蛋的蛋白质消化率高达99.7%，几乎能全部被人体吸收利用。

2. 水煮荷包蛋

加热温度较低，水溶性维生素有少许损失。蛋白质消化率为98%。

3. 蛋花汤和蒸蛋

加热温度较低，核黄素、叶黄素等水溶性维生素损失少。蛋白质消化率为92.5%。

4. 煎荷包蛋

加热温度高，维生素 A、D、E、K 等脂溶性维生素和水溶性维生素都有损失。蛋白质消化率为98%。

5. 摊鸡蛋

指用少量的油，小火煎成的蛋饼，因此蛋黄中的胆固醇氧化不多。加热温度高，所有维生素都有损失。

6. 炒鸡蛋

鸡蛋打散后再炒，蛋黄中的胆固醇和空气接触较充分，氧化较多。鸡蛋比较吸油，用油量也较大。加热温度高，维生素损失较多。蛋白质消化率为97%。

7. 生鸡蛋

蛋白质消化率仅为30%～50%。

（六）6种让鸡蛋口感"最佳"的方法

光知道哪种鸡蛋做法最好还不行，如果操作不对，不但会让口感变差，更会影响营养，甚至产生有害物质。

1. 煮鸡蛋

鸡蛋应该冷水下锅，慢火升温，沸腾后微火煮 3 分钟，停火后再浸泡 5 分钟。这样煮出来的鸡蛋蛋清嫩，蛋黄凝固又不老，蛋白变性程度最佳，也最容易消化。而煮沸时间超过 10 分钟的鸡蛋，不但口感变老，维生素损失大，蛋白质也会变得难消化。煮前把蛋放入冷水浸泡一会儿，以降低蛋内气压；然后用中等火候，冷水煮沸，即可防止蛋壳破裂，避免营养素流失。煮鸡蛋看似简单，却很难把握火候。时间过短会使蛋黄不熟，时间过长又会使鸡蛋变老不好吃。

2. 煮荷包蛋

水沸时打入鸡蛋，转至小火煨熟。咸味的荷包蛋中可以加入西红柿、青菜等，甜味的还可以加上酒酿、红枣、枸杞等配料。

3. 煎蛋

最好用小火，油也要少。有的人喜欢把蛋清煎得焦脆，这样不但会损失营养，还有可能产生致癌物。最好只煎一面，蛋清凝固即可。加点面粉颜色好看。首先将锅烧热，加入一点点油，接着将鸡蛋打入锅内，改用小火加热，大约 1 分钟后蛋白开始凝固，此时可以在鸡蛋上洒两小勺热水，然后马上盖上锅盖，再煎 2 分钟就可以了。这样煎出来的鸡蛋更加鲜嫩爽滑，并且比较安全。另外，煎蛋时油在高温下，容易外溅，可在油锅中加一点面粉，不仅能防油外溅，煎出来蛋的颜色也好看。

4. 鸡蛋羹

不要在搅拌鸡蛋的时候放入油或盐，这样易使蛋胶质受到破坏，蒸出来的蛋羹又粗又硬。也不要用力搅拌，略搅几下，保证搅均匀就上锅蒸。将鸡蛋打到碗中，一边搅拌一边缓缓加入适量温开水，打至蛋液上出现 1 厘米高的气泡即可。注意不要用力搅拌，否则蛋液会产生大量泡沫，蒸熟后水和鸡蛋羹容易分离。等蒸锅里水开后再放入蒸碗。蒸蛋羹时最好用中火或文火，一般开锅后 8 分钟为宜。酱油、盐、葱花等调料应在蒸熟后再放。另外，蒸蛋羹时加入少许牛奶，能让其口感更滑嫩，营养价值也更高。

5. 摊鸡蛋

用油要少，最好用中火。蛋饼如果摊厚一点，更有利于保存营养。

6. 炒鸡蛋

最好用中火，忌用大火，否则会损失大量营养，还会让鸡蛋变硬。但火太小了也不行，因为时间长了水分丢失多，摊出的鸡蛋发干，会影响质感。在搅拌蛋液时加入两样"宝"，就可以轻松炒好鸡蛋。第一个是料酒，这样炒鸡蛋不但能少放油，还能让鸡蛋更加嫩滑，味道更鲜美。另外一样是清水，在打鸡蛋时把清水和鸡蛋加到一起，打匀，放入锅中小火慢炒，鸡蛋口感会特别嫩滑，并且不容易糊锅。一般炒 5 个鸡蛋，加料酒 5g，加水 50g 左右。

忌吃未熟鸡蛋：生鸡蛋不但存在沙门菌污染问题，还有抗酶蛋白和抗生物素蛋白两种有害物。前者会影响蛋白质的消化吸收；鸡蛋蛋白含有的抗生物素蛋白能与食物中的生物素结合，导致人体生物素缺乏，产生精神倦怠、肌肉酸痛等症状。未熟的鸡蛋中这两种物质没有被分解，因此影响蛋白质的消化。

（七）不管鸡蛋姓不姓"柴"，有营养的就是好蛋

鸡蛋蛋白质消化率高达 97%，可以说是各种高蛋白食物中最适合人体吸收利用的一种食物，而且随处可见，量大价优，烹调方式多种多样，是百姓餐桌上常常出现的食物。但就是这样一枚小小的鸡蛋，如今也出现了很多的"门派"！

1. 红壳鸡蛋与白壳鸡蛋

很多人挑鸡蛋专门爱挑红壳的，他们认为红壳鸡蛋营养价值更高。鸡蛋壳的颜色是由谁决定的呢？蛋壳的颜色取决于蛋壳中的一种色素，这种色素叫原卟啉色素。鸡蛋壳颜色越深，原卟啉色素含量就越多。该色素的合成能力因母鸡的品种而异，也就是说鸡妈妈的种类决定了鸡蛋的蛋壳颜色。不过要知道，我们一般是不吃鸡蛋壳的，另外就算吃的话，这个原卟啉色素也没有任何营养价值，现在我们来看看红壳鸡蛋和白壳鸡蛋营养成分有没有差别。

（1）蛋白质：白壳鸡蛋比红壳鸡蛋高 0.75% 左右。

（2）维生素：白壳蛋的维生素 A、维生素 B_1、维生素 B_2 都略高于红壳蛋。

（3）脂肪：红壳蛋比白壳蛋高 1.4% 左右。

（4）胆固醇：红壳蛋比白壳蛋高 0.8% 左右。

除此以外，二者其他营养成分几乎相等。根据以上比较可以看出，红、白壳鸡蛋主要成分虽有所不同，但差距不大。所以，红壳鸡蛋更有营养是没有任何依据的。我们挑鸡蛋最主要还是应该看它是否新鲜。

2. 柴鸡蛋和普通鸡蛋

柴鸡蛋又叫土鸡蛋，是家里散养鸡下的蛋，它的营养价值并不像人们想象中的那么高，放养的土鸡每天在林地里活动觅食，只吃虫子、野草等天然食物。这种鸡因为营养不均衡，下的蛋个头比较小，但因为土鸡吃绿叶菜较多，蛋黄中的类胡萝卜素和维生素 B_2 含量高，因此蛋黄更大，颜色更深一些。

而普通鸡蛋，则是笼养鸡下的蛋，它们只吃饲料。这种科学配方的饲料也可以囊括多种食物和营养物质，因此这种鸡蛋的营养并不差，价格却是最便宜的。而且由于养鸡场里的鸡所吃的饲料都是经过科学配比的，营养素含量更均衡些，因此产出的蛋中，铁、钙、镁等矿物质元素的含量都高于柴鸡蛋。既然柴鸡蛋在营养上并不比普通鸡蛋好，为什么还有那么多人爱吃呢？

我想最主要是因为柴鸡蛋的口感更好。因为柴鸡蛋中的脂肪含量更高，所以蛋黄较大，非常适合做煮鸡蛋和煎蛋，简单的烹调方法能将它优良的口感完全发挥出来。而普通鸡蛋的蛋清较多，适合做蒸蛋或打蛋花用。

通过上面的介绍，相信您已经了解到鸡蛋的门派，可以说不管鸡蛋姓不姓"柴"，有营养的就是好蛋。

八、如何实现适量吃鱼、禽、蛋、瘦肉

（一）控制摄入总量

把握好"适量摄入"的关键，是要注意控制摄入总量。建议成人每周摄入鱼和畜禽肉的总量不超过 1.1kg，鸡蛋不超过 7 个。应将这些食物分散到每天各餐中，避免集中食用。最好每餐可见到肉，每天可见到蛋，以便更好地发挥蛋白质互补作用。

（二）制定每周食谱

制定食谱，是控制动物性食物适量摄入的有效方法，建议制定周食谱。鱼和畜禽肉可以换着吃，但不宜相互取代，不偏食某一类动物性食物。不要求每天各类动物性食物样样齐全，但每天最好不应少于 2 类。

（三）掌握食物份量

了解常见食材或熟食品的重量，可在烹饪时掌握食块的大小，以及在食用时主动掌握食物的摄入量。大块的肉，如红烧蹄膀、鸡腿、粉蒸肉等，如果不了解其重量，往往会导致过量摄入，因此在烹饪时宜切小块烹制。烹制成的大块畜禽肉或鱼，吃前最好分成小块再供食用。

（四）外餐荤素搭配

在外就餐时，常会增加动物性食物的摄入量，建议尽量减少在外就餐的次数，如果需要在外就餐，点餐时要做到荤素搭配，清淡为主，尽量用鱼和豆制品代替畜禽肉。

第五节 少盐少油，控糖限酒

关键推荐

◇培养清淡饮食习惯，少吃高盐和油炸食品。成人每天食盐不超过 6g，每天烹调油 25～30g。

◇控制添加糖的摄入量，每天摄入不超过 50g，最好控制在约 25g 以下。

◇每日反式脂肪酸摄入量不超过 2g。

◇足量饮水，成年人每天 7～8 杯（1500～1700ml），提倡饮用白开水和茶水；不喝或少喝含糖饮料。

◇儿童、少年、孕妇、乳母不应饮酒。成人如饮酒，男性一天饮用酒的酒精量不超过 25g，女性不超过 15g。

一、食"盐"有道

中国营养学会建议健康成年人一天食盐（包括酱油和其他食物中的食盐量）的摄入量是不超过 6g。但 2012 年的调查显示，我国居民每人日平均摄入食盐 10.5 克。我国大多菜肴以咸作基础味，是食盐让我们享受到了美味佳肴。但是高血压流行病学调查证实，人群的血压水平和高血压的患病率均与食盐的摄入量密切相关。食盐的主要成分为氯化钠。食盐摄入量与高血压和冠心病显著相关。食盐摄入量高的地区，疾病发病率也高，限制食盐摄入可改善高血压症状。50岁以上的人、有家族性高血压的人、超重和肥胖者，其血压对食盐摄入量的变化更为敏感，膳食中的食盐如果增加，发生心脑血管意外的危险性就大大增加。因此，减少食盐量仍需努力。对一般人来说，每日摄盐量应限制在 6g 以内，不要超过此限值。对老年患者，每日摄盐量应限制在 4g 左右，这对降低和稳定血压大有裨益，对有些患者来说，摄盐量还可以再低些甚至是无盐饮食。

二、如何减少盐摄入量

首先要自觉纠正因口味过咸而过量添加食盐和酱油的不良习惯，对每天食盐摄入采取总量控制，用量具量出，每餐按量放入菜肴。

一般 20ml 酱油中含有 3g 食盐，10g 黄酱含 1.5g 食盐，如果菜肴需要用酱油和酱类，应按比例减少食盐用量。

习惯过咸味食物者，为满足口感的需要，可在烹制菜肴时放少许醋，提高菜肴的鲜香味，帮助自己适应少盐食物。

烹制菜肴时如果加糖会掩盖咸味，所以不能仅凭品尝来判断食盐是否过量，使用量具更准确。此外，还要注意减少酱菜、腌制食品以及其他过咸食品的摄入量。

不要忘记钾盐，钾也是人体必需的元素，钾盐可部分替代钠盐。钾主要分布在细胞内，与细胞外的钠相互协作参与物质代谢、维持神经肌肉的功能等。对血压的影响与钠相反，钾通过扩张血管，降低血管阻力，而降低血压；还能增加尿钠排出从而调整钠钾比值，来降低血压。所以，高血压的防治饮食原则是低钠高钾膳食。现在市面上有钾盐和低钠盐出售，消费者可以根据自己的情况选择。

三、烹调油，悄然成"灾"

饮食离不开油，烹调油除了可以增加食物的风味，还是人体必需脂肪酸和维生素 E 的重要来源，并且有助于食物中脂溶性维生素的吸收利用。但是过多脂肪摄入会增加慢性疾病发生的风险。根据原卫生部 2004 年发布的《中国居民营养与健康状况调查报告》，城市居民膳食中脂肪供能比例高达 35.0%，远超出世界卫生组织建议的 30% 合理上限。而脂肪过多，是造成肥胖、高血压、高血脂、脂肪肝、动脉硬化、糖尿病、肿瘤等慢性病发病率高居不下的重要原因。

那膳食中大量的脂肪是从哪里来的呢? 很简单，就是由于烹调油（几乎百分之百是脂肪，没有蛋白质）太多造成的。膳食中的脂肪主要来源有两个，一个是鱼、肉、蛋、奶等动物性食品；另一个是烹调油。根据上述调查报告，中国城市居民平均每天吃 44g 烹调油（中国营养学会的推荐量是每天 25g），在城市居民平均每天高达 85.5g 脂肪摄入中，竟然有一半多（44g）是通过烹调油摄入的。可以说，烹调油已悄然成"灾"。减少烹调油的摄入量已经成为改善城市居民饮食结构的当务之急。

像"盐多有害"一样，人们首先应该认识到油多害处更大。以下措施有助于在日常生活中减少烹调油的摄入量。

（1）烹调菜肴时少放油（每人每餐不超过 1 小汤匙），适当多使用其他调味品。

（2）多用蒸、炖、炒、微波等烹调方法，少用炸、煎、烧等烹调方法。

（3）炒菜时不要放"明油"，禁止在炒菜过程中二次放油。

（4）每餐至少有一个凉拌菜（或蘸酱菜），以减少烹调油使用量。

（5）不管在家吃，还是在饭店吃，都要尽量少吃油炸食品，包括油炸的肉类、油炸的主食、油炸的点心。

（6）饭店就餐时，少点水煮鱼、烧茄子、虎皮尖椒、地三鲜、蛋黄焗南瓜、蛋挞、葱油饼、胡萝卜酥等含有大量油脂的菜品和点心。

（7）饭店就餐时，少吃以大量油脂调味的菜品。

（8）少吃面包、汉堡、饼干、快餐面等含有大量油脂的方便食品。

四、远离反式脂肪酸

在油脂的化学结构中，脂肪酸的氢原子分布在不饱和键的同侧，称作顺式脂肪酸；反之，氢原子在不饱和键的两侧，称作反式脂肪酸。常用植物油的脂肪酸均属于顺式脂肪酸。植物油部分氢化产生反式脂肪酸，如氢化油脂、人造黄油、起酥油等。为了避免动物脂肪对健康的不利，在欧美曾流行人造黄油代替天然黄油，膳食中反式脂肪酸摄入量增加。

有研究表明，反式脂肪酸摄入量多时可升高低密度脂蛋白，降低高密度脂蛋白，增加患动脉粥样硬化和冠心病的危险性。还有研究表明，反式脂肪酸可干扰必需脂肪酸代谢，可能影响儿童的生长发育及神经系统健康。随着对反式脂肪酸危害的认识，欧美等国家对反式脂肪酸加以限制，规定膳食中反式脂肪酸提供能量的比例不超过总能量的2%。如妇女将反式脂肪酸摄入量降至占总能量的2%，可使冠心病的危险性下降53%。由于膳食模式不同，目前我国居民膳食中反式脂肪酸摄入量远低于欧美等国家，膳食中反式脂肪酸提供能量的比例未超过总能量2%的水平，尚不足以达到对机体产生危害的程度。但是也应尽可能少吃富含氢化油脂的食物。

五、甜蜜的陷阱

热爱甜食可以说是很多人的天性，对糖的偏好是人类进化中的一场革命，因为自然界中甜的食物往往是安全的，而苦的食物常常是有毒的。我们喜欢糖的原因很简单，因为我们需要它。糖是一种碳水化合物，是我们身体能量的主要来源。

对很多人来说，花花绿绿、精美别致的各种甜品带给我们的首先是一种视觉上的享受；而甜品的美味，特别是其中糖的甜蜜，带给我们的是味觉上的享受。闲暇时一大杯冰淇淋，压力大时的一块奶油蛋糕，都会让我们身心欢愉。奥秘就在于甜的味道会通过味蕾刺激大脑分泌一些化学物质，这些化学物质有助于提升情绪和安抚神经。

但是糖游走在甜蜜与危险之间！膳食指南推荐我们每日添加糖量不超过50g，最好控制在25g以下。添加糖是指人工加入到食品中的糖类，包括饮料中的糖，具有甜味特征，常见的有白砂糖、绵白糖、冰糖和红糖。添加糖是纯能量食物，不含其他营养成分。

（一）过量吃糖带来的危害

1. 会导致龋齿

经常吃糖又不及时漱口，极易患龋齿（蛀牙）及多种口腔疾病。牙齿和口腔疾病会给我们进食带来很多的困扰。

2. 引起厌食

过多食用甜食，使血糖升高，抑制了食欲，这也是部分儿童厌食的重要原因。

3. 降低营养素吸收

儿童经常食糖，特别是空腹食糖，可损害机体对蛋白质等重要营养物质的吸收，影响身体发育和智力发展。英国生理学家哈丁博士通过实验发现，糖与蛋白质结合可改变蛋白质原来的分子结构，变成一种凝聚的物质，不仅营养价值下降，而且难于吸收。

4. 引起肥胖

糖也是产能营养素，对于人体有着很大的作用，当糖进入到人体以后，一部在胰岛素的作用下分解，来供应人体所需要的能量，另一部分也在胰岛素的作用下合成糖原储存起来，以备急用。但是人体合成糖原是有上限的，再多的糖就会转化成脂肪储存到体内，久而久之引起肥胖，而肥胖能引起很多慢性疾病，包括心脑血管疾病、糖尿病、癌症等。

5. 引发糖尿病

人的机体是有识别能力的，当摄入大量的糖类食物时，胰腺就会拼命地工作，拼命地分泌胰岛素，来将这些糖分解，合成糖原。如果一个人经常摄入大量的糖，胰腺就要经常超负荷工作，而机体每一个器官都是有寿命的，超负荷地工作会导致提前功能衰竭，这个时候糖尿病就发生了。

6. 引发痛风

糖过量易导致人体内源性尿酸的形成，而尿酸过高，就很容易引发痛风，痛风这种病真是很折磨人的，死不了人，却疼的想死。它有一个绰号叫做"不死的癌症"，美国的一项调查显示，大量喝甜饮料的人痛风的发病率比不喝甜饮料的人高出 120 倍。可见，糖过量的危害是多么的可怕。

很多人认为糖尿病患者才不能吃糖，健康人吃糖是没有问题的。其实这也是一种甜蜜的欺骗。血糖指数很高，意味着糖被消化得很快，血糖的迅速升高会促使胰腺释放大量胰岛素，帮助细胞把糖转化为能量，因此你会感到精神振奋。但很快，这种消化会使你身体的葡萄糖水平突然下降，从而给大脑发出信号：又到进餐时间了！这样，你就会摄入过多能量。

糖和脂肪是亲密伴侣：想想冰淇淋、蛋糕和饼干吧，这些食品都含有大量的糖、奶油和黄油。糖分能够使油脂类的东西更加可口，结果是你很可能会在一顿饭中摄入更多的热量。

所以你看，当你面临压力的时候，虽然适量的糖能够缓解心情，但如果不小心吃得过多，那么你就无法控制体重。这样就造成自己的肥胖，而肥胖又是众多疾病之源。

原卫生部《中国慢性病防治工作规划（2012 – 2015 年）》显示：过去 30 年，中国人平均糖的消费量每年都在增长。现在中国有 3300 万血脂异常者，有 9700 万糖尿病患者，有 1.2 亿肥胖症患者，有超过 2 亿的高血压患者。而这些疾病都直接或间接跟糖摄入量超标有关。

（二）食物中的"隐形糖"

生活中，我们会吃到很多美味菜肴，你以为酸、辣、咸是其灵魂，但实际上，还有一种原料才是它的关键。比如宫保鸡丁，在制作宫保鸡丁的时候所用到最多的调味料就是糖。糖在烹调当中起着很好地提味、增鲜、缓冲的作用。它可以让盐不咸、辣不烈，而且能够很好地中和酸味和苦味。所以，很多菜肴，糖都是不可或缺的重要原料。比如鱼香肉丝……这就让我们本以为没有糖的食物成为了甜蜜的陷阱。

（三）饮料中的"隐形糖"

不只是菜品，饮品也是一样。我们用方糖（每块 4.5g）来衡量一下饮料中到底有多少糖！根据配料表和营养成分表，我们可以算出。

（1）可乐：每 500ml 含糖量 53g，大约 12 块方糖。

（2）橙汁型碳酸饮料：每 600ml 含糖量 63g，大约 14 块方糖。

（3）冰糖雪梨：每 500ml 含糖量 60g，大约 13 块方糖。

（4）果粒橙：每 450ml 含糖量 46.5g，大约 11 块方糖。

（5）冰红茶：每 550ml 含糖量 53g，大约 12 块方糖。

很少有人会一下子吃掉这么多方糖，但是怎么就喝进去了呢？这是因为饮料中添加了酸味剂，减轻了味蕾对甜味的敏感性。令人不知不觉中摄入了过多的糖。看来，如果想加入高血压、糖尿病和肥胖的人群，其实也不难，只要每天在以上甜饮料中任选一瓶，就有很大的机会实现！我们该怎样选择饮料呢？首先要记住最好的饮料永远是白开水！如果我们一定要喝饮料，建议大家选低糖型。

建议大家养成低糖饮食的好习惯，因为减少了糖的摄入可以降低很多疾病的发病风险。日添加糖量不超过 50g，最好控制在约 25g 以下。

六、一杯酒的旅行

"葡萄美酒夜光杯，欲饮琵琶马上催。醉卧沙场君莫笑，古来征战几人回"。

中国历史的各种传奇故事都有酒的身影。武松打虎、贵妃醉酒、李白斗酒诗百篇……可以说中国的酒文化是源远流长。

酒进入人体后，并不像传说中的"酒肉穿肠过"那样简单，而要经过一个复杂的代谢过程。就像有些人喜欢在旅游点写"某某到此一游"，酒也会在这些著名的人体景点留下痕迹。我们今天就跟随一杯酒来看看它在人体内的旅程。

第一站：口腔。酒精会刺激我们的味蕾。让我们感受它辛辣的味道。

第二站：胃。当今饭桌应酬的规矩之一便是饭前将第一杯酒干了。殊不知，这样做是极其危险的。酒精不经过消化酶的分解，进入人体后，大约 20% 在胃内被吸收。所以空腹喝酒容易醉：因为在充满食物的胃中，酒精接触并扩散入胃壁的机会将减少；食物还使得酒精在胃中停留的时间延长，减慢了它进入高吸收的小肠，所以先进食再喝酒，酒精到达脑部产生醉意的速度就慢了；如果胃中没有食物，酒精直接接触胃壁被吸收进入血液循环至脑，很快就会产生醉意。

对于采用胰岛素治疗的糖尿病患者来说，空腹饮酒会引起低血糖反应。正确的饮酒方法是喝酒前先补充一些食物，含糖的点心、含脂肪的食物或者蔬菜都行，摄入一定的蛋白质、碳水化合物，使消化系统活跃起来，这样就能减缓肠胃对酒精的吸收，避免因为饮酒过快造成酒精中毒。

第三站：小肠。当胃中的酒精进入小肠时，不管有无食物，酒精都会很快地被吸收进入血液循环；小肠可吸收80%的酒精。过量酒精会损伤肠黏膜，影响小肠对维生素 B_1 等营养素的吸收。

第四站：由血液带入肝脏。肝脏是酒精代谢的主要场所，因而长期饮酒对它的伤害最大，酒精可以抑制肝脏的脂肪代谢。乙醛是酒精所致肝病的主要因素之一。长期过量饮酒与脂肪肝、肝静脉周围纤维化、酒精性肝炎及肝硬化之间密切相关。过量饮酒会导致脂肪肝、肝硬化、肝癌。

第五站：如果饮酒者喝得很慢，酒精会聚集在肝脏，而对身体其他部位影响较小；但如果喝得很快，部分酒精就会绕过肝脏，而流经包括心脏和脑在内的身体其他部位。酒精流经心脏时同样会对心肌细胞造成直接的伤害，据解剖来看，酒精中毒死亡者的心脏膨大，其重量几乎是正常心脏的两倍。这会引发心律失常和心力衰竭。

第六站：最后会进入大脑。酒精对人体大脑有直接的毒害作用，当酒精直接进入神经细胞类脂层时，就开始起破坏性作用，如神经细胞脱水（宿醉后的头痛）、坏死、变性、缺失、神经细胞体萎缩、树突减少等，导致不可逆的神经系统损害。许多患者出现失眠、记忆力减退、智力下降、运动障碍甚至瘫痪。血液中酒精的浓度达到0.4%时，则让你失去知觉，昏迷不醒，甚至抑制呼吸中枢危及生命。

（一）每天喝多少酒合适呢？

2002年中国居民营养与健康调查结果显示，我国城乡成年居民当前饮酒率为22.4%，城乡男性各年龄组的饮酒率均明显高于相应的女性组。

成年男性饮酒率为42.21%，城乡分别为43.3%和41.8%；成年女性饮酒率为4.8%，城乡分别为4.7%和4.8%。

我国城乡成年饮酒居民的人均酒精消费量为24.8g/d，城乡男性各年龄组饮酒居民的酒精消费量均明显高于女性。

成年男性饮酒居民的酒精消费量为28.2g/d，城乡分别为26.0g/d和29.1g/d；成年女性饮酒居民的酒精消费量为9.9g/d。

城乡成年男性饮酒居民中分别有 33.1% 和 36.1% 的酒精消费量超过每日 25g。

城乡成年女性饮酒居民分别有 10.8% 和 19.8% 的酒精消费量超过每日 15g。

了解了酒精在体内的旅行过程后，你可以采取一些相应的措施来减少酒精对身体的危害。最关键是要做到少喝。那么喝多少合适呢？

《中国居民膳食指南（2016）》（由中国营养学会组织编写）推荐的日饮酒量如表 3-6 所示。

表 3-6 《中国居民膳食指南（2016）》推荐的日饮酒量

男性不超过 25 克	女性不超过 15 克
啤酒 750 毫升	啤酒 450 毫升
葡萄酒 250 毫升	葡萄酒 150 毫升
高度白酒 50 毫升	
或 38°白酒 75 毫升	38°白酒 50 毫升

（二）哪些人不应饮酒

适量饮酒与健康的关系受诸多个体因素的影响，如年龄、性别、遗传、酒精敏感性、生活方式和代谢状况等。妇女在怀孕期间，即使是像正常成人适量饮酒也可能会对胎儿发育带来不良后果，酗酒更会导致胎儿畸形及智力迟钝。实验研究表明，酒精会影响胎儿大脑各个阶段的发育，如在胚胎形成初期孕妇大量饮酒可引起严重变化，在怀孕后期大量饮酒可造成胎儿大脑特定区域出现功能性缺陷。儿童正处于生长发育阶段，各脏器功能还不很完善，此时饮酒对机体的损害甚为严重。儿童即使饮少量的酒，其注意力、记忆力也会有所下降，思维速度将变得迟缓；特别是儿童对酒精的解毒能力低，饮酒过量轻则会头痛，重则会造成昏迷甚至死亡。在特定的场合，有些人即使饮用适量的酒也会造成不良的后果，例如准备驾车、操纵机器或从事其他需要注意力集中、技巧或者协调能力的人。有的人对酒精过敏，微量饮酒就会出现头晕、恶心、冷汗等明显不良症状。因此，儿童、少年、准备怀孕的妇女、孕妇和哺乳期妇女，正在服用可能会与酒精产生作用的药物的人，患有某些疾病（如三酰甘油血症、胰腺炎、肝脏疾病等）及对酒精敏感的人都不应饮酒。血尿酸过高的人不宜大量喝啤酒，以减少痛风症发作的危险。

七、合理选择饮料

水是人体重要的组成成分，人体内水的含量因年龄、性别不同而有所差异。正常成人水分大约为 70%，婴儿体重的 80% 左右是水，老年人身体 55% 是水分。

水是膳食的重要组成部分，是一切生命必需的物质，在生命活动中发挥着重要功能。体内水的来源有饮水、食物中含的水和体内代谢产生的水。水的排出主要通过肾脏，以尿液的形式排出，其次是经肺呼出、经皮肤和随粪便排出。进入体内的水和排出来的水基本相等，处于动态平衡。水的需要量主要受年龄、环境温度、身体活动等因素的影响。在温和气候条件下生活的轻体力活动的成年人每天需 7~8 杯（1500~1700ml）水，提倡饮用白开水和茶水；不喝或少喝含糖饮料。

（一）水是生命之源

水在体内不仅构成身体成分，而且还具有重要的生理功能：①水在细胞内构成介质，人体内所有的生化反应都依赖于水的存在；②将营养成分运输到组织，将代谢产物转移到血液进行再分配以及将代谢废物通过尿液排出体外；③水是体温调节系统的主要组成部分，体内能量代谢产生的热，通过体液传到皮肤，再经蒸发或出汗来调节体温，保持体温的恒定；④润滑组织和关节。不摄入水，生命只能维持数日，有水摄入而不摄入食物时生命可维持数周，可见水对维持生命至关重要。

（二）饮水不足或过多的危害

饮水不足或丢失水过多，均可引起体内失水。在正常的生理条件下，人体通过尿液、粪便、呼吸和皮肤等途径丢失水。这些丢失的水量为必需丢失量，通过足量饮水即能补偿。还有一种是病理性水丢失，例如腹泻、呕吐、胃部引流和瘘管流出等，这些水的丢失如果严重就需要通过临床补液来处理。随着水的不足，会出现一些症状。当失水达到体重 2% 时，会感到口渴，出现尿少；失水达到体重的 10% 时，会出现烦躁、全身无力、体温升高、血压下降、皮肤失去弹性；失水超过体重的 20% 时，会引起死亡。

水摄入量超过肾脏排出能力时，可引起体内水过多或引起水中毒。这种情况多见于疾病状况，如肾脏病、肝病、充血性心力衰竭等。正常人极少见水中毒。

（三）建议的饮水量

人体对水的需要量主要受年龄、身体活动、环境温度等因素的影响，故其变化很大。人体补充水分的最好方式是饮用白开水。在温和气候条件下，成年男性每日最少饮用 1700ml（约 8.5 杯）水，女性最少饮用 1500ml（约 7.5 杯）水。白开水是最符合人体需要的饮用水，具有很多优点：①自来水煮沸后，既洁净、无细菌，又能使过高硬度的水质得到改善，还能保持原水中某些矿物质不受损失。②制取简单，经济实惠。因而白开水是满足人体健康最经济实用的首选饮用水。

最好的饮水方式是少量多次，每次 1 杯（200ml），不鼓励一次大量饮水，尤其是在进餐前，大量饮水会冲淡胃液，影响食物的消化、吸收。除了早、晚各 1

杯水外，在三餐前后可以饮用 1 ~ 2 杯水，分多次喝完；也可以饮用较淡的茶水替代一部分白开水。此外，在炎热的夏天，饮水量也需要相应地增加。水应少量多次，切莫感到口渴时再喝水。

在高温环境下劳动或运动者大量出汗是机体丢失水和电解质的主要原因。对身体活动水平较高的人来说出汗量是失水量中变化最大的。根据个人的体力负荷和热应激状态，他们每日的水需要量可从 2L 到 16L 不等，因此，身体活动水平较高和（或）暴露于特殊环境下的个体，其水需要量应给予特别考虑。在一般环境温度下，运动员、农民、军人、矿工、建筑工人、消防队员等身体活动水平较高的人群，在日常工作中有大量的体力活动，都会经出汗而增加水的丢失，要注意额外补充水分，同时需要考虑补充淡盐水。

（四）什么是软饮料

1. 软饮料是单纯以补充水分为主的或作稀释剂用的饮料。例如饮用纯净水、天然泉水、苏打水。

2. 软饮料是带有滋味和仅以滋味为主的饮料。如碳酸饮料（汽水）、果汁及蔬菜汁、茶饮料等。碳酸饮料大多数是果味的，非碳酸饮料也是果味的占多数，大多加入少量果汁。茶和咖啡原来不属于软饮料范围，但是出现罐装的乌龙茶饮料之后，可以不再用原茶沏开来喝，而是开罐即饮，因此使其渗入了软饮料的范畴，尤其是现在又加入各种果味，已纯属滋味类型的饮料了。

3. 软饮料是带有营养的饮料。这里指的营养是指热能、蛋白质、无机盐、维生素等，包括有高热能饮料、低热能饮料、乳性饮料、矿物盐饮料、维生素饮料。低热能饮料现在非常流行于糖尿病患者及担心发胖的人群。牛奶向来不列入软饮料范围，但很多含牛奶的饮料被人们认为是营养品，因为含蛋白质的量较低，所以也被列入软饮料。

（五）怎么区分自来水、纯净水、饮用矿物质水、矿泉水

自来水是直接取自天然水源（地表水、地下水），经过一系列处理工艺净化消毒后再输入到各用户，是目前国内最普遍的生活饮用水。

纯净水一般以城市自来水为水源，把有害物质过滤的同时，也去除了铁、钙、锌、镁、钾等人体所需的矿物质元素。

饮用矿物质水是通过人工添加矿物质来改善水的矿物质含量。这样的水虽然增加了纯净水中部分矿物质元素的含量，但是添加的矿物质被人体吸收、利用的情况以及对人体健康的作用如何还需要进一步研究。

矿泉水是指从地下深处自然涌出或人工开采所得到的未受污染的天然地下水经过过滤、灭菌罐装而成。矿泉水含有一定的矿物盐，其中的矿化物多呈离子状态，容易被人体吸收。

（六）饮料多种多样，需要合理选择

乳饮料和纯果汁饮料含有一定量的营养素和有益膳食成分，适量饮用可以作为膳食的补充。有些饮料添加了一定的矿物质和维生素，适合热天户外活动和运动后饮用。有些饮料只含糖和香精香料，营养价值不高。多数饮料都含有一定量的糖，大量饮用特别是含糖量高的饮料，会在不经意间摄入过多能量，造成体内能量过剩。另外，饮后如不及时漱口刷牙，残留在口腔内的糖会在细菌作用下产生酸性物质，损害牙齿健康。有些人尤其是儿童、青少年每天喝大量含糖的饮料代替喝水，是一种不健康的习惯，应当改正。

（七）不宜饮用生水、蒸锅水

生水是指未经消毒过滤处理过的水，如河水、溪水、井水、库水等，这些水体中都不同程度地含有各种各样对人体有害的微生物及人畜共患的寄生虫，直接饮用可能会引发急性胃肠炎、伤寒及寄生虫感染等疾病。

蒸锅水即蒸饭、蒸馒头的剩锅水，特别是经过多次反复使用的蒸锅水，其中原有的重金属和亚硝酸盐会浓缩，而含量增高。重金属摄入过多可造成相应危害；亚硝酸盐能使血液中正常携氧的低铁血红蛋白氧化成高血红蛋白，而失去携氧能力。此外，摄入的亚硝酸盐进入胃中，在胃酸作用下与蛋白质分解的产物——二级胶反应生成的亚硝胶是一种致癌物质。

（八）饮茶与健康

中国是茶的故乡，是世界茶文化的发源地 。饮茶在我国有着悠久的历史。茶具有兴奋神经、解除疲劳、消食解腻、增加食欲、降暑止渴、调节体温等多方面作用，可以在餐前或餐后饮用。但进餐时饮茶会影响很多常量元素（如钙等）和微量元素（如铁、锌等）的吸收。应特别注意的是，在喝牛奶或其他奶制品时不要同时饮茶。茶叶中的茶碱和单宁酸会和奶制品中的钙元素结合形成不溶解于水的钙盐，并排出体外，使奶制品的营养价值大大降低。

饮茶以适量为佳，清淡为好，不宜过量饮用过浓的茶，不宜饮用隔夜茶。茶中含有咖啡因，会造成体内钙质流失，同时对神经的刺激大，影响睡眠。这在饮用隔夜茶和浓茶时尤其明显。女性和孕妇应该尽量少饮用浓茶。一般空腹和睡前不应饮浓茶。空腹饮茶会冲淡胃液，降低消化功能，影响食欲或消化、吸收 。睡前喝茶易使人兴奋，难以入睡。

第六节　杜绝浪费，兴新食尚

我国人口众多，食物浪费问题比较突出，食源性疾病状况也时有发生。减少

食物浪费、注重饮食卫生、兴饮食新风对我国社会可持续发展、保障公众健康、促进家庭亲情具有重要意义。

关键推荐

◇珍惜食物，按需备餐，提倡分餐不浪费。

◇选择新鲜卫生的食物和适宜的烹调方式。

◇食物制备生熟分开，熟食二次加热要热透。

◇学会阅读食品标签，合理选择食品。

◇多回家吃饭，享受食物和亲情。

◇传承优良文化，兴饮食文明新风。

一、怎样选到新鲜健康的食材

（一）购买粮豆类要注意的问题

1. 真菌和真菌毒素污染

受到真菌污染的粮豆会发生霉变，不仅使食材的感官性状改变，降低和失去其营养价值，而且还可能产生相应的真菌毒素，对人体健康造成危害。

应对：不同品种的粮豆都具有固有的色泽及气味，有异味时应慎食，霉变的不能食用。豆制品含水量高，营养成分丰富，若有微生物污染，极易繁殖引起腐败变质。而新鲜的豆腐块形整齐、软硬适宜、质地细嫩、有弹性，但是随着鲜度下降，颜色开始发暗，质地溃散，并有黄色液体析出，产品发黏，变酸并产生异味。

2. 辨别粮食掺伪

（1）为了掩盖霉变，在大米中掺入霉变米、陈米，然后用矿物油"抛光"，使陈米焕发"青春"；或者将陈小米洗后染色冒充新小米。值得注意的是，用于工业产品的白蜡油和矿物油，根本不能用于食品，一旦食用，轻则影响人的消化系统和神经系统的健康，重则危及人的生命。

应对：掺矿物油的"毒大米"可以用少量热水浸泡，手捻之有油腻感，严重者水面可浮有油斑；另外，煮食这类粮食有苦辣味或霉味。

（2）为了增白而掺入有毒物质，如在米粉和粉丝中加入有毒的荧光增白剂；在面粉中掺入滑石粉、太白粉、石膏；在面制品中掺入禁用的吊白块等。

应对：①看色泽：未用增白剂加工的面粉及其制品呈雪白或惨白色；②闻气味：未用增白剂加工的面粉有一种面粉固有的清香气味，而用增白剂加工过的面粉淡而无味，或带有少许化学药品味。

（3）以次充好，如在粮食中掺入砂石；糯米中掺入大米；藕粉中掺入薯干、淀粉等。还有的从面粉中抽出面筋后，其剩余部分还冒充面粉或混入好面粉中出售。

应对：经过"易容改装"流入市场的低档变质大米还有一个特点，就是通常外包装上都不会写明厂址及生产日期，价格也会比正常大米低一些，消费者在选购时要注意。

（二）购买蔬菜水果类要注意的问题

1. 微生物和寄生虫卵污染

国内外每年都有许多因生吃蔬菜而引起肠道传染病和肠寄生虫病的报道。蔬菜、水果在栽培、收获、运输和销售过程中若卫生管理不当，就会被肠道致病菌和寄生虫卵所污染，一般表皮破损严重的水果大肠埃希菌检出率高。所以，水果与肠道传染病的传播也有密切关系。

应对：清洗、消毒为了安全食用蔬菜，既要杀灭肠道致病菌和寄生虫卵，又要防治营养素的流失，最好的方法是先在流水中清洗，然后在沸水中进行极短时间的热烫。食用水果前也应彻底洗净，最好用沸水烫或消毒水浸泡后削皮再吃。为了防止二次污染，严禁将水果削皮切开出售。

2. 腐败变质与亚硝酸盐含量

蔬菜和水果因为含有大量的水分、组织脆弱等，当贮藏条件稍有不适，极易腐败变质。蔬菜和水果的腐败变质，除了本身酵解的酶起作用外，主要与微生物大量的生长繁殖有关。正常生长情况下，蔬菜和水果中硝酸盐与亚硝酸盐的含量是很少的，但在生长时碰到干旱，收获后不恰当的环境存放或腌制方式等，都会使硝酸盐与亚硝酸盐的含量有所增加。

应对：为了避免腐败和亚硝酸盐含量过多，新鲜的蔬菜和水果最好不要长期保藏，采收后及时食用不但营养价值高，而且新鲜、适口。如果一定要贮藏的话，应剔除有外伤的蔬菜和水果并保持其外形完整，以小包装形式进行低温保藏。

（三）购买畜禽肉类要注意的问题

1. 如何买到新鲜健康的肉　肉类在加工和保藏过程中，如果卫生管理不当，往往会发生腐败变质。到底如何才能买到新鲜健康的肉类呢？详见表3-7。

表3-7　新鲜肉、次鲜肉与变质肉的区别

项目	新鲜肉	次鲜肉	变质肉（不能食用）
色泽	肌肉有光泽，红色均匀，脂肪洁白	肉色稍暗，脂肪缺乏光泽	肌肉无泽，脂肪灰绿色
黏度	外表微干或微湿润，不粘手	外表干燥或粘手，新切面湿润	外表极度干燥，新切面发黏
弹性	指压后的凹陷立即恢复	指压后的凹陷恢复慢或不能完全恢复	指压后的凹陷不能恢复，留有明显痕迹
气味	具有新鲜肉的正常气味	有氨味或酸味	有臭味
肉汤	透明澄清，脂肪团聚于表面，有香味	稍有浑浊，脂肪呈小滴浮于表面，无鲜味	浑浊，有黄色絮状物，脂肪极少浮于表面，有臭味

2. 复冻肉是什么

复冻肉是指已经解冻的肉二次冷冻或多次反复冷冻的肉。解冻肉再冻会使肉的品质大大降低，应特别注意此类肉，尽量避免食用。即使是没有变质的再冻肉，由于上述原因其外观质量和内在品质都较差。一般冻结状态时，颜色灰暗而无光，脂肪灰白；解冻后肉呈淡褐色，肉汁流失，组织松弛。

3. 注水肉有什么特征

注水肉由于强行注水破坏了肌肉组织本来的结构，加上注水水质不卫生等原因，易导致肉质腐败变质，从而严重影响肉的质量。

注水后的肌肉湿润，肌肉表面有水淋淋的亮光，血管周围呈现半透明状的红色胶样浸湿，肌肉间结缔组织呈半透明胶状，肌肉缺乏光泽，若是冻结后的肉，切面能见到大小不等的冰晶。

注水后的肉破坏了肌纤维强力，失去了弹性，用手指按下的凹陷很难恢复，手触无黏性。

注水肉用刀切开时，有水顺刀流出，冻肉有冰晶残留，严重时肌纤维间被冻结胀裂，营养流失。

4. 如何鉴别有淋巴结的病死猪肉

病死猪肉的淋巴结是肿大的，其脂肪为浅玫瑰色或红色，肌肉为墨红色，肉切面上的血管可挤出暗红色的瘀血。而质量合格的猪肉的淋巴结大小正常，肉切面呈鲜灰色或淡黄色。

(四) 购买水产品的主要卫生问题

活鱼的肉一般是无菌的，但鱼的体表、鳃及肠道中均含有一定量的细菌。当鱼体开始腐败时，体表层的黏液蛋白被细菌酶分解，呈现浑浊并有臭味；表皮结缔组织被分解，会致使鱼鳞易于脱落；眼球周围组织被分解，会使眼球下陷、浑浊无光；鳃部则在细菌的作用下由鲜红变成暗褐色并带有臭味；肠内细菌大量繁殖产气，使腹部膨胀，肛门膨出；最后可导致肌肉与鱼骨脱离，发生严重的腐败变质。

应对：到底如何才能买到卫生新鲜的鱼类呢？

(1) 看鱼眼：新鲜鱼的眼澄清而透明，并很完整，向外稍有凸出，周围无充血及发红现象；不新鲜鱼的眼睛多少有点塌陷，色泽灰暗，有时由于内部溢血而发红；腐败的鱼眼球破裂，有的眼睛瘪。

(2) 看鱼鳃：新鲜鱼的鳃颜色鲜红或粉红，鳃盖紧闭，黏液较少呈透明状，无异味；若鳃的颜色呈灰色或褐色，为不新鲜鱼；如鳃颜色呈灰白色，有黏液污物，则为腐败的鱼。

(3) 看鱼表：新鲜鱼表皮上黏液较少，体表清洁；鱼鳞紧密、完整而有光亮；用手指压一下松开，凹陷随即复平；肛门周围呈一圆坑形，硬实发白，肚腹不膨胀。新鲜度较低的鱼，黏液量增多，透明度下降，鱼背较软，苍白色，用手压凹陷处不能立即复平，失去弹性；鱼鳞松弛，层次不明显且有脱片，没有光泽；肛门也较突出，同时肠内充满因细菌活动而产生的气体并使肚腹膨胀，有臭味。

（五）购买蛋类要注意的问题

微生物可通过不健康的母禽及附着在蛋壳上而污染禽蛋。患病母禽生殖器的杀菌能力减弱，当吃了含有病菌的饲料后，病原菌可通过血液循环侵入卵巢，在蛋黄形成过程中造成污染。常见的致病菌是沙门菌，如鸡白痢沙门菌、鸡伤寒沙门菌等。鸡、鸭、鹅都易受到病菌感染，特别是鸭、鹅等水禽的感染率更高。一般不允许用水禽蛋作为糕点原料。水禽蛋必须煮沸 10 分钟以上方可食用。

应对：新鲜的蛋类蛋壳清洁、完整，在灯光下透视时，整个蛋呈橘黄色至橙红色，蛋黄不见或略见阴影。打开后蛋黄凸起、完整、有韧性，蛋白澄清、透明、稀稠分明，无异味。

1. 不买贴壳蛋、散黄蛋、浑汤蛋、黑斑蛋

微生物的污染可使禽蛋发生变质、腐败。新鲜蛋清中含有溶菌酶，有抑菌作用，一旦作用丧失，腐败菌在适宜的条件下迅速繁殖。蛋白质在细菌蛋白水解酶的作用下，逐渐被分解，使蛋黄系带松弛和断裂，导致蛋黄移位，如果蛋黄贴在壳上称为"贴壳蛋"；随后蛋黄膜分解，使蛋黄散开，形成"散黄蛋"；如果条件继续恶化，则蛋清和蛋黄混为一体，称为"浑汤蛋"。这类变质、腐败蛋若进一步被细菌分解，蛋白质则变为蛋白胨、氨基酸、胺类和羧酸类等，某些氨基酸则分解形成硫化氢、氨和胺类化合物以及粪臭素等产物，而使禽蛋出现恶臭味。禽蛋受到真菌污染后，真菌在蛋壳内壁和蛋膜上生长繁殖，形成肉眼可见的大小不同暗色斑点，称为"黑斑蛋"。

2. 不买异味蛋

如果在收购、运输、储存过程中与农药、化肥、煤油等化学物品以及蒜、葱、鱼、香烟等有异味或腐烂变质的动植物放在一起，就会使鲜蛋产生异味，影响食用。

3. 不买血筋蛋、血环蛋

受精的禽蛋在 25～28℃ 条件下开始发育，在 35℃ 时胚胎发育较快。最初在胚胎周围产生鲜红的小血圈形成血圈蛋，以后逐步发育成血筋蛋、血环蛋，若鸡胚已形成则成为孵化蛋，若在发育过程中鸡胚死亡则形成死胚蛋。胚胎一经发育，则蛋的品质就会显著下降。

（六）购买奶类要注意的问题

1. 如何识别消毒新鲜牛奶质量的优劣

质量好的新鲜牛奶色泽呈乳白色或稍带微黄色；具有消毒牛奶固有的纯香味，无其他任何外来滋味和气味。组织形态是呈均匀的流体，无沉淀，无凝块，无机械杂质，无黏稠和浓厚现象。

质量次的鲜乳色泽稍差或灰暗。牛奶的固有香味淡，稍有异味。组织形态呈均匀的流体，无凝块，略带有颗粒状沉淀，脂肪含量低、相对密度不正常。

不新鲜乳呈白色凝块或呈黄绿色。有异味，如酸败味、腥味等。其胶体溶液不均匀，上层呈水样，下层呈蛋白沉淀，煮沸呈微细颗粒或小絮片状。

2. 如何鉴别生鲜牛奶

生鲜牛奶充分摇匀后，取少量乳口尝，再将乳加热后嗅其气味。具有新鲜牛奶固有的香味，无其他异味。取洁净玻璃皿，倒入少许牛奶，然后将其倾斜，在牛奶向下流动时，检查乳中有无异物杂质及细小蛋白质变性而凝固的颗粒。牛奶呈均匀的胶态流体，无沉淀，无凝块，无杂质和异物等。将少量牛奶倒于白瓷盘中，观察其颜色。质量好的新鲜牛奶色泽呈乳白色或稍带微黄色。

3. 如何识别假乳粉

假乳粉是用白糖、菊花晶、炒面及少量乳粉掺和而成，明显的标记是有结晶，无光泽或呈白色和其他不自然的颜色，奶香味微弱或无奶香味，粉粒粗、不粘牙，甜度大，入口溶解较快，在凉开水中不需搅动就能很快化解，用热开水冲时，溶解速度快，没有天然乳汁特有的香味和滋味。用手捏住袋装乳粉包装来回磨搓，由于掺入白糖、葡萄糖，颗粒较粗，发出"沙沙"声。

变质的乳粉在冲调后往往色泽灰暗，有焦粉状沉淀或大量蛋白质变性凝固颗粒及脂肪上浮，有酸臭味或哈喇味，入口后对口腔黏膜有刺激感。食用这种变质乳会损害健康。

无论是在市场上选购还是家庭储藏，只要乳制品出现上述的异常情况，都应停止食用，必要时还可将异常的乳制品送交有关检验机构进一步鉴定。

二、正确烹饪，安享美味

大家知道，植物可以利用阳光、空气和水通过光合作用来合成自身所需的营养物质。如果我们人类也具备这种功能那我们的一日三餐就省事了：每天往身上浇点水，晒晒太阳就可以得到各种营养了。

正是由于人类和其他动物一样不能利用光合作用合成自身所需的营养物质，所以要维持生存和各种生命活动，我们就需要从外界取得营养物质，也就把植物或其他动物作为营养物质的来源。

每一种食物都有自己的营养价值。营养价值是指食物中所含的热能和营养素满足人体需要的程度。食物的营养价值不能以一或两种营养素的含量来决定，而必须看它在膳食整体中对营养平衡的贡献。一种食物，无论其中某些营养素含量如何丰富，也不能代替由多种食品组成的营养平衡的膳食。

各类天然食品的营养价值不同，它们经过不同贮藏、加工、烹调、处理之后营养价值也会发生变化。从食品原料生产到进入消费者之口，这个过程如果也有着相对较长的时间间隔，则需要适当的保存条件。有些食物中存在一些天然抗营养素因素或有毒物质，对食物的营养价值和人体健康产生不良影响，应当通过适当的加工烹调使之破坏。比如煮沸豆浆就可以破坏豆子中的胰蛋白酶抑制剂，利于人体吸收。所以合理烹调不仅可以提高食物的消化、吸收率，还可以杀灭大部分致病微生物和寄生虫卵。加工和烹调可以改善和丰富食物的天然风味，使食物具有诱人食欲的美味，从而满足人们的心理需求。对食物的任何处理都会不可避免地影响食品的营养价值。通常人们比较关心的是维生素类的损失，因为它们最不稳定。

常用烹饪方法对营养素有什么影响？号称"烹饪王国"的中国，以其传统的刀工、调味、火候等烹调方法及艺术造型而闻名于世。这样不仅提高了食品的感官品质，增进食欲，更重要的是促进了人体的消化、吸收。然而由于传统的初加工及烹调方法的不当而造成营养素的损失，从而降低了食物的营养价值，却令人担忧。它有待于我们进一步革新。首先是初加工的不当而造成营养素的损失。在日常生活中人们总爱吃精米、精面，把米反复淘洗干净，蔬菜切后才洗，对动物肉也总是用水冲洗干净，以讲究卫生，实际上，这种初加工却造成了大量营养素的损失。其次就是烹调方式了，我们来看看烹调方式对食材的影响。

1. 水煮

煮制品成熟缓慢，需时较长，在水中受热时原料中的蛋白质、碳水化合物会有部分水解，有利于消化。如果目的是为了取汤汁（鸡汤、牛肉汤等），原料最好冷水下锅，否则原料中蛋白质受热变性凝固，肉中的营养素不易溢出到汤汁中，使汤的质量达不到预期效果。如果作为半成品加工，原料要以沸水或热水下锅，使肉表面蛋白质很快凝固，可以保护肉内营养成分少流失。

2. 焯

焯水是指新鲜蔬菜在水中"沸进沸出"的一种烹饪方法，对维生素和无机盐的保存，优于煮而次于炒，可使一些富含草酸和植酸等有机酸的烹饪原料（菠菜、牛皮菜）除去部分有机酸，既能保持口感，又有利于无机盐的吸收。

有的厨师为了保持新鲜蔬菜稳定的绿色，习惯加入一些碱，虽然对绿叶菜的绿色有稳定作用，但对维生素 C、B$_1$、B$_2$ 等营养素有破坏作用，可选用浮油代替食碱。在焯蔬菜时，水中加入适量植物油，使浮油均匀包裹在原料表面，减少原料与空气接触的机会，同样可起到保色和减少水分外溢的作用。

3. 蒸

由于蒸汽温度与沸水温度相近且略高一点，因此对营养素的影响与煮相似，维生素 C、B$_1$ 有少部分被破坏，由于汤汁少且多被利用，故无机盐损失少。

4. 炸

不同的油炸加热温度能使制品形成不同的质感（松、酥、脆或外酥里嫩等）。由于炸时油温高，可能出现蛋白质炸焦而使营养价值降低；脂肪会发生氧化聚合，而使其食品价值降低；碳水化合物可发生焦糖化反应；对无机盐影响不大；维生素 B$_1$、B$_2$ 则几乎全部损失。

5. 炒

炒是一种最常用的烹调方法，利用旺火、热油，快速成菜，广泛用于动物性原料和植物性原料的烹制。对于富含维生素 C 的叶菜类，用旺火快炒方法可使维生素 C 保存率达 60% ~ 80%。

6. 炖、烧、焖、煨

原料的纤维组织和细胞在长时间加热过程中被破坏，原料由硬变软，有利于消化、吸收。这类方法烹饪的菜肴多带有适量汤汁，且汤鲜味美。

7. 烤

烤分明火烤和烤炉烤，烤的食物香味好。在烤制过程中，动物性原料的脂肪损失较多，B 族维生素破坏严重。

为了保留更多的营养物质，在处理不同的食材时应该选择损失营养素最小的方式，这样才能使烹调出来的食物美味又健康。

三、怎样确保食品安全

民以食为天，食以安为先。目前无论是发展中国家还是发达国家，食源性疾病仍然是食品安全的最大问题。世界卫生组织认为，凡是通过摄食进入人体的各种致病因子引起的，通常具有感染性的或中毒性的一类疾病都称之为食源性疾病。据世界卫生组织估计，全球每年发生食源性疾病数十亿人，每年有 180 万人死于腹泻性疾病，其中大部分病例可归因于被污染的食物或饮用水。食源性疾病的问题在发展中国家更为严重。食源性疾病不仅会带来沉重的疾病负担，还可造成巨大的经济负担。《中国居民膳食指南（2016）》推荐的"食物制备生熟分开、熟食二次加热要热透"是防范很多种食源性疾病的最简单的方法。下面为大家介绍一些常见的食源性疾病及其预防措施。

（一）细菌导致的食源性疾病

1. 沙门菌

（1）原因：以动物性食品为多见。主要由肉类，如病死牲畜肉、冷荤、熟肉等引起，也可由鱼、禽、奶、蛋类食品引起。全年都可发生，但多以夏季为主，主要是由加工食品用具、容器或食品存储藏所生熟不分、交叉污染，食前未加热处理或加热不彻底引起。

（2）表现：初期表现为头痛、恶心、食欲不振，以后出现呕吐、腹泻、腹痛、发热，重者可引起痉挛、脱水、休克等。腹泻一日数次至十余次，或数十次不等，主要为水样便，少数带有黏液或血。

（3）预防措施：①防止污染：不食用病死牲畜肉，加工冷荤、熟肉一定要生熟分开。要采取积极措施控制感染沙门氏菌的病畜肉类流入市场。②高温杀灭：如烹调时肉块不宜过大，禽蛋煮沸 8 分钟以上等。③控制繁殖：沙门氏菌繁殖的最适温度为 37℃，但在 20℃ 以上即能大量繁殖，因此低温储存食品是一项重要预防措施。冷藏食品如果控制在 5℃ 以下，并做到避光、断氧，则效果更佳。

2. 葡萄球菌

（1）原因：主要见于乳及乳制品、蛋及蛋制品、各类熟肉制品，其次为含有乳制品的冷冻食品，个别见于含淀粉类食品。多发生在夏、秋季节，其他季节亦可发生。主要是由被葡萄球菌污染后的食品在较高温度下保存时间过长引起，如在 25～30℃ 环境中放置 5～10 小时，就能产生足以引起食物中毒的葡萄球菌肠毒素。

（2）表现：典型的胃肠道症状，表现为恶心、剧烈而频繁地呕吐（严重者可呈喷射状，呕吐物中常有胆汁、黏液和血）、腹痛、腹泻（水样便）等。

（3）预防措施：食物应冷藏或置阴凉通风的地方，如剩饭在常温下存放应置阴凉通风的地方，其放置时间亦不应超过 6 小时，在气温较高的夏、秋季节，食前还应彻底加热。

3. 肉毒梭菌

（1）原因：主要见于家庭自制的豆类制品（发酵豆、面酱、臭豆腐），其次为肉类和罐头食品。四季均可发生中毒，多发生在冬、春季节。主要是因为污染了肉毒毒素的食品在食用前未进行彻底的加热处理。

（2）表现：运动神经麻痹症状，如头晕、无力、视物模糊、眼睑下垂、复视、咀嚼无力、步态不稳、张口和伸舌困难、咽喉阻塞感、呛咳、吞咽困难、呼吸困难、头颈无力、垂头等。

（3）预防措施：①停止食用可疑中毒食品。②自制发酵酱类时，原料应清洁新鲜，腌前必须充分冷却，盐量要达到 14% 以上，并提高发酵温度。要经常日晒，充分搅拌，使氧气供应充足。③不吃生酱。④肉毒梭菌不耐热，加热 80℃经 30 分钟或 100℃经 10～20 分钟，可使各型毒素被破坏，所以对可疑食品进行彻底加热是破坏毒素、预防肉毒梭菌毒素中毒的可靠措施。

4. 副溶血弧菌

（1）原因：主要见于海产品，其次为咸菜、熟肉类、禽肉、禽蛋类，约半数为腌制品。多发生在 6～9 月份高温季节海产品大量上市时。主要是因为烹调时未烧熟、煮透或熟制品污染后未再彻底加热。

（2）表现：发病急，主要症状为恶心、呕吐、腹泻、腹痛、发热，尚有头痛、多汗、口渴等症状。呕吐、腹泻严重，腹泻多为水样便，重者为黏液便和黏血便，失水过多者可引起虚脱并伴有血压下降。

（3）预防措施：①停止食用可疑中毒食品。②加工海产品，如鱼、虾、蟹、贝类一定要烧熟煮透。蒸煮时间需加热 100℃ 30 分钟。海产品用盐渍也可有效地杀死细菌。③烹调或调制海产品生冷拼盘时可加适量食醋。④加工过程中生熟用具要分开，宜在低温下储藏。对烹调后的鱼虾和肉类等熟食品，应放在 10℃以下存放，存放时间最好不超过两天。

5. 大肠埃希菌

（1）原因：常见食品和饮品是肉及肉制品、汉堡包、生牛奶、奶制品、蔬菜、鲜榨果汁、饮水等，传播途径以通过污染食物经口感染较为多见，直接传播较罕见。中毒多发生在夏、秋季，尤以 6～9 月更多见。人类对此菌普遍易感，其中小儿和老人更易感。

（2）表现：主要为突发性的腹部痉挛，有时为类似于阑尾炎的疼痛。有些患者仅为轻度腹泻，有些有水样便，继而转为血性腹泻，腹泻次数有时可达每天十余次，低热或不发热；许多患者同时有呼吸道症状，死亡率较高。

（3）预防措施：①停止食用可疑中毒食品。②不吃生的或加热不彻底的牛奶、肉等动物性食品。不吃不干净的水果、蔬菜。剩余饭菜食用前要彻底加热。防止食品生熟交叉污染。③养成良好的个人卫生习惯，饭前便后洗手。避免与患者密切接触，在接触时特别注意个人卫生。

（二）有毒动植物导致的食源性疾病

1. 河豚鱼

俗话说"冒死吃河豚"，河豚有毒是众所周知的。河豚鱼的有毒成分为河豚毒素，是一种神经毒。河豚鱼的卵巢和肝脏毒性最强，其次为肾脏、血液、眼睛、鳃和皮肤。鱼死后较久时，内脏毒素可渗入肌肉，使本来无毒的肌肉也含毒。

（1）中毒表现：感觉手指、口唇、舌尖麻木或有刺痛感，然后出现恶心、呕吐、腹痛、腹泻等胃肠道症状，并有四肢无力、口唇、舌尖及肢端麻痹，进而四肢肌肉麻痹，以致身体摇摆、行走困难，甚至全身麻痹成瘫痪状，最后呼吸衰竭而死亡。

（2）预防措施：①捕捞时必须将河豚鱼剔除。②按照《水产品卫生管理办法》，商家严禁出售鲜河豚鱼，不购买鲜河豚鱼。③严禁饭店、酒店自行加工河豚鱼。

2. 鱼类引起的组胺中毒

引起此类中毒的鱼大多是含组胺高的鱼类，主要是海产鱼中的青皮红肉鱼类，如金枪鱼、秋刀鱼、竹荚鱼、沙丁鱼、青鳞鱼、金线鱼、鲐鱼等。当鱼不新鲜或腐败时，鱼体中游离组氨酸经脱羧酶作用产生组胺。当组胺积蓄至一定量时，食后便可引起中毒。

（1）中毒表现：主要症状为脸红、头晕、头痛、心慌、脉速、胸闷和呼吸窘迫等，有的人会出现眼结膜充血、瞳孔散大、视物模糊、脸发胀、唇水肿、口和舌及四肢发麻、恶心、呕吐、腹痛、荨麻疹、全身潮红、血压下降等。发病快、症状轻、恢复迅速，偶有死亡病例报道。

（2）预防措施：①不吃腐败变质的鱼，特别是青皮红肉的鱼类。②选购鲜鱼要特别注意其鲜度，如发现鱼眼变红、色泽不新鲜、鱼体无弹性，则不得食用。选购后应及时烹调，如盐腌，应劈开鱼背并加25%以上的食盐腌制。③食用鲜、咸鱼时，烹调前应去内脏、洗净，切成两寸段，用水浸泡4～6小时，可使组胺量下降44%，烹调时加入适量雪里蕻或红果，组胺可下降65%，不宜油煎或油炸。④有过敏性疾患者，以不吃此类鱼为宜。

4. 含氰苷类植物中毒

很多果实的种子中都含有一种有毒物质——氰苷。这种物质可以导致口内苦涩、头晕、头痛、恶心、呕吐、心慌、脉速、四肢无力，继而出现胸闷、不同程度的呼吸困难，有时呼出气可闻到苦杏仁味，严重者意识不清、呼吸微弱、四肢冰冷、昏迷，常发出尖叫。继之意识丧失，瞳孔散大，对光反射消失，牙关紧闭，全身阵发性痉挛，最后因呼吸麻痹或心跳停止而死亡。空腹、年幼及体弱者中毒症状重，病死率高。常见的食物有：苦杏仁中含有苦杏仁苷，木薯和亚麻籽中含有亚麻苦苷。此外苦桃仁、枇杷仁、李子仁、樱桃仁也都含有毒成分——氰苷。

预防措施：不生吃各种苦味果仁，也不能食用炒过的苦杏仁。若食用果仁，必须用清水充分浸泡，再敞锅蒸煮，使氢氰酸挥发掉。不吃生木薯，食用时必须将木薯去皮，加水浸泡2天，再敞锅蒸煮后食用。

5. 四季豆中毒

四季豆中含有一种叫红细胞凝集素的物质，食用后能引起中毒。

（1）中毒表现：主要为恶心、呕吐、腹痛、腹泻等胃肠炎症状，同时伴有头痛、头晕、出冷汗等神经系统症状。有时出现四肢麻木、胃烧灼感、心慌和背痛等。

（2）预防措施：预防四季豆中毒的方法其实非常简单，就是要把全部四季豆煮熟焖透。当它由硬变软，颜色由鲜绿变为暗绿，吃起来没有豆腥味时，即可食用。还要注意不买和不吃老四季豆。

6. 发芽马铃薯中毒

发芽马铃薯中龙葵碱是其毒性成分，人食入后可引起中毒。

（1）中毒表现：龙葵碱对胃肠道黏膜有较强的刺激作用，对呼吸中枢有麻痹作用，并能引起脑水肿、充血。此外，对红细胞有溶血作用。

（2）预防措施：①龙葵碱遇酸易分解，所以烹调时可加些食醋，加速对龙葵碱的破坏。②不吃生芽过多、黑绿色皮的土豆。③应贮存在低温、无阳光直射的地方，防止生芽。食用前削皮去芽。

7. 鲜黄花菜中毒

鲜黄花菜里含有秋水仙碱，进入人体后被氧化成二秋水碱，这是一种毒性很大的物质。

（1）中毒表现：秋水仙碱能强烈刺激肠胃和呼吸系统。成年人如果一次食用鲜黄花菜 50～100g，就可引起中毒。中毒者一般在 1 小时内出现恶心、呕吐、腹痛、腹泻、头晕、头痛、喉干、口渴等症状，严重者会出现便血、血尿等。

（2）预防措施：买回的黄花菜先用清水浸泡 2 小时，然后再炒熟煮透食之，每次以少吃为好。干黄花菜，已经经过蒸熟晒干，菜中的秋水仙碱受热被破坏，所以食用干黄花菜不会引起中毒。

（三）亚硝酸盐导致的食源性疾病

亚硝酸盐食物中毒是指食用了含硝酸盐及亚硝酸盐的蔬菜或误食亚硝酸盐后引起的一种高铁血红蛋白血症，也称肠源性青紫病。

1. 中毒表现

大量食入蔬菜或未腌透菜类者，症状以发绀为主，皮肤黏膜、口唇、指甲下最明显。除发绀外，还有头痛、头晕、心率加快、恶心、呕吐、腹痛、腹泻、烦躁不安等症状。严重者有心律不齐、昏迷或惊厥，常死于呼吸衰竭。

2. 哪些食物中含有亚硝酸盐

（1）新鲜蔬菜贮存过久，腐烂蔬菜及放置过久的煮熟蔬菜，亚硝酸盐的含量明显增高。

（2）刚腌不久的蔬菜中含有大量亚硝酸盐，尤其是加盐量少于 12%、气温高于 20℃ 的情况下，可使菜中亚硝酸盐含量增加，第 7～8 天达高峰，一般于腌后 20 天消失。

（3）苦井水含较多的硝酸盐，当用该水煮粥或食物，再在不洁的锅内放置过夜后，则硝酸盐在细菌作用下可还原成亚硝酸盐。

（4）腌肉制品加入过量硝酸盐及亚硝酸盐。

（5）误将亚硝酸盐当作食盐。

3. 预防措施

（1）保持蔬菜新鲜，禁食腐烂、变质的蔬菜。短时间不要进食大量含硝酸盐较多的蔬菜；勿食大量刚腌的菜，腌菜时盐应稍多，至少待腌制 15 天以上再食用。

（2）妥善保管好亚硝酸盐，防止错把其当成食盐或碱而误食中毒。

（3）不喝苦井水，不用苦井水煮饭、煮粥，尤其勿存放过夜。

四、小标签，大学问

市面上的食品千千万万，如何才能选到适合自己吃的？到底哪一款食品中有你不能或者限制摄入的东西？这些都可以在食品外包装上的一个小小的标签中获得！这就是食品营养标签。

食品营养标签是指标有食品营养成分名称、含量和占营养素参考值（NRV）百分比的规范性表格，强制标示内容包括能量以及蛋白质、脂肪、碳水化合物和钠 4 种核心营养素的含量值及其占营养素参考值（NRV）的百分比。也就是说这款食品中主要含有的物质一定要标明出来，以供大家选择判断。

一份可乐会在它的产品标签上告诉你它含有碳水化合物，如果你能够利用它们的标签的话，就可以明确地看到它所包含的热量。许多人十分爱喝可乐，并且把它当成一种饮料而非正餐，所以往往容易忽略它的热量。其实，如果你仔细查看可乐的产品标签中注明的营养成分，并进行一些简单的计算，结果还是很惊人的：每100ml 可乐含有碳水化合物约为10g，蛋白质和脂肪均为0，一瓶500ml 的可乐含有碳水化合物约为50g，按照每克碳水化合物产生 4kcal 的热量计算，一瓶可乐可以提供热量为 200kcal，大约 3 两米饭的热量。这样，每天不知不觉就把多余的热量累积在身上，就可以让你一年后发胖 10kg！

许多营养信息都可以从营养标签上方便地获得，只要学会阅读标签的技巧，我们就可以轻松获取制定营养方案所需的信息，进而指导我们选择适合的食品。阅读一种食品的标签时，需要首先掌握一些重要的术语。

1. 营养成分

食品的成分必须按照质量的大小列出来。

食物营养成分列表中，首先列出的应该是所含质量最大的。比如一种乳清蛋白的营养成分表中的前三种是"蛋白质、糖、天然香料",而且蛋白质含量大于75g/100g,这样就明白蛋白质是主要成分了。

2. 一份的量

这是一份该种食物的量。一般标签会列出每100g食物所含的营养,如果你已经吃进50g,那么你就可以根据标签进行简单的换算,从而得知自己摄入了多少营养素。

3. 各种营养素的含量

(1)总脂肪:每100g/每份的脂肪克数,这也有助于我们查看食品中的热量来源是脂肪还是糖、蛋白质。比如,同样是高热量食物,巨无霸汉堡的能量有约37%是来源于脂肪,而能量棒仅有10%左右的能量来源于脂肪。

(2)胆固醇:每100克/每份食物所含的胆固醇克数。

(3)碳水化合物:每100克/每份食物所含的碳水化合物的克数。

(4)蛋白质:每100克/每份食物中所含的蛋白质的克数。

我国全面推行食品营养标签,对指导公众合理选择食品,促进膳食营养平衡,降低慢性非传染性疾病风险具有重要意义。

五、正确认识食品添加剂

1. 什么是食品添加剂

当人类的食品进入工业化生产之后,除了极少数的天然野生食品外,几乎没有什么是不含添加成分的。可以说,食品添加剂已成为现代食品工业生产中不可缺少的物质。食品添加剂是经国家批准生产使用的。一般来说,食品添加剂具有以下三个特征:首先是为加入到食品中的物质,因此它一般不单独作为食品来食用;其次是既包括人工合成的物质,也包括天然物质;最后是加入到食品中的目的是改善食品的品质和色、香、味以及防腐、保鲜和加工工艺的需要!除此以外,食品添加剂还能够调整食物的营养结构,如在面粉里面添加钙粉、维生素等,能使面粉的营养更加全面。

食品添加剂 ≠ 非法添加物。公众谈食品添加剂色变,更多的原因是混淆了非法添加物和食品添加剂的概念,把一些非法添加物的罪名扣到食品添加剂的头上显然是不公平的。一直受到人们谴责的苏丹红、三聚氰胺等都不是食品添加剂,而是非法添加物。这样的非法添加物常见的还有块黄、硼酸、硫氰酸钠、蛋白精、酸性橙等。一般来说,不违规不超量不超范围地使用食品添加剂,食品是安全的。

现代食品工业发展离不开食品添加剂,但是需要严厉打击的是食品中的违法添加行为,迫切需要规范的是食品添加剂的生产和使用问题。例如,摄入过多的膨松剂或防腐剂，轻则会引起流口水、腹泻、心跳加快等症状，重则会对胃、肝、肾造成严重危害。为规范食品添加剂的使用，各国都制定了严格的法律法规。如我国的食品卫生标准就明确规定，山梨酸钾可以作为食品防腐剂，但必须严格控制添加比例，它的许可添加量为0.5%以内。

2. 正确防范食品添加剂的危害

（1）在超市买东西务必养成翻过来看"背面"的习惯，尽量买含添加剂少的食品。

（2）选择加工度低的食品。买食品的时候，要尽量选择加工度低的食品。加工度越高，添加剂也就越多。

（3）"知道"了以后再吃。希望大家在知道了食品中含有什么样的添加剂之后再吃。

（4）不要直奔便宜货——便宜是有原因的，在价格战的背后，有食品加工业者在暗中活动。

（5）具有"简单的怀疑"精神。"为什么这种明太鱼籽的颜色这么漂亮？""为什么这种汉堡包会这么便宜？"具备了"简单的怀疑"精神，在挑选加工食品的时候，真相自然而然就会出现。

六、珍惜粮食，从我做起

2013年调查资料显示，我国消费者仅在中等规模以上餐馆的餐饮消费中，每年最少倒掉约2亿人一年的食物或口粮；全国各类学校、单位等集体食堂每年至少倒掉可养活3000万人一年的食物；我国个人和家庭每年可能浪费约5500万吨粮食，相当于1500万人一年的口粮。浪费会增加污染、能源消耗，对经济和社会发展不利。如果没有浪费，国内每年将减少化肥使用量459万吨，节约农业用水量316亿吨。因此珍惜食物、减少浪费将很大程度上有助于缓解国内耕地资源、水资源紧张的问题，还可产生可观的经济效益。

食物不仅承载了营养，也反映了文化传承和生活状态。现代生活节奏改变了传统饮食习惯，在家吃饭本是中国的饮食传统，但目前随着现代化工作、生活节奏的加快，在外就餐的比例大大增加。有些年轻夫妻甚至很少在家做饭或陪父母吃饭。而在外就餐更加容易摄入较多的能量、脂肪、盐等。勤俭节约、在家吃饭、尊老爱幼是中华民族的优良传统，同时也是减少浪费、保证饮食卫生、享受亲情和保障营养的良好措施。珍惜食物从每个人做起，日常生活应做到按需购买食物、适量备餐、准备小份量食物、合理利用剩饭菜。上班族午餐应分餐制或简餐。

让我们从现在开始，做到珍惜食物不浪费、饮食卫生不得病，树饮食新风尚、享健康好生活!

总结

从营养学角度来看,一般将食物分为以下五类:第一类谷类及薯类;第二类动物性食物;第三类豆类及其制品;第四类蔬菜水果类;第五类纯热能食物。每类食物为机体提供的营养是不同的。所以在每日膳食中要注意食物的搭配,最好各类食物都有,同时还要注意食材的存储、烹调以及预防有毒、有害物质,在保证食品安全的前提下利用营养标签选择适合自己的食物,这样才有利于营养的均衡。

第四章 0～6月龄婴儿喂养指南以及常见的饮食误区

随着社会的不断进步发展，孩子的健康成长问题牵动着每个家庭的心，尤其是婴幼儿的喂养教育问题，这对孩子将来的成长与发展起着至关重要的作用。本章列举0～6个月婴儿的相关喂养知识与误区，旨在向广大家长提供一些参考。

0～6个月是人一生中生长发育的第一个高峰期，对能量和营养素的要求高于其他任何时期；但婴儿消化器官和排泄器官发育尚未成熟，功能不健全，对食物的消化、吸收能力及代谢废物的排泄能力仍较低。母乳既可以提供优质、全面、充足和结构适宜的营养素，满足婴儿生长发育的需要，又能完美地适应其尚未成熟的消化能力，并促进其器官发育和功能成熟。6月龄内婴儿需要完成从宫内依赖母体营养到宫外依赖食物营养的过渡，来自母体的乳汁是完成这一过渡最好的食物。母乳中的营养素和多种生物活性物质构成了一种特殊的生物系统，为婴儿提供全方位呵护，帮助婴儿在离开母体保护后，能顺利地适应大自然的生态环境，健康成长。

第一节 "第一口奶"的重要性

母亲分娩后，应尽早开奶，让婴儿开始吸吮乳头，获得初乳并进一步刺激泌乳，增加乳汁分泌。婴儿出生后第一口食物应是母乳，这有利于预防婴儿过敏，并减少新生儿黄疸、体重下降和低血糖的发生。此外，让婴儿反复吸吮乳头，是确保成功纯母乳喂养的关键。如果新生儿第一口食物不是母乳而是配方奶粉，可能引起迟发型过敏反应。因为新生儿肠道黏膜发育功能不成熟，肠道菌群屏障也尚未建立，异原性大分子蛋白质很容易透过肠黏膜细胞间隙，进入体内，导致过敏。

第二节 出生后宝宝就会饿，应尽早补充糖水吗

开奶初期对婴儿饥饿和低血糖的担心，常常会使妈妈放弃等待乳汁分泌而不

能做到新生儿的第一口食物是母乳。实际上，婴儿出生时，体内具有较为丰富的能量储备和血糖维持能力，可满足至少三天的代谢需要。开奶过程中不用担心新生儿饥饿，可密切关注婴儿体重，体重下降只要不超过出生体重的7%就应坚持纯母乳喂养。环境温馨、心情愉悦、精神鼓励、乳腺按摩等辅助因素，有利于顺利成功开奶。准备母乳喂养应从孕期开始。

当新生儿娩出、断脐和擦干羊水后，即可将其放在母亲身边，与母亲皮肤接触，并开始让婴儿充分吸吮双侧乳头各 3 ~ 5 分钟，可吸吮出数毫升初乳。刚出生的婴儿已具备很强的觅食和吸吮反射能力，母亲也十分渴望看见和抚摸自己的婴儿，这种亲子接触有利于乳汁分泌。故新生儿的第一口食物应该是母乳，正常分娩的情况下，不宜添加糖水和奶粉，以避免降低新生儿吸吮的积极性，也可降低过敏风险。

第三节　如何鉴别婴儿哭闹是饿的

在婴儿出生后最初几周内，鼓励妈妈每 24 小时进行 8 ~ 12 次喂养。婴儿饥饿的早期表现包括警觉、身体活动增加、脸部表情增加，婴儿的后续表现才是哭闹。随着婴儿生长进程，喂养次数可逐渐降至每 24 小时 8 次，最长夜间无喂养睡眠可达 5 小时。除了饥饿的表现外，婴儿胃肠道不适或其他原因导致的身体不舒服，甚至婴儿情绪不佳也会表现出不同状态的哭闹，而非饥饿原因引起的哭闹显然无法通过哺喂得到完全安抚。

婴儿快速生长发育需要大量乳汁来满足能量和营养需求，因此必须通过较高频率的摄乳来实现足量饮食。新生儿出生时具备了良好的哺乳反射和饥饿感知，随着成长和智力发育，婴儿的胃内排空后会通过身体活动、脸部表情、哭闹等行为来表现饥饿。随着婴儿胃容量的增加，婴儿每次摄入的乳量会逐步增多，胃排空时间相应延长，同时乳母的泌乳量也相应增加，此时哺喂次数可不断减少，前后两次哺喂间隔时间可延长。正常情况下，婴儿会处于睡眠－饥饿－觉醒－哭闹－哺乳－睡眠的循环状态。哺喂间隔时间延长后，婴儿喂养的规律性和节奏感会更明显，因此还需要特别关注培养规律的哺乳和睡眠习惯，减少睡眠时的哺乳次数可促进婴儿养成良好的睡眠习惯。

第四节　生下来就开始补钙吗

人乳中维生素 D 含量低，母乳喂养儿不能通过母乳获得足够的维生素 D。适宜的阳光照射会促进皮肤中维生素 D 的合成。但鉴于培养方式及居住地域的限制，阳光可能不是 6 月龄内婴儿获得维生素 D 的最便捷途径。婴儿应在出生后数日开始每日补充维生素 D 10μg（400 IU），纯母乳喂养能满足婴儿骨骼生长对钙的需求，不需额外补钙。新生儿特别是剖宫产的新生儿出生后需补充维生素 K。

要让婴儿通过阳光照射获得足量的维生素 D，需要做到以下几个方面：阳光充足，皮肤范围暴露足够，阳光暴露时间充足。显然这些要求受当地季节、居住地纬度、环境污染等条件的影响，即使季节、气候等允许，也会担心阳光中的高能蓝光可以透过晶状体，到达婴儿视网膜，对婴儿视觉产生不利影响；再者婴儿皮肤娇嫩，过早暴露阳光照射也可能对婴儿皮肤造成伤害。相比较而言，通过维生素 D 补充剂来补充，难度小，可靠性高，因此婴儿应该口服维生素D 400IU/d。

第五节　如何给新生儿和婴儿补充维生素 K

母乳中维生素 K 的含量较低。新生儿（特别是剖宫产的新生儿）肠道菌群不能及时建立，无法合成足够的维生素 K；大量使用抗生素的婴儿，肠道菌群可能被破坏，会面临维生素 K 缺乏风险。合格的配方奶粉中添加了足量的维生素 K，使用婴儿配方奶粉喂养的混合喂养儿和人工喂养儿，一般不需要额外补充维生素 K。

第六节　无奈的选择

婴儿配方奶是不能纯母乳喂养时的无奈选择。由于婴儿患有某些代谢性疾病，乳母患有某些传染性或精神性疾病，乳汁分泌不足或无乳汁分泌等原因，不能用纯母乳喂养婴儿时，建议首选适合 6 月龄内婴儿的配方奶喂养，不宜直接用普通液态奶、成人奶粉、蛋白粉、豆奶粉等喂养婴儿。任何婴儿配方奶都不能与母乳相媲美，只能作为纯母乳喂养失败后无奈的选择，或者 6 月龄后对母乳的补充。6 月龄前放弃母乳喂养而选择婴儿配方奶，对婴儿健康是不利的。

乳母患有某些传染病，尤其是病毒性传染病时，病毒会通过乳腺分泌进入乳汁而被摄入，造成病原通过乳汁途径进行母婴传播；乳母因某些疾病服用药物或化学物质，都会损害婴儿健康；这些情况下只能选择代乳品喂养婴儿。婴儿患有某些代谢性疾病时，也因为不能消化、代谢母乳中的营养成分，并因此造成损害，这种情况也应避免母乳喂养而选择代乳品进行人工喂养。

在所有可获得的代乳品中，婴儿配方奶是较为适合婴儿营养需要和消化、代谢的食物。婴儿配方奶是根据营养学资料，经过一定配方设计和工艺处理而产生的一种食物，能基本满足 6 月龄内婴儿生长发育的营养需求。婴儿配方奶随着营养学和食品工业的发展而得到不断改进，通过不断对人乳成分、结构及功能等方面进行研究，以人乳为蓝本对动物乳成分进行改造，调整了其营养成分的组成、含量和结构，添加了婴儿必需的多种微量营养素，使产品的性能、成分及营养素含量接近人乳，尽管其在营养成分含量、结构和状态方面不能与母乳相媲美，但是比普通液态奶、成人奶粉、蛋白粉、豆奶粉等更适应婴儿，是因各种原因而无法母乳喂养婴儿的首选。

第七节　喂养的玄机

婴儿正处在生长发育的高峰期，充足的营养是促进体格、智力和免疫功能发展的物质基础。生长发育是所有发展评价指标中最易于获得而又灵敏的指标。通过对体格的测量观察，可以在一定程度上反映智力和免疫功能的发展水平，因此注重婴儿期体格测量观察，是保障婴儿获得正常生长的重要举措。生长发育指标主要包括身高、体重等。

人体早期营养和生长发育状况对成年慢性疾病风险具有重要影响。营养缺乏导致的低出生体重和出生后生长迟缓，以及过度喂养导致的超重、肥胖，都具有明显的远期健康危害。因此在儿童养育过程中，传统上营养和生长发育方面追求的"多、高、大、快"，在体格、智力和免疫功能等方面带来一定近期效益的同时，也增加了远期健康的风险。因此，在儿童喂养实践中，应权衡利弊，帮助儿童实现其固有生长轨迹，获得不快也不慢的健康生长，谋求近期健康效益和远期健康结局之间的平衡。在这个过程中，母乳喂养是成本－效应最高的选择。

早产和宫内生长迟缓导致的低出生体重、消瘦和生长迟缓，都会造成智力和免疫功能损伤。为增加早产儿和低出生体重儿的生存机会、减轻其智力和免疫功能损伤，需要通过强化营养实现追赶生长，使婴儿从较低的身高、体重水平，在相对较短的时间内，追赶到相对较高的水平。但这种追赶生长是成年期慢性病风险的重要因素。因此，追赶生长需要适度，实现利弊平衡。

《WHO 儿童生长曲线》（WHO Child Growth Standards）是 WHO 于 2006 年发布的生长参考数据。该曲线依据 1997～2003 年 WHO 儿童生长参考值制定，包括体重、身高（身长）、BMI、头围、上臂围等体格测量参数的获得性生长指标和生长速度指标，以年龄别和身高（身长）别形式，用统计学分布（均数、中位数、标准差、Z 分数、百分位数）的各种数值和拟合的生长曲线图展示。该项研究数据显示，在世界上任何地方出生并给予最佳生命开端的儿童，都有潜力发展到相同的身高和体重范围；儿童生长至5岁前的差别，更多地受营养、喂养方法以及卫生保健的影响，而不是遗传或种族。基于此，WHO认为其儿童生长标准适用于各个国家。因此，本指南也建议采用《WHO儿童生长曲线》判断儿童营养和生长发育状况。

第八节　婴儿第一辅食不再是鸡蛋黄

富含铁的鸡蛋黄是婴儿辅食的最佳选择其实是过去的说法；现在来看，比较易于吸收且富含铁的辅食应该是婴儿营养米粉。由于鸡蛋黄除了含铁外，还含有一些大分子蛋白质，其会导致孩子消化吸收上出现问题，比如便秘等。蛋黄的味道平平，形状干涩，容易引起孩子反感，因此孩子不愿意吃鸡蛋黄是完全可以理解的一件事情。

第九节　关于牛奶的饮食误区

牛奶被称为"接近完美的食品"，可以为宝宝的生长发育提供各种营养素。然而，宝宝在喝牛奶的时候也要多留心，以下这些对牛奶的认识可能会"误伤"了宝宝。

一、牛奶越浓越好

有人认为，牛奶越浓，身体得到的营养就越多，这是不科学的。

被掩盖的真相：宝宝腹泻、便秘、食欲不振。

所谓过浓牛奶，是指在牛奶中多加奶粉少加水，使牛奶的浓度超出正常的比例标准。也有人唯恐新鲜牛奶太淡，便在其中加奶粉。如果婴幼儿常喝过浓牛奶，会引起腹泻、便秘、食欲不振，甚至拒食，还会引起急性出血性小肠炎，这是因为婴幼儿脏器娇嫩，受不起过重的负担与压力。

二、用酸奶喂养宝宝

酸奶是一种有助于消化的健康饮料，有的家长常用酸奶喂食婴儿。

被掩盖的真相：过高的糖分对宝宝并没有好处。

市售的酸奶大多添加很多糖分来调节口感，1岁以内的孩子不建议喝过多酸奶，其不利于养成良好的饮食习惯。孩子1岁以后就可以喝酸奶。建议选择最朴素的原味酸奶，没有加果汁、果块、椰果粒等的酸奶，以避免其中的块状和颗粒状配料呛入幼儿气管，也可避免孩子迷恋其中的香精和糖分。

三、牛奶必须煮沸

被掩盖的真相：盒装或袋装的牛奶一般都经过消毒，安全放心，宝宝可以放心饮用。

四、牛奶不能加糖煮

常听传言说，牛奶不能加糖煮。为何？据说牛奶、豆浆中的赖氨酸和蔗糖发生美拉德反应，生成果糖基赖氨酸，使赖氨酸这种宝贵的营养素被浪费。

被掩盖的真相：牛奶加不加糖，都可能形成果糖基赖氨酸。

这个禁忌的理论明确，后果轻微——至多只是损失一点氨基酸而已。只要是有蛋白质的食品，就会有氨基酸的存在。动物性食品和豆类食品均富含赖氨酸，如果膳食中这些食物本来不缺，甚至有些过剩的话，就算损失些氨基酸，实在也算不得什么。

五、牛奶服药一举两得

有人认为，用有营养的东西送服药物肯定有好处，其实这是极端错误的。

被掩盖的真相：降低了药效。

牛奶能够明显地影响人体对药物的吸收速度，使血液中药物的浓度较相同的时间内非牛奶服药者明显偏低。用牛奶服药还容易使药物表面形成覆盖膜，使牛奶中的钙与镁等矿物质离子与药物发生化学反应，生成非水溶性物质，这不仅降低了药效，还可能对身体造成危害。所以，在服药前后各 1~2 小时内最好不要喝牛奶。

六、牛奶放阳光下晒，可增加维生素 D

有人从广告中得知：补钙还要补维生素 D，而多晒太阳是摄取维生素 D 的好方法，于是便照方抓药地把瓶装牛奶放到太阳下去晒。其实这样做得不偿失。

被掩盖的真相：引起牛奶变质。

牛奶长时间在阳光下暴晒会导致维生素 B_1、维生素 B_2 和维生素 C 损失。因为这三大营养素在阳光下会分解，以致部分或全部丧失；而且，在阳光下乳糖会酵化，使牛奶变质。

七、炼乳代替牛奶

炼乳是一种牛奶制品，是将鲜牛奶蒸发至原容量的 2/5，再加入 40% 的蔗糖装罐制成的。有人受"凡是浓缩的都是精华"的影响，便以炼乳代替牛奶。这样做显然是不对的。

被掩盖的真相：降低蛋白质含量。

炼乳太甜，必须加5~8倍的水来稀释。但当甜味符合要求时，往往蛋白质和脂肪的浓度也比新鲜牛奶下降了一半。如果在炼乳中加入水，使蛋白质和脂肪的浓度接近新鲜牛奶，那么糖的含量又会偏高。

第十节 母乳喂养

一、母乳喂养的好处

对于刚出生的宝宝来说，最理想的营养来源莫过于母乳了。因为母乳的营养价值高，且其所含的各种营养素的比例搭配适宜。母乳中还含有多种特殊的营养成分，如乳铁蛋白、牛磺酸、钙、磷等，这些物质及比例对宝宝的生长发育以及增强抵抗力等都有益。此外，母乳近乎无菌，而且卫生、方便、经济，所以对宝宝来说，母乳是最好的食物，它的营养价值远远高于其他代乳品。

等量母乳和配方奶的热量和营养成分相差无几，但进入宝宝体内，两者并不相同。母乳中的蛋白质比配方奶中的蛋白质易于消化（宝宝3个月后才能很好地吸收配方奶中的蛋白质），母乳中的铁60%可被吸收，而配方奶中的铁的吸收率不到50%。此外，母乳还含有从母体中带来的免疫抗体。

初乳量少，每次喂哺量仅15~45毫升，每天250~500毫升。质略稠而带黄色，含脂肪较少而蛋白质较多（主要为免疫球蛋白），维生素A、牛磺酸和矿物质的含量颇丰富，并含有更多的抗体和白细胞。初乳中还含有生长因子，可以刺激小儿未成熟肠道的发育，为肠道消化、吸收成熟乳做了准备，并能防止过敏物质的吸收。初乳虽然量少，但对正常宝宝来说已经足够了。

随着时间延长母乳总量有所增多，含脂肪也增多，蛋白质与矿物质逐渐减少。蛋白质含量更低，每日泌乳总量多达700~1000毫升。由于成熟乳看上去比配方奶稀，有些母亲便认为自己的奶太稀薄。其实，这种水样的奶是正常的。

后期母乳总量和营养成分都较少，其为外观比较清淡的水样液体，内含丰富的蛋白质、乳糖、维生素、无机盐和水。因含较多的脂肪，故外观较初乳白，脂肪使母乳能量充足，它提供的能量占乳汁总能量的50%以上。

二、不宜进行母乳喂养的特殊情况

（1）乳母为乙型肝炎患者，HbsAg为阳性时，应暂缓母乳喂养。解决的方法是：在宝宝出生后 2 小时内，进行疫苗注射，宝宝产生抗体后，妈妈就可以进行母乳喂养了。

（2）乳母患乳房疾病，如乳腺炎等，应暂缓母乳喂养。一定要在得到治疗后，再进行母乳喂养，在此期间可将乳汁挤出或用吸奶器吸出，经消毒后喂给宝宝。

（3）乳母感冒发烧时，不宜进行母乳喂养。解决的方法是：发热时可暂停授乳 1~2 天。若只是流鼻涕、打喷嚏，可以继续授乳，但授乳时要戴上口罩。

（4）乳母曾经做过隆胸手术的，也不宜进行母乳喂养。因为硅胶材料宜使宝宝患食管疾病。

（5）乳母患有严重的心脏病、肾脏疾病等，不宜进行母乳喂养。但若心功能、肾功能尚好，可以适当进行母乳喂养。

（6）乳母为白血病患者时，不要进行母乳喂养，以免淋巴细胞内的病毒随母乳进入宝宝体内。

（7）如果乳母为艾滋病患者，必须禁止母乳喂养。

（8）若宝宝患有苯丙酮尿症、半乳糖血症等特殊遗传代谢疾病，不宜进行母乳喂养。

三、母乳喂养的注意事项

宝宝出生后，应尽早进行哺乳，这样可以促进母亲乳汁分泌。初乳含有丰富的抗体，应该及时让宝宝吃上母亲的初乳。一般情况下，若分娩的母亲、宝宝一切正常，0.5~2 小时就可以开奶。

产妇分娩后，可立即让新生儿吸吮双侧乳头，2~6 小时内应给喂哺。若因产妇在分娩过程中过于疲劳或体质虚弱，可稍推迟哺乳，但应先喂 5% 葡萄糖液或淡糖水，每次 30 毫升，以免新生儿发生低血糖。母乳喂养一定要尽早开奶，因为初乳营养价值很高，特别是含抗感染的免疫球蛋白，对多种细菌、病毒具有抵抗作用，所以尽早给新生儿开奶，可使新生儿获得大量球蛋白，增强新生儿的抗病能力，大大减少宝宝肺炎、肠炎、腹泻等的发生率。

有的妈妈不了解母乳喂养的方法和新生宝宝的生理特点，常常较早地给新生宝宝定时喂奶，这种喂奶方法对新生宝宝和妈妈都不利。新生宝宝应按需喂奶，宝宝想吃就喂，妈妈奶胀就喂，这样就能满足母婴的生理需求。刚刚出生的新生宝宝吸吮力强，这是让他学习和锻炼吸吮能力的最佳时刻，不必拘泥于定时喂奶，而且硬性规定喂奶时间和次数，就不能满足其生理需求，必然会影响其生长发育。按需喂奶、勤喂奶，还能促进母乳分泌旺盛，有利于宝宝吃饱喝足，可促进宝宝的生长发育。

1～3天的宝宝，按需哺乳，每次喂10～15分钟（要遵循按需哺乳的原则，根据个体差异而定）。

4～14天的宝宝，每4小时喂奶一次，每次喂15～20分钟，每次喂30～90毫升（要遵循按需哺乳的原则，根据个体差异而定）。

5～30天的宝宝，每隔3小时喂奶一次，每次15～20分钟。喂奶时间可安排在早上6、9、12时，下午3、6、9时及夜晚12时、凌晨3时，每次喂奶70～100毫升。

作为一名新妈妈，必须在孕期就做好母乳喂养的各项准备，这样才能成功地进行初次母乳喂养，做一个完美妈妈。

新妈妈首先应该做好充分的心理准备，要以愉悦、轻松的心态面对哺乳，尽量避免紧张、焦躁的心情。要充满自信，克服对哺乳的恐惧心理，树立起母乳喂养的信心。

应充分认识到母乳喂养的益处，尽量避免人工喂养，同时也应明白乳汁的分泌与乳房的大小并无太大关联。母乳喂养也不会使乳房外形受到破坏，应积极地准备母乳喂养，而不可消极退缩。

在怀孕期间，孕妇就应该在专业医护人员的指导下学习母乳喂养的技能与方法，如果乳房、乳头有某些小缺陷，则应该尽早进行乳房护理，同时也应该掌握正确的喂奶体位、授乳方法和喂哺姿势。

母乳是宝宝最好的食品，只要充满热情地去细心哺乳，就会取得母乳喂养的成功。

第十一节　混合喂养

一、如何进行混合喂养

新妈妈在分娩后，经过尝试与努力仍然无法保证充足的母乳喂养，或因新妈妈的特殊情况不允许母乳喂养时，可以选择一些适当的代乳品加以补充，如配方奶等。在混合喂养中应当注意以下几点。

（1）每次哺乳时，先喂母乳，再添加其他乳品以补充不足部分，这样可以在一定程度上维持母乳正常分泌，让宝宝吃到尽可能多的母乳。

（2）按照奶粉包装上的说明为宝宝调制奶液，奶粉罐的小匙有的是4.4克，有的是2.6克，一定要按包装上的说明调配，不要随意增减量以免影响浓度。

（3）将沸腾的开水冷却至40℃左右，然后马上将开水注入奶瓶中，但要注到总量的一半。

（4）使用奶粉附带的量匙，盛满刮平。在加奶粉的过程中要数着加的匙数，以免忘记添加的量。

（5）轻轻地摇晃加入奶粉的奶瓶，使奶粉溶解。摇晃时易产生气泡，要多加注意。用40℃左右的开水补足到标准的容量。盖紧奶嘴后，再次轻轻地摇匀。

（6）用手腕的内侧感觉温度的高低，稍感温热即可。如果过热可以用流水冲凉或者放入凉水盆中放凉。

在选择产品时要根据婴幼儿的年龄段来选择，0～6个月的宝宝可选用Ⅰ～Ⅱ段宝宝配方奶粉。6～12个月的宝宝可选用Ⅰ或Ⅱ段宝宝配方奶粉。12～36个月的幼儿可选用Ⅲ段婴幼儿配方奶、助长奶粉等产品。如婴幼儿对动物蛋白有过敏反应，应选择低敏的婴幼儿配方奶粉，比如氨基酸奶粉、水解蛋白奶粉。

新妈妈在调配配方奶前应先用香皂将手洗干净，以免手上的细菌在奶粉调配过程中混入乳汁中。奶瓶和橡胶乳头要用开水消毒（用蒸汽锅加热煮沸10分钟左右）后晾干，不要用抹布擦干。

若觉得配一次奶就要消毒一次比较麻烦，可以同时准备2～3个奶瓶进行消毒，然后一次取出一组进行调配。用完奶瓶后应马上将残留的乳汁倒掉，冲洗干净，口朝下立起来备用。橡胶乳头也应马上冲洗干净。

奶瓶孔的大小可随宝宝的月龄增长和吸吮能力的变化而定，新生宝宝吸吮的孔不宜过大，一般在15～20分钟内吸完合适，若太大，乳汁出得太多容易呛着宝宝，应买孔小一点的奶嘴，但也不能太小，以免宝宝吃起来太费劲。

吸奶嘴的标准是：将奶瓶倒过来，1秒钟滴一滴左右为准。此外，橡胶乳头也不能太硬，发现不好时应马上换掉。随着月龄的增加，乳头孔可以加大一些，以宝宝4～5个月的时候每次在10～15分钟内吸完、不呛奶为宜。

用牛奶喂养的宝宝：最重要的是不要使宝宝吃过量，以免加重水化器官的负担。一般的标准，出生时体重为3～3.5千克的宝宝，在1～2个月期间，每天以吃600～800毫升左右的牛奶为宜，每天分7次吃，每次100～200毫升，如果吃6次，每次吃140毫升。对食量过大的宝宝，尽管每次能吃150～180毫升，最好也不要超过150毫升，否则会加重肾脏、消化器官的负担。如果宝宝吃完150毫升后好像还没有吃饱并啼哭时，可让宝宝喝30毫升左右的白开水，可适量加一些白糖或蜂蜜。用奶粉冲调牛奶时不要再加糖，否则会使宝宝过胖。牛奶喂养的宝宝如果每天大便3～4次，只要精神好，也不用担心。宝宝一个月后，就要注意预防佝偻病的发生，除了常抱婴儿到室外晒太阳外，应每天给宝宝加400国际单位的维生素D，即浓缩鱼肝油滴剂，从每天1滴开始逐渐增加。

我们都知道母乳喂养是最有助于宝宝健康发育的，但是因为种种原因，很多新妈妈无法实现全母乳喂养，不得不采用混合喂养的方式。掌握正确的混合喂养方法非常重要，这样才能保证孩子的健康发育。

二、混合喂养时的注意事项

（1）每天按时母乳喂养，这样可以保持母乳分泌。缺点是因母乳少，宝宝吃奶的时间长，容易疲劳，可能没吃饱就睡着了，或者总是不停地哭闹，这样每次喂奶量就不容易掌握。

（2）除了定时母乳喂养外，每次哺乳时间不应过长，然后喂配方奶或代乳品。注意观察宝宝能否坚持到下一次喂养时间。是否真正达到定时喂养。

（3）如果白天不能哺乳，又因母乳不足，可以在每日特定时间哺乳，要不少于3次，这样能促使母乳充分分泌，又能满足宝宝的需要。其余的几次则可以喂其他乳品，这样每次喂奶量比较容易掌握。

（4）要注意不要造成宝宝乳头错觉。什么是乳头错觉呢？概括来说，就是指新生儿在母乳喂养之前由于人工喂养等原因导致在进行母乳喂养时宝宝不含妈妈的乳头。

另外，还要提醒妈妈们，混合喂养虽然不如母乳喂养好，但在一定程度上能保证母亲的乳房按时受到婴儿吸吮的刺激，从而维持乳汁的正常分泌，婴儿每天能吃到2～3次母乳，对婴儿的健康仍然有很多好处。所以千万不要因母乳不足就彻底放弃母乳喂养，应至少坚持母乳喂养婴儿6个月后再完全使用代乳品。

总结

（1）产后尽早开奶，坚持新生儿第一口食物是母乳。初乳对婴儿十分珍贵，对婴儿防御感染及初级免疫系统的建立十分重要。尽早开奶可减轻婴儿生理性黄疸、生理性体重下降和低血糖的发生，产后30分钟即可喂奶。

（2）坚持6月龄内纯母乳喂养。母乳是6个月龄之内婴儿最理想的天然食品，非常适合于身体快速生长发育、生理功能尚未完全发育成熟的婴儿。纯母乳喂养能满足6个月龄以内婴儿所需要的全部液体、能量和营养素，有益于母婴健康。

（3）顺应喂养，建立良好的生活规律。

（4）生后数日开始补充维生素D，不需补钙。母乳中维生素D含量较低，家长应尽早抱婴儿到户外活动，适宜的阳光会促进皮肤维生素D的合成，也可适当补充富含维生素 D 的制剂。

（5）婴儿配方奶是不能纯母乳喂养时的无奈选择。婴儿配方食品是除解了母乳外，适合 0~6 月龄婴儿生长发育需要的食品，其营养成分及含量接近母乳。

（6）监测体格指标，保持健康生长。身长和体重等生长发育指标反映了婴儿的营养状况，父母可以在家里对婴儿进行定期的测量，了解婴儿的生长发育是否正常。

0~6 月龄婴儿是孩子成长的关键时期，任何小的失误都有可能对孩子的将来产生无法估量的影响，父母作为孩子的保护伞应从一点一滴处保护孩子，为孩子的将来打下良好的基础。

第五章　7～12月龄婴儿喂养指南以及常见的饮食误区

对于7～12个月龄婴儿，母乳仍然是重要的营养来源，但单一的母乳喂养已经不能完全满足其对能量以及营养素的需求，必须引入其他营养丰富的食物。顺应婴幼儿需求进行喂养，有助于健康饮食习惯的形成，具有长期而深远的影响。

第一节　母乳喂养适可而止吗

7～12月龄婴儿继续母乳喂养益处多多，其仍然可以继续从母乳喂养中获得能量以及各种重要营养素，还有抗体、母乳低聚糖等各种免疫保护因子。7～12月龄婴幼儿继续母乳喂养可显著减少腹泻、中耳炎、肺炎等感染性疾病；还可减少婴幼儿食物过敏、特应性皮炎等过敏性疾病；此外，母乳喂养可使婴儿到成人期时，身高更高且肥胖及各种代谢性疾病明显减少。与此同时，继续母乳喂养还可增进母子间的情感连接，促进婴儿神经、心理发育。母乳喂养时间越长，母婴双方的获益越多。因此7～12月龄婴儿应继续母乳喂养，并可持续到2岁或以上。

第二节　母乳喂养适量而行

为了保证能量及蛋白质、钙等重要营养素的供给，7～9月龄婴儿每天摄入母乳量应不低于600ml，每天应保证母乳喂养不少于4次；10～12月龄婴儿每天摄入母乳量约600ml，每天应母乳喂养4次。对于母乳不足或者母乳喂养的婴儿，满6月龄后需要继续以配方奶作为母乳的补充。

第三节　以奶补奶行不通

普通鲜奶、酸奶、奶酪等的蛋白质和矿物质含量远高于母乳，会增加婴儿肾脏负担，故不宜喂给7～12月龄婴儿；13～24月龄幼儿可以将其作为食物多样化的一部分而逐渐尝试，但建议少量进食为宜，不能以此完全替代母乳和配方奶。普通豆奶粉、蛋白粉的营养成分不同于配方奶，也与鲜奶等奶制品有较大差异，不建议作为婴幼儿食品。无乳糖大豆基配方奶可作为婴幼儿慢性迁延性腹泻时的治疗饮食，但应在医生指导下应用。

第四节 以 泥 为 友

7~12月龄婴儿所需能量1/3~1/2来自辅食，13~24月龄幼儿1/2~2/3的能量来自辅食，而婴幼儿来自辅食的铁更高达99%。因而婴儿最先添加的辅食应该是富含铁的高能量食物，如强化铁的婴儿米粉、肉泥等。在此基础上逐渐引入其他不同种类的食物以提供不同的营养素。辅食添加的原则：每次只添加一种新食物，由少到多、由稀到稠、由细到粗，循序渐进。从一种富含铁的泥糊状食物开始，如强化铁的婴儿米粉、肉泥等，逐渐增加食物种类，逐渐过渡到半固体或固体食物，如烂面、肉末、碎菜、水果粒等。每引入一种新的食物应适应2~3天，密切观察是否出现呕吐、腹泻、皮疹等不良反应，适应一种食物后再添加其他新的食物。

7~9月龄属于辅食添加开始阶段，主要是让婴儿适应新的食物并逐渐增加进食量。添加辅食应在婴儿健康且情绪良好时开始，遵照辅食添加原则，循序渐进。

为了保证母乳喂养，建议刚开始添加辅食时，先母乳喂养，婴儿半饱时再喂辅食，然后再根据需要哺乳。随着婴儿辅食量增加，满7月龄时，多数婴儿的辅食喂养可以成为单独一餐，随后过渡到辅食喂养与哺乳间隔的模式。每天母乳喂养4~6次，辅食喂养2~3次。不能母乳喂养或母乳不足时应选择合适的较大婴儿配方奶作为补充。合理安排婴儿的作息时间，包括睡眠、进食和活动时间等，尽量将辅食喂养安排在与家人进食时间相近或相同时，以便以后婴儿能与家人共同进餐。

刚开始添加辅食时，可选择强化铁的婴儿米粉，用母乳、配方奶或水冲调成稀稀的泥糊状（能用小勺舀起且不会很快滴落）。婴儿刚开始学习接受小勺喂养时，由于进食技能不足，只会舔吮，甚至将食物推出、吐出，需要慢慢练习。可以用小勺舀起少量米糊放在婴儿一侧嘴角让其吮舔。切忌将小勺直接塞进婴儿嘴里，否则其会有窒息感，产生不良的进食体验。第一次只需尝试1小勺，第一天可以尝试1~2次；第二天视婴儿情况增加进食量或进食次数。观察2~3天，如婴儿适应良好就可再引入一种新的食物，如蛋黄泥、肉泥等富含铁的食物。在婴儿适应多种食物后可以混合喂养，如米粉拌蛋黄、肉泥蛋羹等。

在给7~9月龄婴儿引入新的食物时应特别注意观察其是否有食物过敏现象。如在尝试某种新的食物的1~2天内出现呕吐、腹泻、湿疹等不良反应，须及时停止喂养，待症状消失后再从小量开始尝试，如仍然出现同样的不良反应，应尽快咨询医生，确认是否食物过敏。

对于婴儿偶尔出现的呕吐、腹泻、湿疹等不良反应不能确定其是否与新引入的食物相关时，不能简单地认为婴儿不适应此种食物而不再添加。婴儿患病时也应暂停引入新的食物，已经适应的食物可以继续喂养。

7~9月龄婴儿需每天保持600ml以上的奶量，并优先添加富铁食物，如强化铁的婴儿米粉等，逐渐达到每天1个蛋黄或鸡蛋（如果蛋黄适应良好就可尝试蛋白）和50g肉类，其他谷物类、蔬菜、水果的添加量根据婴儿需要而定。如婴儿对蛋黄或鸡蛋过敏，在回避鸡蛋的同时应再增加肉类30g。如婴儿辅食以谷物类、蔬菜、水果等植物性食物为主，需要额外添加5~10g油脂，推荐以富含α-亚麻酸的植物油为首选，如亚麻籽油、核桃油等。7~9月龄婴儿的辅食质地应该从刚开始的泥糊状，逐渐过渡到9月龄时带有小颗粒的稠粥、烂面、肉末、碎菜等。

10~12月龄婴儿已经尝试并适应多种种类的食物，这一阶段应在继续扩大婴儿食物种类的同时，增加食物的稠厚度和粗糙度，并注重培养婴儿对食物和进食的兴趣。10~12月龄婴儿的辅食质地应该比前期加厚、加粗，带有一定的小颗粒，并可尝试块状的食物。绝大多数婴儿在12月龄前萌出第一颗乳牙，可以帮助婴儿啃咬食物。此时婴儿的乳磨牙均未萌出，但婴儿牙床可以磨碎较软的小颗粒食物。尝试颗粒状食物可促使婴儿多咀嚼，有利于牙齿的萌出。合理安排10~12月龄婴儿的睡眠、进食和活动时间，每天哺乳3~4次，辅食喂养2~3次。辅食喂养时间安排在家人进餐的同时或在相近时，逐渐达到与家人同时进食一日三餐，并在早餐和午餐、午餐和晚餐之间，以及临睡前各加餐一次。10~12月龄婴儿应保持每天600ml的奶量；保证摄入足量的动物性食物，每天1个鸡蛋加50g肉类；一定量的谷物类；蔬菜、水果的量以婴儿需要而定。继续引入新食物，特别是不同种类的蔬菜、水果等，增加婴儿对不同食物口味和质地的体会，减少将来挑食、偏食的风险。不能母乳喂养或母乳不足的婴儿仍应选择合适的较大婴儿配方奶作为补充。为婴儿准备一些便于用手抓捏的"手抓食物"，鼓励婴儿尝试自喂，如香蕉块、煮熟的土豆块和胡萝卜块、馒头、面包片、切片的水果和蔬菜以及撕碎的鸡肉等。一般在10月龄时尝试香蕉、土豆等比较软的手抓食物，12月龄时可以尝试黄瓜条、苹果片等较硬的块状食物。10~12月龄婴儿在添加新的辅食时，仍应遵循辅食添加原则，循序渐进，密切关注是否有食物过敏现象。

第五节 辅食要原汁原味

辅食应保持原味，不加盐、糖以及刺激性调味品，保持淡口味。淡口味食物有利于提高婴幼儿对不同天然食物口味的接受度，减少偏食、挑食的风险。淡口味食物也可减少婴幼儿盐和糖的摄入量，降低儿童期及成人期肥胖、糖尿病、高血压、心血管疾病的风险。强调婴幼儿辅食不额外添加盐、糖及刺激性调味品，也是为了提醒父母在准备家庭食物时也应保持淡口味，既为适应婴幼儿的需要，也为保护全家人的健康。

第六节 怎样合理安排婴幼儿的餐次和进餐时间

为培养婴幼儿良好的作息习惯，方便家庭生活，从开始起就应将辅食喂养安排在家人进餐的同时或相近时。婴幼儿的进餐时间应逐渐与家人一日三餐的进餐时间一致，并在两餐之间，即早餐和午餐、午餐和晚餐之间，以及睡前额外增加一次喂养。婴儿满 6 月龄后应尽量减少夜间喂养。一般 7 ~ 9 月龄婴儿每天辅食喂养 2 次、母乳喂养 4 ~ 6 次；10 ~ 12 月龄婴儿每天辅食喂养 2 ~ 3 次，母乳喂养 4 次。婴幼儿注意力持续时间较短，一次进餐时间宜控制在 20 分钟以内。进餐过程中应鼓励婴幼儿手抓食物自喂，或学习使用餐具，以增加婴幼儿对食物和进食的兴趣。进餐时看电视、玩玩具等会分散婴幼儿对进食和食物的兴趣，必须加以禁止。

第七节 如何培养婴幼儿自主进食

婴幼儿学会自主进食是其成长过程中的重要一步，需要反复尝试和练习。父母应有意识地利用婴幼儿感知觉，以及认知、行为和运动能力的发展，逐步训练和培养婴幼儿的自主进食能力。7 ~ 9 月龄婴儿喜欢抓握，喂养时可以让其抓握、玩弄小勺等餐具；10 ~ 12 月龄婴儿已经能捡起较小的物体，手、眼协调熟练，可以尝试让其自己抓着香蕉、煮熟的土豆块或胡萝卜等自喂。在婴幼儿学习自主进食的过程中，父母应给予充分的鼓励，并保持耐心。

第八节 如何添加果蔬汁

果汁含有很好的营养，但喝惯果汁的孩子很难接受白水，这样不利于口腔的清洁，应鼓励孩子多喝白水。果泥最好不要与辅食混合，在两餐之间喂养。选择的水果味道不要太重，以免孩子对味觉的依赖而出现厌奶。菜水的营养价值甚微，主要是蔬菜的色素。

第九节　孩子何时可以添加盐

从理论上讲，应该是一岁以后。即使那时，也只是极少量。对于宝宝对辅食不感兴趣，可能不是孩子的问题，应该是大人的错误所致。比如：早期开始添加果汁；大人吃饭时给孩子尝一些成人食品；给孩子频繁吃保健品或不必要的药物（钙剂、蛋白粉、牛初乳等）。这样可以诱导孩子的味觉过早发育，造成孩子出现对配方奶或常规辅食不感兴趣。建议家长还是从平常喂养和生活中做起，不要过早给孩子添加盐等调味品。

第十节　有疹（过敏）的孩子的辅食添加

一岁以内的孩子，特别是目前已有湿疹的孩子不应添加牛奶和相关食品；鸡蛋蛋白、带壳的海鲜、大豆、花生等容易引发孩子过敏。湿疹的孩子要晚些开始尝试蛋黄，如果蛋黄不耐受，就坚决停掉。黄豆浆不能给1岁以内的孩子喝，否则可能会加重湿疹。孩子的辅食不要太快地增加品种，这样有利于湿疹的控制。

第十一节　孩子干呕是怎么回事

干呕就是胃－食管反流现象。反流是由于已进入胃内的食物或半消化状食物又经食管反流或试图反流到口腔。孩子会将反流口腔的食物残渣尽可能地又咽回，因此可以看到有时孩子在非喂养状态下会偶尔出现吞咽动作，而返回的食物残渣也会刺激食管，造成孩子出现恶心。

第十二节　辅食为何不能通过奶瓶喂

添加辅食不仅有利于营养素的补充，还是一种新的喂养方式——用勺喂养的开始，对孩子是一种新的刺激，利于孩子大脑的发育。但是将辅食与奶混合，可能造成营养素密度太大，不利于营养素的吸收。

第十三节　婴幼儿喂食的常见误区

很多新生儿妈妈由于缺乏幼儿护理知识，加上自己粗心大意，在宝宝喂养过程中出现了很多误区。以下介绍的是妈妈们在婴幼儿喂食方面产生的常见误区，因此，新生儿妈妈一定要特别注意了，别因为自己的疏忽再让宝宝受伤害了。

一、咀嚼喂养

有些家长喂养婴儿时，习惯于先将食物放在自己嘴里咀嚼，再吐在小勺里或口对口喂养，这样做的目的是怕孩子嚼不烂，想帮帮忙。其实，这样做反而不利于婴幼儿消化机能的成熟。

如果能根据孩子的年龄特点和消化程度选择食物，烹调时做到细、软、烂，婴儿虽然没有牙齿或牙齿未长齐，咀嚼能力差，仍是能够消化的。咀嚼喂养是一种不卫生的习惯，它会将大人口中的致病微生物如细菌、病毒等传染给孩子，而孩子抵抗能力差，很容易因此而引起疾病。

二、食物过于硬、粗、生

婴幼儿咀嚼和消化机能尚未发育完善，消化能力较弱，不能充分消化、吸收营养，因此，供给的辅食或饮食应软、细、熟，如将蔬菜挤出菜汁、切成菜泥，瘦肉切成肉末等。

三、强填硬塞

婴幼儿在正常情况下知道饥饱，当孩子不愿吃时，不要强填硬塞。中国有句俗话，抚养孩子要"三分饥饿，三分寒"，孩子才能生长得更好。家长应多尊重孩子的意愿，食量由他们自己定，不要强迫孩子进食，否则，孩子听腻了就会产生逆反心理，过于强求还容易使孩子产生消化不良。

四、饮食单调

婴幼儿对单调食物容易发生厌倦。为了增进婴幼儿的食欲和避免偏食，保持充分合理的营养，在可能情况下，应使食物品种丰富多样，色、香、味俱全，主食粗细交替，辅食荤素搭配，每天加 1～2 次点心。这样，既可以增进孩子的食欲，又可达到平衡膳食的目的。

五、盲目食用强化食品

当前，市场上供应的婴幼儿食品中，经过强化的食品很多。倘若无目地地选购各种各样的强化食品给婴幼儿食用，就有发生中毒的危险。家长应仔细阅读食品外包装上所标明的营养素含量。

第十四节 宝宝贫血怎么办

贫血是全世界发病率最高的营养缺乏性疾病之一，婴幼儿是高发人群。那么宝宝贫血应该怎么办，宝宝贫血吃什么才能有效"补血"呢？

要正确应对贫血，首先要弄清宝宝贫血的原因。宝宝贫血大多由缺铁引起，宝宝身体内的铁元素，主要来源为胎儿时期从母体中获取的储备铁，其次是出生后从食物中获取的铁。要注意的是，纯母乳喂养的宝宝更容易患上缺铁性贫血，主要是因为母乳的含铁量非常有限，当宝宝出生 4~6 个月以后来自母体的储备铁基本已经消耗殆尽，所以纯母乳喂养的时间越长，宝宝患上缺铁性贫血的可能性也就越大。

一、如何判断宝宝贫血

由于每个宝宝的生长发育过程不同，因此很难从外表判断宝宝是否贫血。建议各位妈妈选择正规医院，给宝宝做血常规和血清铁蛋白检测，以准确地了解宝宝是否贫血或缺铁。

贫血的诊断标准如下：正常情况：血红蛋白（Hb）>110g/L；轻度贫血：血红蛋白 90~110g/L；中度贫血：血红蛋白 60~90g/L；重度贫血：血红蛋白 <60g/L。而中华医学会围产医学分会发布的《妊娠期铁缺乏和缺铁性贫血诊治指南》建议，血清铁蛋白 SF <20μg/L 即可诊断为铁缺乏。

二、宝宝贫血吃什么

（一）食物补铁

轻度贫血的宝宝可通过食物来补充铁质。不论母乳喂养还是奶粉喂养的宝宝，4~6 个月后，都需要陆续添加强化铁米粉、动物肝泥、动物血泥、肉泥、鱼泥等含铁丰富的食物。

很多妈妈有疑问说，菠菜、红枣、蛋黄不是补血吗？为什么我经常给宝宝吃，可化验结果还是显示宝宝贫血呢？其实，食物中的铁分为血红素铁和非血红素铁。血红素铁主要来自肉类、鱼类、动物内脏等动物性食品，它的吸收率高（10%～25%），视为补铁首选。而非血红素铁主要来自植物性食物，吸收率低（2%～15%），而且植物中的草酸、鞣酸等容易与非血红素铁形成不溶性铁盐，影响铁的吸收。所以，补铁尽量选含铁高的动物性食品。另外，维生素 C 可促进铁的吸收，在吃含铁食物时搭配新鲜蔬菜和水果，效果会更好。

（二）药物治疗，合理选择口服铁剂

对于早产儿、出生体重较低（小于 2.5kg）、双胞胎宝宝，这些宝宝本身储备铁就不足，而且在出生后还需要经历追赶生长的过程，所以对铁的需求量高于一般的足月宝宝，建议在食疗补铁时再在医生指导下口服铁剂以预防贫血。此外，如果宝宝已经患上中、重度贫血，此时食补已经无法满足宝宝需求，同样应选择口服铁剂进行治疗。

第十五节　如何给宝宝断奶

每一位母亲的哺乳经历各不相同，但是所有的母亲最终都会面临同样一种情况，就是给孩子断奶。断奶应该是一个自然的过程，不能把断奶错误地理解为立即不吃母乳，而应是在相当长的一段时间内，逐步、有规律地添加母乳以外的补充食品，以满足婴儿发育的需要，由少到多，逐步用其他食物来替代母乳，直到完全停止母乳喂养的这一转变过程。因此，把断奶称为"断奶过渡期"更为合理。

从宝宝生长发育的需要来说，6 个月内的宝宝应该纯母乳喂养，至少喂到 1 岁。有条件的话，妈妈可以继续母乳喂养宝宝到 2 岁甚至更久。但每个妈妈自身的生活、工作安排不同，什么时候断奶，还得根据自己的实际情况决定。

断奶对宝宝而言，不仅具有生理意义，还具有心理意义。6～12 个月左右很多宝宝逐渐从流质、半流质过渡到固体食物。有的宝宝断奶比较顺利，有的比较麻烦，这与宝宝的生活习惯以及亲子关系有很大关系，根据宝宝的个性特点妥善处理宝宝的"心理断奶"非常重要，它比"生理断奶"的影响更大。给宝宝断奶，一定要循序渐进，不可太过突然，否则可能会使宝宝因不适应而生病；而宝宝过分哭闹，也会影响妈妈的心情。

建议妈妈给宝宝断奶从以下几方面入手。

1. 提前两个月作为给宝宝断奶的过渡期。逐渐增加辅食的量、品种和喂食次数，渐渐让辅食成为主食，并要提前让宝宝适应配方奶的味道，以便断母乳后顺利改用配方奶。

2. 增加辅食的浓度，延长宝宝两餐间隔时间。可通过辅食浓度、稠度的增加而延长间隔时间，争取过渡到一日三餐都以辅食取代，配方奶可以喂2～3次。

3. 烹饪辅食要美味、细软些，要求食物色、香、味俱全，花样变换，搭配巧妙且易于消化，以便满足宝宝的营养需求，并引起其食欲。食物的营养应全面和充足，除了瘦肉、蛋、鱼、豆制品外，还应有蔬菜和水果，让宝宝逐渐不依恋母乳。断奶期最好要保证每天吃配方奶400毫升左右。

4. 依恋母乳拒食配方奶的宝宝，应提前几个月接触配方奶味道的刺激；另外，断母乳换用配方奶时，争取让其他家人喂宝宝，宝宝看不到妈妈，哺喂其他食品就会容易些。这样宝宝就会逐渐适应配方奶并淡忘母乳。

5. 该给宝宝断奶了，但是他总是依赖母乳，也不爱吃添加的辅食，勉强让他吃点，他就大哭大闹，不知道怎么办才好。可以试试以下方案。

（1）试着改变孩子的日程安排。有些孩子会在固定时间、固定地点要求吃奶，改变这些原有的习惯，会有助于消除孩子吃奶的要求。鼓励孩子的父亲或者其他能够帮忙的亲友在断奶过程中起到积极的作用。如果孩子通常在临睡前或睡醒时要求吃奶，可以让其他人帮助或陪伴他入睡。

（2）感觉孩子想吃奶时，提供其他替代物或者引开他的注意力。最好在孩子要求吃奶之前提供替代品，因为一旦他提出吃奶，再给他替代品，会让他感到被拒绝。替代品应该是健康的零食和饮料，而不是糖果等。另外把他带到一个有趣的场所，会进一步引开他对母乳的注意力。

（3）妈妈的奶水是否充足，是选择断奶时间的主要依据。若奶水非常充足，孩子的生长发育也很好，可把哺乳时间延长到2周岁。但无论母乳是否充沛，6个月后都不能单纯母乳喂养，应及时添加辅食。若妈妈奶水缺乏，且孩子能接受配方奶及在合理添加辅食的基础上，可在1岁后断奶。

（4）断奶也应该选择适当的时机。只有当宝宝身体状况良好、消化能力正常时才可以考虑断奶。一般不要在夏天断奶，因为夏天天气炎热，胃肠道消化功能减弱，如果断奶后给孩子添加过多的辅食，就容易引起消化不良，甚至发生腹泻等胃肠道疾病，一般于春、秋两季断奶最好。

（5）断奶仅仅是断掉了母乳，而不是断掉了奶制品。断奶后的宝宝仍需要吃配方奶或牛奶，这是因为牛奶中含有丰富的蛋白质、钙和各种维生素。不管宝宝喜欢不喜欢，都应鼓励他多喝牛奶，养成终身喝奶的习惯，将使宝宝终身受益。

6. 那些不恰当的断奶方式

最应该避免的是突然断奶。有些母亲采取外出或者把孩子送到别处等手段，给孩子猛然断奶。这样做会给母亲带来极大的身体上的不适（胀奶的痛苦），甚至是患乳腺炎，给将来埋下健康隐患；同时，由于母乳对于孩子来说不仅仅是提供食物，更是安抚和亲密的源泉，突然断奶会给孩子的心灵造成创伤。最好的断奶过程应该是温柔的、循序渐进的和充满爱的。

还有一些母亲，在乳头上涂抹辣椒、苦味药物等，让孩子不吃奶，这也是十分不恰当的做法。会让孩子感到受了欺骗，对母亲甚至世界产生不信任感，更会引起孩子的愤怒和焦虑。

婴儿的味觉很敏锐，而且对饮食非常挑剔，尤其是习惯于母乳喂养的宝宝，常常拒绝其他奶类的诱惑。因此，宝宝的断奶应尽可能顺其自然逐步减少，即便是到了断奶的年龄，也应为他创造一个慢慢适应的过程，千万不可强求。正确的方法是：适当延长断奶的时间，酌情减少喂奶的次数，并逐步增加辅食的品种和数量，只要年轻的妈妈们对宝宝的喂养调整得当，相信宝宝们都能顺利通过"断奶"这一难关的。

第十六节　辅食的选择及喂养

辅食的引入对宝宝来说也很重要。米粉是宝宝的首选食物，但是米粉最好是原味、不加蔗糖并含强化铁等多种营养素的米粉，让宝宝保持进食原味食物的习惯。随着米粉接受良好，可以尝试引入含铁丰富的食物如肉泥、鱼泥等；再引入蒸熟、蒸烂的原味南瓜泥、胡萝卜泥等，以及蒸熟的香蕉泥及苹果泥等。

从生理需要上讲，对于发育正常的宝宝，5~6个月的时候就不需要夜间再吃奶了，需要吃是由于习惯使然。可以逐渐延长喂奶时间，如每天推后20分钟左右，基本上一个星期就可以断掉夜奶了。

营养不良是婴幼儿常见的疾病，一岁以下的婴儿发病率尤高。除了先天因素外，绝大部分营养不良是由于后天的喂养有问题，尤其是辅食添加不合理所致。如何给宝宝合理添加辅食呢，下面告诉你给宝宝添加辅食应避免的四种情况。

一、过早

妈妈都希望宝宝身体强壮，便不顾及宝宝的消化能力，盲目地添加辅食，结果造成宝宝消化不良甚至厌食。其实，刚离开母体的婴儿，消化器官很娇嫩，消化腺不发达，分泌功能差，许多消化酶尚未形成，此时还不具备消化辅食的能力。如果过早添加辅食，会增加婴儿消化负担，消化不了的辅食不是滞留在腹中发酵，造成腹胀、便秘、厌食；就是增加肠蠕动，使大便量和次数增加，最后导致腹泻等病证。

二、过晚

有的妈妈对辅食添加不够重视，认为自己的奶水充足，添加辅食太麻烦，8～9个月的宝宝还只喂母乳，殊不知孩子已长大，对营养、能量的需要增加了，光吃母乳或牛奶、奶粉已不能满足其生长发育的需要，此时若不及时添加辅食，孩子不仅生长发育会受到影响，还会因缺乏抵抗力而导致多种疾病如贫血和佝偻病等，也为今后的断奶增加了困难。

三、过滥

孩子虽能添加辅食了，但消化器官毕竟还很柔嫩，如果任意添加，同样会造成孩子消化不良或肥胖。因此，应根据宝宝的消化功能情况逐渐添加。每增加一种辅食需注意观察宝宝3～4天，如发现食欲不振、大便异常或有过敏现象，应暂停这种食品，待恢复正常后，再酌情由少量添加，不能同时增加数种辅食。同时，食物要由稀到稠、由细到粗逐渐过渡，比如应按照"米汤－薄粥－稠粥－软饭"、"菜汤－菜泥－碎菜"这样的顺序来添加辅食；辅食的量要逐渐加大，一次过多易造成宝宝消化不良。

四、过细

有的妈妈只给宝宝吃米粉，不吃五谷杂粮。殊不知，辅食过细，宝宝的咀嚼功能就得不到很好的训练，不利于其牙齿的萌出和萌出后牙齿的排列，面颊的发育同样受影响。同时，还会影响宝宝味觉的发育，勾不起孩子的食欲。长期下去，孩子的生长当然会不理想，还会影响大脑智力的发育。

第十七节　辅食食谱举例

一、果蔬汁

菜水或果汁：将新鲜蔬菜或水果洗净切碎，按一碗菜一碗水的比例。先将水煮开，再将切好的菜或水果放入锅内，加盖煮5分钟，稍冷后，将水滤出即可食用。

番茄汁和橘子汁：番茄洗净，开水烫后去皮，再用消毒纱布包住番茄，用消毒调羹挤压成汁；橘子外皮洗净，切成两半，在消毒过的挤汁器上旋转数分钟，待果汁流入槽内，用消毒纱布过滤后，取出橘子汁。

二、蛋黄

将鸡蛋洗净，放在冷水锅中煮熟，煮得老一些，取出去壳，剥去蛋白，将蛋黄压成泥状，用开水调成糊状。

三、菜泥和水果泥

青菜或菠菜嫩叶洗净切碎，放在蒸锅中蒸熟，取出捣碎，去掉菜筋，用勺搅拌成菜泥；胡萝卜泥制法与菜泥相同；苹果或香蕉洗净，苹果切成两半，香蕉剥去一边皮，用勺刮成泥，随刮随喂。

四、烂粥

大米约 30 克，洗净后浸泡 1 小时，加水 3 - 4 碗，放锅内文火煮 1 ~ 1.5 小时，煮成糊状即可食用。

五、蒸蛋羹

将鸡蛋搅拌均匀，加水适量，放在锅内蒸熟食用。

总结

7 ~ 12 月龄婴幼儿喂养膳食指南如下所述。

（1）继续母乳喂养，满 6 月龄起添加辅食。

（2）从富含铁的泥糊状食物开始，逐步添加达到食物多样。

（3）提倡顺应喂养，鼓励进食但不强迫进食。

（4）辅食不加调味品，尽量减少糖和盐的摄入。

（5）注重饮食卫生和进食安全。

（6）定期监测体格指标，追求健康生长。

第六章　1～2岁宝宝喂养指南以及常见饮食误区

每个宝宝都是天使的化身，宝宝的到来会给家庭增加难以计数的快乐；同时，新手爸妈也难免会有些手足无措。每位爸爸妈妈对宝宝表达爱的方式有所不同，但都离不开对宝宝无微不至的照顾和科学喂养。宝宝的健康成长，是每位爸爸妈妈的最大心愿。随着年龄的增长，儿童的各项生理机能不断发育成熟，如咀嚼、吞咽、消化等功能逐步完善。1岁以上幼儿，膳食中的食物范围明显增加，从食物种类来说已经基本接近成人，除需要满足儿童的营养需要量以外，还应注意食物多样化和食物间的合理搭配。

第一节　合理营养，科学添加

"6个月后，母乳就没什么营养了"。这种说法只是强调宝宝6个月以后，单独靠母乳是不能满足宝宝快速生长发育的营养需求，需要及时添加辅食。而宝宝自身的免疫系统要到6岁左右才健全，而母乳中富含免疫活性物质，在这之前，长期的母乳喂养，可以为孩子建立起一道天然的免疫屏障，能够有效地预防诸多疾病的侵袭。研究显示，1岁以后还吃母乳的孩子比同龄人更不容易生病。对于那些过敏体质的婴儿，因拒绝或不能添加辅食，应该母乳喂养至1岁以上。

对于1～2岁的宝宝，父母及喂养者的喂养行为对其营养和饮食行为有显著的影响。适宜的营养和喂养不仅关系着近期的健康，并对今后的成长也有重要意义。根据宝宝胃肠道等消化器官的发育、感知觉以及认知行为能力的发展，也需要其有机会通过感知、接触和尝试，逐步体验和适应多样化的食物，从被动接受喂养到主动进食，有助于健康饮食习惯的养成，并具备长期及深远的影响。

"药补不如食补"这是老一辈给我们留下的宝贵经验，摄取食物中得到营养要比吃营养药物健康而且全面。孩子平衡膳食，不偏食，营养自然不会缺少。不要盲目偏信广告里面夸大其词的营养食物，有的非但没有效果，而且还有副作用。辅食增加应遵循由少到多、由稀到稠、由细到粗、由一种到多种的原则，切不可不讲究、不科学地增加辅食。由少到多，就是开始增加一种辅食时量要少些，经过几天适应后，量慢慢地增加。由稀到稠，就是增加的每一种辅食开始要稀些，慢慢地稠一些。由细到粗，就是增加的每一种辅食开始要剁得细些，后来慢慢地剁得粗些。由一种到多种，就是增加辅食一定要一种一种地增加，先增加一种，几天以后一种适应了，再加另一种。辅食增加要品种多样，增加辅食时一定要使婴儿逐步适应多种饮食，不要从小造成偏食、挑食及吃零食的坏习惯。以上原则是为了使婴儿的胃肠道能逐步适应增加的辅食，能充分消化和吸收，不致引起腹泻或呕吐。在增加辅食过程中，如发生腹泻、呕吐，就要暂停增加辅食，待腹泻、呕吐停止几天再增加。

第二节　妈妈小厨房

1. 肝泥粥　将猪肝切成片，用开水焯一下，捞出后剁成泥。将白菜洗净切成细丝。锅内放点油，下猪肝煸炒，加入葱、姜末及适量的酱油炒透入味，随后加入适量水烧开，再投入洗净的大米和小米煮至熟烂。放入白菜丝及少量细盐煮片刻即成。

2. 肉菜卷　将面粉与黄豆粉按 10∶1 的比例掺合，加入面粉及适量水，和成面团发酵。再将瘦猪肉、胡萝卜、白菜切成碎末，加入适量植物油、葱姜末、细盐、酱油搅拌成馅。发酵好的面团加入碱水揉匀，擀面片，抹入备好的肉菜馅，从一边卷起，码入屉内蒸 30 分钟即成，吃时切成小段。

3. 四彩珍珠汤　先将面粉放入盆内，用干净筷子沾水拌入面粉中，边加水边拌匀面粉，使之拌成小疙瘩。将猪肉剁成肉末。菠菜用开水焯一下，控去水，切成小段。热锅入油，下肉末煸炒，放点葱、姜末及酱油，添入适量水烧开；再把小面疙瘩投入，用勺搅拌均匀，煮片刻，甩入鸡蛋液，放菠菜、紫菜及适量细盐，稍煮片刻即成。

4. 花豆腐　将豆腐煮一下，放入碗内研碎，青菜叶洗净，用开水烫一下，切碎后也放在碗内，加入淀粉、精盐、葱姜水搅拌均匀；再把蛋黄研碎撒一层在豆腐泥表面，放入蒸锅内用火蒸 10 分钟即可喂食。菜的口味不宜过咸，以利于婴儿食用。这道菜含有丰富的蛋白质、钙、磷、铁及维生素 A、维生素 D 等多种营养素，这些是婴儿生长必不可少的营养素，可促进大脑、骨骼的发育，适宜 10 个月以上的婴儿食用。

5. 牛奶蛋　将鸡蛋的蛋黄、蛋白分开，把蛋白抽至起泡，待用。在锅内加入牛奶、蛋黄和白糖，混合均匀，用微火煮一会儿，再用勺子一勺一勺地把调好的蛋白放入牛奶蛋黄锅内稍煮既成。注意制作中一定要把蛋黄、蛋白分开。

第三节　提倡宝宝自主进食，不做追孩子吃饭的家长

众所周知，养育一个孩子需要花费很多心血，对一些家长来说，真的是自己一口一口把孩子喂大的，而另外一些家长相对会轻松很多，因为他们有意识地培养孩子自主进食，孩子从小就能自己好好吃东西。良好的进食习惯，不但可以让父母更轻松，还可以让孩子得到均衡合理的营养。和大人不一样的是，孩子的精神、体格或活动能力在不停地发育变化，在各个阶段有不同的生理特点，所以培养孩子自主进食的方法不是一成不变，也不是越早越好，而是需要根据孩子自身的发育规律来进行。

在出生头6个月里，孩子四肢的运动能力尚无法支持他们自主进食，因此只能依靠大人将乳头或奶嘴送到嘴边，然后依靠原始的觅食反射、吸吮吞咽反射去完成进食。这个年龄段也只需母乳或配方奶，饿了他们会哭闹，饱了会吐出乳头或奶嘴，大人可以通过观察这些信号实现按需喂养。

6个月以后，单纯的母乳或配方奶已不能完全满足孩子的营养需求了，家长要开始给宝宝添加辅食。同时，随着月龄的增加，孩子也慢慢具备了一定的运动能力，他们渐渐地能双手捧着奶瓶自己喝奶，能抓着手指将食物往嘴里送了，或者握住勺子自己进食。通常，在8~9月龄之后，孩子已经有足够的自主进食能力，并且大部分会有自主进食的意愿，这正是家长鼓励并培养孩子自主进食的良好时机。

鼓励自主进食时，家长首先需要为孩子提供合适的食物，对于8~9月龄的孩子，用手指进食是帮助其学习自主进食的理想选择。我们还需要根据孩子的发育特点，为他们提供恰当的工具，比如当他能自己捧住杯子时，就可以让他试着自己喝水、喝奶；当他能自己握住勺子时，就可以给他提供勺子和容易勺住的食物进行尝试。

1岁左右，宝宝会喜欢跟成人在一起上桌吃饭，家长可以用一个小碟子盛上适合他吃的各种饭菜，宝宝在自己动手的过程中，慢慢就学会了吃饭技巧。

（1）如果宝宝总喜欢抢勺子的话，妈妈可以准备两把勺子，一把给宝宝，另一把自己拿着，让他既可以练习用勺子，也不耽误把他喂饱。

（2）给宝宝做一些能够用手拿着吃的东西或一些切成条或片的蔬菜，以便他能够感受到自己吃饭是怎么回事。如：土豆、红薯、胡萝卜、豆角等，还可以准备香蕉、梨、苹果和西瓜、熟米饭、软的烤面包等。

第四节　妈妈也要学"技巧"

（1）尊重孩子的心理，不要严厉地约束，可以尝试一勺一勺地喂他。这对宝宝提高生活能力和培养自尊心有极大的帮助。

（2）当宝宝自己吃饭时，要及时给予表扬，妈妈如果确实担心宝宝吃不利索把家里弄乱的话，可以在宝宝活动的周围装上保护措施。

（3）妈妈要注意千万不要给宝宝吃可能会呛着他的东西，最好也别让他接触到这些东西，如：花生、玉米、葡萄、果冻等。

（4）餐桌上，成人谈话的内容最好与宝宝吃饭有关，以吸引他的兴趣。

（5）与家人共进 3 顿主餐，2~3 次营养丰富的辅餐（水果、牛奶、面包、饼干或自制小点心等）。进餐时间应在 20~25 分钟儿童少年/次，定时就餐，儿童食量可波动，不强求定量。

（6）"手抓饭"有好处：1 岁宝宝吃饭时往往喜欢用手抓，许多家长都尽力纠正这样"没规矩"的动作。很多妈妈烦恼宝宝"下手抓饭"这件事到底对孩子好不好，宝宝学"吃饭"实质上也是一种兴趣的培养，这和看书、玩耍没有什么两样，"下手抓"实际上是他们了解食物，感知食物的一种方法。专家建议，只要将手洗干净，1 岁左右的孩子甚至可以"玩"食物，比如米糊、蔬菜、土豆等，到 18 个月左右再逐步教宝宝用工具吃饭，培养宝宝自己挑选、自己动手的愿望。这样做会使他们对食物和进食信心百倍、更有兴趣，促进良好的食欲。

第五节　聪明宝宝，健康饮食

宝宝的生长速度相对婴儿期明显变慢，食欲波动很大，有时甚至比婴儿期进食量更少些，但摄入食物质地更厚实，能量密度较婴儿期更高。

一、食物的选择

（一）食物种类

宝宝阶段食物的能量供给结构发生明显变化，食物种类基本同成人，脂肪所供能量占比下降，而碳水化合物占比逐渐上升（谷类 100~150g/d、蔬菜 200~250g/d、水果 100~150g、肉类动物性食物 50g/d，乳类至少 500ml/d）。有条件的母亲继续母乳喂养至 2 岁。不强求宝宝吃所有食物，但需保证每一大类食物的摄入量，如不一定吃各种绿叶蔬菜，但需摄入至少1～2种蔬菜。与成人一样，正常宝宝可偏好某一种或某几种食物，但要控制偏好食物的量，同时提供其他健康食物以保证宝宝营养均衡。如只提供偏好的食物，易形成儿童偏食、挑食的习惯。鼓励宝宝适当饮水，但不宜摄入含糖量高的食物比如果汁。宝宝摄入过多甜食，一方面容易满足食欲，刺激胃肠道产生腹泻、消化不良等，使宝宝因而不愿意再进食其他的食物，从而造成食欲不振，长此以往，导致营养不均衡，甚至出现营养缺乏症；另一方面，由于甜食中碳水化合物的含量较高，长期食用，当其供给的热量超过机体需要时，就会转化为脂肪存储在人体内，从而造成小儿体重增加，肌肉松弛，继而出现肥胖症，影响身体其他发育；另外，甜食不仅会让味觉变得迟钝，还会影响垂体分泌生长激素。生长激素水平低，还会影响孩子的身高；同时，糖分在口腔中溶解还会出现口腔溃疡，使宝宝宜患龋齿。因此，这个时期的宝宝不宜摄入过多的糖分。

（二）食物质地

不同质地的食物可进一步训练宝宝吞咽、咀嚼能力。为防止宝宝窒息，避免进食坚果或颗粒状、易发生误吸的食物，如花生、玉米、葡萄、果冻等。

（三）维生素和矿物质补充

1. 维生素D 2008年美国儿科学会以及《中华儿科杂志》2008年及2010年刊登的关于维生素D推荐相关建议中，对于1岁以上儿童建议维生素D的摄入量为400IU（10μg）。但是2016年《全球营养性佝偻病防治循证指南》在荟萃了全球研究证据的基础上，建议1岁以上儿童每天摄入600IU（15μg）的维生素D以满足基本营养需要，这包括来自配方、其他强化维生素D食物以及维生素D补充剂来源。如果食物来源无法满足，建议额外补充不足部分，尤其是有高危因素（婴儿期有维生素D缺乏、皮肤颜色深或紫外线暴露不足、北方高纬度地区、冬春季节等）的宝宝。

2. 钙 宝宝每天500ml的奶量，能够保证钙营养的需求。但是一些宝宝奶量明显摄入不足，需要考虑钙营养状况。1～3岁儿童每天钙需求量为600mg。

3. 铁 注意保证富含铁和锌的食物，宝宝若饮食均衡，一般不需要再额外添加其他维生素和矿物质。

二、饮食行为培养

建议宝宝与家人同时进食，有条件的家庭可让宝宝坐在儿童餐椅就餐，便于与家人互动交流。避免进食时看电视或玩玩具等，更不可追喂进食。宝宝应学习抓、用勺子，参与进餐过程，逐步学习自己进食。允许宝宝进食过程狼藉，在进食过程中熟练掌握进食技巧。培养宝宝规律的进食习惯，家长尽可能为宝宝提供各种食物满足其生长需要，不强迫进食。识别宝宝饱腹的信号，允许吃饱后离开餐桌。对较年长一些的宝宝，可适当参与食物的制作过程或者餐前准备餐具，提高其对进食过程的兴趣。

三、弃用奶瓶

建议 12 月龄宝宝开始学习用吸管杯饮水，15 月龄起应弃用奶瓶，用杯子饮奶或水。

四、进食鲜牛奶、蜂蜜等食物的年龄

因为新鲜牛奶未经过营养素强化，尤其是无法保证婴儿铁营养的供给，因此其营养不能很好地保证 1 岁以内婴儿的营养需求。1 岁以后宝宝可摄入新鲜牛奶。因脂肪仍是年幼宝宝能量的重要来源，2 岁以内的婴幼儿不建议喂哺低脂或脱脂牛奶。1 岁以内婴儿都不建议使用蜂蜜，因其易被肉毒杆菌污染。

第六节 使宝宝养成良好的饮食习惯

宝宝开始学吃饭时每日进食时间要规律，平时不要让孩子吃垃圾食品。从小培养儿童清淡的饮食习惯，有助于形成受益一生的饮食习惯。在烹调方法上，宜采取蒸、煮、炖、煨等烹调方法。尽量少用油炸、烤、煎、炸等。对于三岁以下幼儿膳食应专门单独烹饪加工，将食物切碎煮烂，便于幼儿咀嚼、吞咽和消化。特别注意要完全去除骨、皮、刺、核等。淘米时，最好根据米的清洁程度进行恰当清洗，不要用流动的水冲洗，也不要用热水烫洗，更不要用手用力地搓，烹调时，米类以蒸或煮的烹调方法为最佳。鼓励宝宝自己吃饭并且规律进食次数，避调力。还可以增进宝宝对食物的兴趣。

正确对待宝宝的"偏食"表现，态度既不可太过生硬，也不可骄纵。注意宝宝的饮食习惯，例如避免四处撒放食物和整日无规律地分散喂养。同时，不要害怕宝宝吃饭弄脏，要鼓励宝宝自主进食，可以锻炼宝宝身体的协调性。宝宝爱吃的食物，不加以节制地进食，最终会导致宝宝对别的食物没有兴趣，不爱吃的东西一点也不吃。妈妈要以身作则，不要在宝宝面前对食物妄下定论。

我们说"民以食为天"，宝宝处于生长发育期，对营养有着很大的需求。虽然，随着经济的发展和社会的进步，不少家庭的生活条件都提高了，但让宝宝有一个正确的饮食习惯却变成了一个让很多人头疼的问题。

偏食、挑食、厌食现象很严重。很多孩子爱吃荤菜，一吃到蔬菜就会干呕、

恶心；像鱼虾这类食物很多宝宝不愿意吃。现在很多宝宝都有吃零食的习惯，甚至有一部分因为吃零食而影响了正常的一日三餐。薯片、冰激凌、巧克力、饼干、膨化食品等小食品层出不穷，这类食品种类繁多，口味多样，孩子很喜欢吃。相反，饭菜的吸引力就对他们来讲相对较弱了。但是这些零食本身营养不能保证，一方面，食品加工工序较多，有些食品尚不能保障安全，食品卫生和质量良莠不齐，甚至还有很多的垃圾食品；另一方面，宝宝食用对身体营养补充不利的食物，还可能引起身体的不适，威胁着宝宝的身体健康。

"言传身教"是老生常谈的，放在宝宝饮食方面也是一样的道理。由于很多家长本身就有挑食的行为，对自己不喜欢吃但是有营养的食品，也不给孩子做，自己尚且不能够认识到合理饮食的重要性，孩子自然会受到影响。很多家长也存在喜欢吃零食的习惯，自己买了零食和孩子一起分享，久而久之，宝宝受家长的影响，认为有些食物是不好吃的、不能吃的，或者连吃到某些食物的机会都没有，这对于宝宝均衡营养、促进吸收是十分不利的，也使宝宝不能够养成科学健康的饮食习惯。有很多家长在宝宝饮食方面存在误区：虽然很注意孩子的饮食，但是错误地认为荤菜营养丰富，每天为宝宝准备鸡、鸭、鱼等肉类食品，蔬菜、水果相对较少；还有一些家长过分迷信营养品，宝宝的各种营养液、营养品、开胃宝等不离口，过分相信营养品的功效，殊不知，宝宝长期服用营养品对良好饮食习惯的养成和身体健康都是不利的。

宝宝有不同于大人的饮食特性，如宝宝消化系统生理解剖结构的不同，这使有些宝宝对坚硬的食物不适应、不消化，也会影响宝宝的食欲，导致宝宝对某种食物不感兴趣。另外，宝宝用勺子还不够熟练也可能导致对饮食缺乏兴趣。一般来说，宝宝喜欢清淡、甜甜的食物，但是大人在做饭时候，常常按照自己的口味，饭菜较为咸腻，宝宝对这类饭菜口味不感兴趣，也对宝宝的身体无益。宝宝本身的饮食特性区别于成人，成人如果不重视这一点，就会导致宝宝偏食、厌食。

第七节　容易导致进食意外的食物

鱼刺等卡在喉咙是最常见的进食意外，当婴幼儿开始尝试家庭食物时，由大块食物哽噎而导致的意外会有所增加。整粒花生、腰果等坚果，因婴幼儿无法咬碎而容易呛入气管，故禁止食用。果冻等胶状食物不慎吸入气管后，不易取出，也不适合2岁以下的婴幼儿。婴幼儿进食时随意走动，易引起碰伤、烫伤。为保证进食安全，婴幼儿进食时应固定位置，必须有成人的看护，并注意进食场所的安全。

第八节　保证食品安全

保证食品安全的基本条件是将食物煮熟，经过高温烧煮后，绝大多数的病原微生物均可被杀灭。但煮熟后的食物仍然有再次被污染的可能，因此准备好的食物应尽快食用，生吃的水果和蔬菜必须用清洁水彻底洗净，而给婴幼儿食用的水果和蔬菜应去掉外皮、内核和籽，以保证食用安全。家庭自制辅食可以保证食物新鲜，不添加盐、糖等调味品，味道也更偏向于家常化，家长应学习烹制婴儿食物，保证安全和营养。夏季气温较高，儿童食欲欠佳，饭菜应注意色彩搭配鲜明、形式多样、清爽可口，以引起宝宝的食欲。夏季出汗多，容易造成体内水溶性维生素 B_1、维生素 C 等的流失，应在膳食中重点补充。喝粥时，可进食少量的咸蛋等，以补充因排汗损失的盐分。每餐稀干搭配以补充水分。午点可安排西瓜类水果，起到清热解暑的作用。夏季气温较高，含蛋白质的食物容易变质，应现吃现做。

1~2 岁的宝宝正在处于生长发育阶段，营养状况将直接影响到宝宝的成长。宝宝食谱的最大特点是讲究营养平衡：营养平衡是指食物量的平衡和营养物质结构的平衡两个方面。食物量的平衡即每天要按不同比重安排好各类食物；营养物质结构的平衡即每天膳食中营养素的含量比例搭配要恰当，这样才能满足幼儿生长发育的需要。满足这两方面要求的食谱才是保证营养平衡的食谱。

选择营养丰富、易消化的食物。幼儿食物的选择应坚持营养全面丰富、易于消化的原则，应充分考虑满足能量需要，增加优质蛋白质的摄入，以保证幼儿生长发育的需要；增加铁质的供应，以避免铁缺乏和缺铁性贫血的发生。鱼类脂肪有利于儿童神经系统发育，可适当选用鱼虾类食物，尤其是海鱼类。对于 1~2 岁幼儿，应每月选用猪肝 75g（一两半）、鸡肝 50g（一两）或羊肝 25g，做成肝泥，分次食用，以增加维生素 A 的摄入量。不宜直接给幼儿食用坚硬的食物及易误吸入器官的硬壳果类（如花生）、腌制食品和油炸类食品。

鼓励幼儿多做户外游戏与活动，合理安排饮食，避免过瘦与肥胖。由于奶类和普通食物中维生素 D 含量十分有限，幼儿单纯依靠普通膳食难以满足维生素 D 需要量。适宜的日光照射可促进幼儿皮肤中维生素 D 的形成，对儿童钙质吸收和骨骼发育具有重要意义。每日安排幼儿 1~2 小时的户外游戏与活动，既可接受日光照射，促进皮肤中维生素 D 的形成和钙质吸收，又可以通过体力活动实现对幼儿体能、智能的锻炼培养，并且维持能量平衡。

正确选择零食品种，合理安排零食时机，使之既可增加儿童对饮食的兴趣、利于能量补充，又可避免影响主餐食欲和进食量。应以水果、乳制品等营养丰富的食物为主，给予零食的数量和时机以不影响幼儿主餐食欲为宜。应控制纯能量类零食的食用量，如果糖、甜饮料等含糖高的食物。鼓励儿童参加适度的活动和游戏，有利于维持儿童能量平衡，使儿童保持合理体重增长，避免儿童瘦弱、超重和肥胖。

辅食应保持原味，不加盐，糖以及刺激性调味品，保持淡口味。淡口味饮食有利于提高婴幼儿对不同天然食物口感的接受度，减少偏食、挑食的危险，淡口味食物也可以减少婴幼儿盐和糖的摄入量，降低儿童期及成人期肥胖、高血压、心血管疾病等风险，强调婴幼儿辅食不加盐。

定期监测生长发育状况。身长和体重等生长发育指标反映幼儿的营养状况，父母可以在家里对幼儿进行定期的测量，1~2岁幼儿应每2~3个月测量1次。

第九节　常见的饮食误区

婴幼儿时期是儿童体格发育最为迅速的一个阶段。一方面，小儿必须摄入各种营养丰富且易于消化、吸收的食物来满足生长发育的需要；另一方面，由于这个时期，小儿的消化功能尚未成熟，稍有不慎就可能导致消化功能紊乱、腹泻、营养不良等疾病的发生。鉴于小儿消化系统的特殊性，下面对几种小儿不宜的食物进行分析，希望大家能树立正确的喂养观念，以免走入误区。

误区一：咀嚼过的食物易于消化吸收

有些家长认为，婴幼儿胃肠功能尚不成熟，给他们喂食咀嚼过的食物，易于消化吸收。其实，这是一种不科学、不卫生的喂养方式。人体的口腔本来就是一个多菌的环境，给婴幼儿喂咀嚼过的食物，易将成人口腔中的细菌传给婴幼儿，从而引起感染。实际上，让宝宝自己咀嚼食物，不但可以促进其牙齿的生长，还有利于培养他们咀嚼和吞咽的良好习惯。但要注意的是，要避免给宝宝喂食生硬、粗糙、油腻或过于刺激的食物。

误区二：人工喂养方便易行

当今社会竞争激烈，妇女广泛参加各项社会工作，她们可能尚在哺乳期就不得不回到工作岗位上，因而不能按时按需给宝宝母乳喂养，加之目前市场上可供选择的乳剂品、优质代乳品琳琅满目，许多家长可能就会过早地采取以人工喂养代替母乳哺育。而实际情况是，过早地以人工喂养代替母乳喂养，并不利于宝宝的生长发育。

众所周知，母乳是宝宝最健康、最理想的天然食品，它不仅营养丰富，易于消化、吸收，并且含有多种免疫成分。因此，母乳喂养的婴幼儿患病率往往较低，而哺乳期的母婴直接接触，使婴儿患病也比较容易被及时发现。此外，母乳还有经济方便、温度适宜、不易过敏等优点。健康母亲的乳汁分泌量可以满足4～6个月以内宝宝对营养的需求，若过早地以人工喂养代替母乳，则容易引起消化功能的紊乱，还可能因所选代替品（米糊、豆奶等）所含的营养成分不完全而引起营养不良。

误区三：奶粉越浓，营养成分越多

在给新生宝宝喂奶制品时，许多家长可能会想当然地认为"奶粉越浓，营养成分越多，对宝宝越好"，于是，他们往往喜欢给宝宝喂食高浓度的奶粉。诚然，新生儿发育迅速，他们对能量及营养的需求特别高，但是，我们还必须注意到，新生儿胃肠发育尚不成熟，他们对能量及营养的耐受性也相对较差。

奶粉配制过稀，固然易引起营养不良，但配制过浓了，则可能加重胃肠道的负担，导致消化功能紊乱、肠胀气等问题的出现，这同样会影响宝宝的生长发育。因此，我们强调配制牛奶时，应按照奶粉罐上的详细配制说明，选择适宜的浓度。

误区四：营养品有益健康

近年来，随着人们生活水平的不断提高，自我保健意识的不断增强，不少爱子心切的父母认为蜂乳、人参等是高级营养品，为了使孩子更健康，在每日吃饭、饮水时都给宝宝喝一些，有的甚至以此代替牛奶给宝宝吃。诚然，婴幼儿期营养充足是个体生长发育的关键，但上述补品均含有一定激素（如雌二醇，或能与雌二醇抗体交叉结合的雌激素样物质），其浓度相当于正常发育儿童的8～34倍。即使"儿童专用补品"中的某些品种，也不能排除其含有类似性激素和促性腺因子的可能。因此，当机体摄入这些外源性激素后，可能促使性功能提前启动，以导致发生性早熟现象。再者，保健品中所含的营养成分也并不完全，不能供给较多的蛋白质、维生素和矿物质。若长期以这种保健品代替牛奶，容易出现营养缺乏症，更会影响婴幼儿的生长发育。此外，蜂乳、人参、糖浆等通常含糖量较高，经常吃还会影响婴幼儿的食欲。

其实，正常健康的宝宝，只要根据实际需要，按比例进食牛奶、鸡蛋、肉类、粮食、青菜、水果、豆制品等日常食品，已完全可以得到充分的营养。盲目进补，其结果只能影响孩子的健康。

误区五：喝高浓度糖水有助于补充体能

有的家长听说糖分能补充体内碳水化合物和热量的不足，于是，他们有空就给宝宝喝些糖水，或在牛奶中加糖，而且越甜越好。实际上，糖水浓度过高，一方面，容易影响食欲，刺激胃肠道产生腹泻、消化不良等，宝宝因而不愿意再进食其他食物，从而造成食欲不振，长此以往，导致营养不均衡，甚至出现营养缺乏症。新生儿常吃高糖的乳和水，会使坏死性小肠炎的发病率增加。另一方面，由于糖中碳水化合物含量较高，长期食用，当其供给的热量超过机体需要时，就会转化为脂肪存储于体内，从而造成小儿体重增加，肌肉松弛，继而出现肥胖症。此外，糖分在口腔中溶解后还可能腐蚀牙齿，使宝宝易患龋齿。因此，我们并不提倡让小儿喝高浓度的糖水。

误区六：蛋类食品营养丰富，多吃无妨

蛋类食品中含有丰富的蛋白质、钙、磷、铁和多种微量元素，对婴儿成长有一定的好处，但食之过多，就会给婴儿带来不良的后果。营养专家认为，1~1.5岁的婴儿，最好只吃蛋黄，且每天不宜超过一个；1.5~2岁时，可隔日吃一个蛋；年龄稍大一些后，才可以每天吃两个蛋。假如婴儿的粪便中，发现有如蛋白状的物质，则说明婴儿的肠胃不太好，不能很好地吸收蛋白质，对于这些婴儿，最好把蛋黄加入其他食物中一起喂食。如果婴儿正在出疹，更要注意暂不要吃蛋，以免增加胃肠负担。

误区七：喝茶有益

中国人喜欢喝茶，因为茶中含有多种对人体有益的物质，如鞣酸、叶酸、维生素、蛋白质及矿物质，还含茶碱、咖啡因等。所以，适当饮茶，对人体有益，但是，给婴幼儿喝茶则另当别论。

给宝宝喝少量淡茶没有大的害处，但是，如果经常喝茶或喝浓茶，就会对他们的健康产生一定影响。茶中的咖啡因等，对中枢神经具有兴奋作用，婴幼儿喝浓茶后易出现睡眠减少、精力过剩、身体消耗增大的弊病，影响其生长发育、身体消瘦。鞣酸在体内与铁形成鞣酸铁复合体，使铁吸收减少百分之七十五。过度喝茶，还会因水分过多，使心脏负荷加重。此外，浸泡时间过长和隔夜的茶，由于分解或变质产物的形成，对机体造成不利，因此，也不宜作为冷饮给孩子饮用。

另外，汽水饮料中碳水化合物含量高，容易刺激胃肠道，影响消化液的分泌，引起食欲不振，婴幼儿也不宜经常饮用。食盐是钠和氯的化合物，婴儿肾脏发育尚不成熟，排钠能力弱，盐摄入过多易损伤肾脏；体内钠离子增多，钾离子随尿排出也增加，从而引起心脏、肌肉衰弱；还易诱发高血压。因此，婴儿食物不宜太咸。

误区八：用乳酸饮品代替奶

有的家长经常会用一些太子奶、乳娃娃来代替奶，这个误区一定要注意避免，因为这些乳酸饮品口味很好、口感很好，而且有很漂亮的图案、广告宣传，孩子一看就喜欢，但是不是奶，只是乳酸饮品，其中各种营养物质的含量比奶低很多，所以一定不能替代的。如果外出的时候偶尔喝喝可以，但是千万不要把这个当作奖励作为比较好的东西经常提供给孩子，特别是不能在吃饭前 1~2 小时喝。一般 1~2 岁的宝宝，奶量最少保证 400ml 以上，这才能够保证孩子一天钙的摄入。不要过早地给宝宝喝酸奶，而不喝配方奶粉，特别是夏天的时候给孩子喝一些从冰箱里拿出来的凉酸奶，这个对孩子是特别不好的。我们一般建议 2 岁以后再给孩子喝酸奶，2 岁以前如果有母乳可以接着吃母乳，如果没有母乳了可以给孩子吃配方奶粉，它的营养比鲜奶高很多，如果孩子还是不愿意喝配方奶粉，最起码喝鲜奶，也不要喝酸奶。为什么？因为酸奶经过发酵以后是很酸的，当吃到口味很好的酸奶的时候，其实里面都要加一些糖或者调味剂，调成各种口味的酸奶，所以孩子吃酸奶的时候可能也同时吃一些糖，如果孩子体重不超标还好，如果孩子体重超标，为了补充奶制品吃了那么多糖，也是得不偿失的。所以酸奶不要喝，尤其是不能喝刚从冰箱里拿出的凉酸奶。我们建议尽量给孩子喝配方奶粉，有时候可用牛奶代替配方奶粉。有家长问这样是不是影响孩子的营养？这得看年龄段，1 岁以后，如果有母乳尽量吃母乳，没有母乳我们也是希望用配方奶粉代替母乳，尽量少用鲜奶，因为仔细地去比较 100 毫升鲜奶和 100 毫升配方奶粉当中营养素的含量，会发现配方奶粉中各种营养素、维生素的含量比鲜奶优越得多，因为其是经过特殊配方的。比如说奶中的铁含量少，配方的时候可以适当多加进去一些，可以自己做一些工艺上、配方上的改进，所以比普通的奶好很多，不要着急给他加鲜奶。

误区九：大便干燥多给孩子吃香蕉、喝蜂蜜

1~2 岁以后，尤其是冬天好多孩子大便干燥，妈妈就觉得要多给孩子吃香蕉、喝蜂蜜水，这也是一个误区。其实大便干燥往往也是营养量补充的不够，如果孩子吃的过于精致，肠道中的纤维素就不够，而且粪便在我们的直肠中会反吸收水分，这样粪便会非常干硬，甚至造成孩子肛裂或者痔疮。所以大便干的时候香蕉可以吃，但是香蕉吃的太多反而也有便秘的作用。香蕉不能吃的太多，一天最多不要超过一根。最主要的是多吃一些含纤维素多的蔬菜，比如芹菜、韭菜、白萝卜，这些东西含的纤维素比较多，可以做成饺子、馅饼给孩子多补充一些。蜂蜜水也是，可以给孩子喝一点，中医上都讲润肺、润脏，但是也不能多喝，因为喝多的时候体内容易积累酸性的物质，所以要适可而止。

总结

健康的饮食不仅能保证宝宝各种营养素的供给，也能促使机体的免疫功能正常发育。每个宝宝的健康成长都离不开对宝宝无微不至的照顾与科学的喂养方法。宝宝的健康成长是每位爸爸妈妈的最大心愿。宝宝的饮食和辅食喂养应该遵循以下几点。

（1）继续母乳喂养，正确添加辅食。

（2）对症下药，起效快，效果好。

（3）提倡宝宝自主进食，不做追孩子吃饭的家长。

（4）聪明宝宝，健康饮食。

（5）为宝宝养成良好的饮食习惯。

第七章 学龄前儿童膳食指南及饮食误区

本指南适用于满 2 周岁但未满 6 周岁的儿童（又称学龄前儿童）。与婴儿期和幼儿期相比较，此期的儿童生长发育的速率稍有下降，但仍然处于较高的水平，对营养的需要量相对较高。学龄前孩子与婴幼儿相比，从身体到心理上都逐渐发育成熟。他们有更多的自主性，从穿衣打扮到吃饭喝水都有自己的小主意。这个时期儿童的饮食习惯也容易走向偏食、挑食的情况。那么，如何才能保证学龄前孩子的身体健康和营养需求是爸爸妈妈关心的问题。我们来一起了解一下，学龄前孩子应该注意哪些饮食原则。

由于学龄前儿童的生活自理能力增强，主动性和好奇心加强，因而儿童的行为表现向独立性和主动性方面发展。对食物的选择有一定的自主性，对家长的食物要求有逆反心理，容易导致偏食和挑食。进食不专心，用餐时间延长，从而导致进食量的减少，进而可能容易引起消化功能紊乱、营养不良等问题；同时对这个阶段的儿童，每天也要求提供一定的零食。

学龄前儿童的模仿能力强，喜欢模仿家长，是儿童良好膳食习惯形成的关键时期。由于儿童的学习能力和自主能力逐渐加强，应特别注意对其膳食结构及时给予合理膳食指导，以帮助其逐渐养成良好的膳食习惯，为其一生建立健康膳食模式奠定坚实的基础。

此外，适当地参加户外活动可增进儿童对食物的向往，外面世界的人、事、形、色都能给孩子身心发育、人际交往无限大的能量，应特别鼓励。

第一节 对学龄前儿童膳食的认知

学龄前儿童的膳食营养搭配应由多种食物构成平衡膳食结构，规律就餐是获得全面、足量的食物摄入和良好消化、吸收的保障。此时的儿童正处在生长发育阶段，新陈代谢旺盛，神经心理发育迅速，自我意识和模仿力、好奇心增强，易出现进食不够专注，家长要注意引导儿童自主、有规律地进餐，保证一日三次正餐和 1~2 次加餐，不要随意改变进餐时间、环境和食物量。

牛奶是平衡儿童膳食营养的最佳食品，很多家长在选购时容易混淆儿童牛奶、乳饮料与复原奶，事实上三者的营养成分有很大区别，家长可通过包装上的配方及营养成分表进行区分。由纯牛奶构成的儿童牛奶中，蛋白质含量与纯牛奶相当，约为2.9%，而低于此标准的饮品均不是纯牛奶，所有妈妈们好好选择哦！建议每天饮奶300~400ml，儿童新陈代谢旺盛，活动量大，应补充充足水分，2~5岁儿童每天饮水量（牛奶加白水和食物中的汤水等总和）1200~1600ml，且以白开水为主（含丰富的矿物质）。不宜给孩子选择含糖饮料，其中糖分含量过高，且缺乏营养价值，随之取代了其他能提供高品质营养价值的食物和饮料，这对于儿童的生长和发育极为不利，存在很多健康隐患，如增加肥胖、心脏病等疾病风险。

挑食、不爱吃蔬菜是很多学龄前儿童的"通病"。挑食高热量食物的学龄前儿童容易肥胖；不爱吃蔬菜、水果的学龄前儿童容易便秘，会引起营养失衡，容易导致钾缺乏。挑食孩子往往边吃边玩，吃一顿饭常常超过一个小时，不仅影响营养的摄入，甚至会造成胃肠道功能紊乱，影响消化、吸收，若不纠正，可使孩子生长发育迟缓甚至抗病能力低。让孩子爱上蔬菜，经常请爱吃蔬菜的小朋友来家里用餐！不挑食、均衡饮食，可保持儿童体重稳定增长，此时期儿童可以适当食用零食，尽可能与加餐相结合，以不影响正餐为前提，宜选用营养密度高的食物（如乳制品、水果、蛋类及坚果类等）。密封包装好的散装食物，保存期长久、不用再次烹煮的非正餐小吃，油炸类，干燥类，腌制类（包括凉果、蜜饯），烘炒类或者糖果、膨化类等零食应该远离我们的宝宝。

鼓励学龄前儿童接触食物，每天买来蔬菜后，让宝宝触摸各种蔬菜区分不同蔬菜之间的触感，提示宝宝通过颜色和形状加以辨认。每天重复的辨认工作加深了宝宝的记忆力，强化他的辨别能力，先让宝宝观察蔬菜在烹调过程中颜色的变化。在妈妈做饭时，让宝宝练习判断菜什么时候熟了，找一找生菜和熟菜颜色上的不同，可训练孩子的观察能力。然后观察做菜的顺序，妈妈做菜时，让宝宝在旁边仔细观察妈妈做菜的工序，做好之后，让他说出某一道菜的步骤，如做芹菜炒肉丝时是先炒肉丝还是先炒芹菜等，这样能训练宝宝的记忆力，增长宝宝的生活常识，提高科学营养素养。

经常带宝宝参加户外活动与游戏，能增强了幼儿体质，提高机体对外界环境变化的适应能力和对疾病的抵抗力，提高身体指标，保持能量平衡。通过阳光照射可促进皮肤中维生素D的合成和钙的吸收、利用。孩子参加户外活动，可大大减少电视及电子产品对眼镜的伤害，学龄前阶段幼儿身体生长发育迅速，身高、体重是反映儿童膳食营养均衡的最明显指标，家长定期检测身高体重从而指定及调整膳食食谱和身体活动，保证宝宝的身体健康成长。

第二节　对学龄前儿童的膳食你会精打细算吗

一、你会安排儿童膳食吗

俗话说"早吃好、中吃饱、晚吃少"。好不是山珍海味和大鱼大肉，而是营养均衡和健康自然。学龄前儿童消化吸收功能已基本接近成人，因此，膳食安排也基本接近成人。此时，生长发育比较迅速，活动量大大增加，因此每天除了早、中、晚三次正餐，还可以有两次加餐以满足小儿生长发育的需要。一般安排在上、下午各一次，晚餐时间较早时，可在睡前2小时安排一次加餐，以奶类、水果为主或少量松软面点，不宜安排甜食。这个时期的儿童主食以普通米饭、面食为主，菜肴和成人相同，但仍应避免过于坚硬、油腻、酸辣的食物。饮食要多样化，荤素搭配，粗细粮合理搭配。

儿童营养早餐小贴士

（1）早餐不宜马虎，早餐不但要吃，而且要吃得好，可选择鸡蛋、牛奶、米饭、面包、小菜、馒头、果酱、芝麻酱等搭配吃。

（2）规律安排就餐时间，两餐之间间隔4～5个小时，加餐与正餐之间应间隔1.5～2小时。

（3）加餐份量宜少，以免影响主餐进食量。

（4）根据季节变化和饮食习惯，饮食要多样化，荤素搭配得当。

二、规律进餐有何益处

要定时定量吃饭。对每人来讲，一日三餐定时，就能够形成固定的饮食规律。使孩子按时定量吃饭，两餐间隔时间在4～6小时，这正是肠胃对食物有效的消化、吸收和胃排空的时间，可保证充分足够地消化、吸收营养和保持旺盛的食欲，让宝宝身体稳定增长。同时，要根据孩子的食量给予适量的饭菜，并坚持要求他们顿顿吃完。千万不能一味要求孩子吃多，更不能依着孩子爱吃多少就吃多少，一顿饱一顿饥，然后用零食填补，这会影响下一顿的食欲，同时会养成任性浪费的不良习惯。

2～5岁儿童注意力不容易集中，容易受环境影响。例如吃饭时手里玩着玩具、看电视、做游戏等都会使儿童对食物不感兴趣，降低其对食物的关注度，影响正常吃的时间和营养的摄入。

儿童规律进餐小贴士

（1）创造轻松的进餐氛围，是培养孩子良好饮食的一个方法。一个整洁有序、愉快安静的进餐环境，可以使孩子保持良好的进餐情绪，让孩子感受进餐时的快乐气氛，进餐时播放一些优美动听的音乐是有益于消化的。最应注意的是，无论遇到什么事，都尽可能地避免在餐桌上批评，训斥孩子或对孩子进行严重的说教，这会破坏愉快的进餐气氛，既降低孩子的食欲又不利孩子的身心健康，教育也不一定有效，反而得不偿失。

（2）当今社会好多学龄前儿童都是祖父母或者是外祖父母看护，及其娇惯，让宝宝自己吃饭，避免追着喂，是培养孩子良好饮食的有一个好方法。杜绝边吃饭边玩，边吃饭边看电视等行为，此行为乃破坏专注力的一大要素。

（3）吃饭应细嚼慢咽，但是不能拖拖拉拉、拖延时间。建议和宝宝达成一致，最好在 30 分钟内吃完，如果要求完成，家长可以给予宝宝嘉奖。从小让宝宝知道，按要求完成事情会有奖励，会对宝宝以后入园有很大帮助哦。家长只要坚持让孩子独立吃饭、好好吃饭的原则，动点脑筋，利用现有资源创造游戏气氛，持之以恒正面鼓励，不断强化，就会使孩子养成进餐的良好习惯。

（4）让孩子用自己喜欢的餐具吃饭，大大增加了对吃饭的热爱、兴趣。每每开饭，宝宝都会自己取自己的餐具，又可培养自信心和独立能力。妈妈们，不单单是饮食这一块，生活中涉及宝宝自己的衣物，用具，都可以让宝宝自己去选择喜爱的样式，增加宝宝对生活的热爱，培养宝宝的独立性。

三、如何避免儿童挑食偏食

挑食偏食的不良饮食习惯在儿童中很常见。现在幼儿园的膳食丰富，但也不可能做到每个孩子都喜欢，所以避免儿童挑食偏食，不仅保证其在幼儿园期间饿不着，而且对儿童一生的健康都是有益的。所以儿童不偏食的好习惯还需在入园前养成，以免造成入园后因饮食不习惯影响宝宝身体健康，一定从小做起哦！

儿童挑食偏食的原因：主要是由于儿童自主性的萌发，对食物可能表现出不同的喜欢，从而出现一时的偏食或挑食。那么，应该如何才能避免儿童挑食呢？

（1）家长以身作则、言传身教、不挑食不偏食，与儿童一起进食。家长良好的饮食行为对儿童有很大的影响。

（2）鼓励儿童选择多种食物，引导选择健康食物。讲解食物对身体的益处，如牛奶，长喝牛奶不缺钙，个子高；很简单的话语，宝宝能听懂且会认真去做。

（3）家长不在进餐时训斥儿童，要鼓励、引导儿童自主进餐，不强迫进食，吃多少由儿童自己决定。

（4）儿童不喜欢吃的食物，可以尝试变换烹调方法或盛放容器，比如不爱吃的蔬菜可以剁碎做成饺子、包子，或者饺子皮、包子皮用蔬菜、水果榨汁做成面团，这样既增添了食物色彩又提高了儿童对食物的兴趣，还解决了宝宝不爱吃蔬菜的习惯。遇到宝宝极其不爱吃的食物或者可以鼓励宝宝少量尝试，并及时给予表扬，但切不可强迫喂食。

（5）不要以食物作为对儿童的奖励或惩罚的措施，避免儿童对食物产生错误的喜好。

表7-1　2~5岁儿童各类食物每天建议摄入量（g/d）

食物	2~3岁	4~5岁
谷类	85~100	100~150
薯类	适量	适量
蔬菜	200~250	250~300
水果	100~150	150
畜禽肉类		
蛋类	50~70	70~105
水产品		
大豆	5~15	15
坚果	—	适量
乳制品	500	350~500
食用油	15~20	20~25
食盐	<2	<3

注：表7-1来自《中国居民膳食指南（2016）》

四、怎么喝牛奶是健康的

牛奶是平衡儿童膳食营养的食品，如何给孩子科学选择牛奶，家长需掌握一些小知识。"健智型""益骨型""呵护肠胃型""营养均衡型"……眼下，一走进各大超市，各种儿童牛奶的宣传铺天盖地。儿童牛奶真能提供均衡的营养吗？它真的是最适合孩子的牛奶吗？我们发现，儿童牛奶一般都以香甜口感赢得孩子的喜爱，要实现这种香甜口感，除了白砂糖、蜂蜜外，各种添加剂也轮番上场。禁香禁甜、新鲜、少添加、口味纯正，才是儿童牛奶的必备条件。

《中国居民膳食指南（2016）》指出我国2~3岁儿童膳食钙每天推荐量为600mg，4~5岁儿童为800mg。每天饮用300~400ml奶或者相当量的奶制品，再加上日常饮食基本就能保证2~5岁儿童钙摄入量达到适宜水平。豆类及其制品尤其是大豆、黑豆含钙也较丰富，芝麻、小虾皮、小鱼、海带等也含有一定的钙。

喝牛奶要注意以下几点。

1. 看配方　很多家长在选购时容易混淆儿童牛奶、乳饮料与复原奶，事实上三者的营养成分有很大区别，家长可通过包装上的配方及营养成分表进行区分。

乳饮料中含有大量水、果味剂、酸味剂、甜味剂，复原乳则是由奶粉重新液化后勾兑成的乳品饮料，通过观察配料中是否含"水"就能将儿童牛奶与其他饮品区分开。

由纯牛奶构成的儿童牛奶中，蛋白质含量约为 2.9%，而低于此标准的饮品均不是纯牛奶。

2. 选购牛奶时应注意哪些问题

（1）要选择保质期短和采用低温消毒加工的新鲜牛奶品种购买；

（2）对一些人为过多添加香精、增稠剂等添加剂的香浓型牛奶和含糖分过高的乳酸奶饮料，一般不宜多饮；

（3）两岁前的婴幼儿在坚持以母乳为主的前提下，还应选用配方奶粉。

3. 如何加热牛奶

（1）放在炉子上煮热：煮时用火要适当（较小），且需边煮边搅拌，以免锅底和锅边的奶受热过快而发生焦结。当煮至表面有热气时，即可关火，不必煮沸；

（2）微波炉加热：加热数十秒即可，但该方法不适合常温奶（即超高温灭菌奶），因无菌奶的复合包装材料中有铝膜层；

（3）用热水浸泡加热：将牛奶放入约50℃的温水中浸5～10分钟即可，热水温度不宜过高。

4. 喝牛奶出现不适怎么办、牛奶不宜搭配哪些食物一起吃

如果儿童饮奶后出现胃肠不适（如腹胀、腹泻、腹痛），可能与乳糖不耐受有关，解决方法如下所述。

（1）可以喝酸奶，或者少量多次饮奶；

（2）避免空腹喝牛奶，可先吃些主食；

（3）可以喝奶时加乳糖酶。

牛奶不宜与含鞣酸、草酸的食物一齐吃，如浓茶、柿子、石榴、杨梅等，会影响消化。此外，牛奶还不宜与茶水、中药、西药同饮。

五、如何培养儿童正确喝白开水

学龄前儿童新陈代谢旺盛，活动量大，水分需要量也大，建议每天饮水以白开水为主，饮用白开水既有益健康，又方便、经济。水煮开后可把水中的细菌杀死，可除去有害于人体健康的有机化合物。但凉白开水不宜放置时间过长，当天

125

喝为好，避免含糖饮料。此时期儿童胃容量小，每次饮水量不宜过多，可少量多次饮水（上、下午各给2～3次，夏季酌情增加）。不要在餐前给孩子大量饮水，以免胃部过度充盈，冲淡胃酸，影响食欲和消化。

为孩子创造饮用水的条件和氛围。父母要以身作则，养成良好的饮水习惯，不仅对孩子是很好的示范，而且对本身也大有裨益。孩子在家时，家里要常备有刚刚冷却不久的白开水，而可乐、果汁等饮料不应成为冰箱里的常备饮品，以免孩子可以随时得到。

让孩子掌握饮水的"学问"。不要大口吞咽，因为喝水太快、太急，会无形中把很多空气一起吞咽下去，容易引起打嗝或腹胀，因此最好先将水含在口中，再缓缓喝下。

睡前要少喝水，醒后宜多喝水。因为睡前喝太多的水，会造成眼皮浮肿，半夜也会老跑厕所，使睡眠质量不高。而经过一个晚上的睡眠，人体流失的水分，早上起来需要及时补充，因此早上起床后空腹喝杯水有益血液循环。

宝宝运动后不宜马上大量饮水。因为运动时，大部分血液都流向身体各部位肌肉，胃里的血液少，如果大量饮水，水积在胃里，人感到腹部沉重闷胀，影响呼吸。而且心脏也会因为要分解进入血管里的水分，增加负担，得不到充分休息。

六、给孩子怎么选择零食

零食是学龄前儿童营养中较为重要的成分，是儿童饮食中的重要内容，零食应以不影响正常饮食为宜（表7-2）。

饮用零食注意事项：

（1）不要离正餐太近，零食最好安排在两餐之间。

（2）选择新鲜、易消化的零食。多选新鲜、天然的零食，少吃油炸、含糖过多、过咸的零食。

（3）数量：少量和适度。在食用量上零食不能超过正餐，而且吃零食的前提是当孩子感到饥饿的时候。

（4）频率：一天不超过3次。次数过多的话，即使每次都吃少量零食也会积少成多。

（5）方法：零食不是奖励品。不要将零食作为奖励、惩罚、安慰或讨好孩子的手段，时间长了，宝宝会认为奖东西都是好东西，会更加依赖。

（6）玩耍：不要吃零食。在玩耍时，宝宝往往会在不经意间摄入过多零食，或者严重者会被零食呛到、噎到，所以吃零食就要停下来，吃完后再跑动玩耍。口渴了，少喝含糖饮料，白水才是最好的饮料，应鼓励宝宝多喝白水，少喝含糖饮料，养成良好的饮水习惯。

（7）手卫生：吃零食前后，注意卫生。吃零食前要洗手，吃完零食应漱口，预防疾病和龋齿。

（8）不贪便宜购买"三无"产品；不买地摊小吃；要选择大型正规厂家生产的品牌产品。

表 7 - 2　推荐和限制的零食

推荐	限制
新鲜水果蔬菜	果脯、果汁、果干、水果罐头
乳制品（液态奶、酸奶、奶酪等）	乳饮品、冷冻甜品类食物（冰激凌、雪糕）、奶油、含糖饮料（碳酸饮料、果味饮料等）
馒头、面包	膨化食品（薯片、爆米花、虾条等）、油炸食品（油条、麻花、油炸土豆等）、含人造奶油甜点
鲜肉鱼制品	咸鱼、香肠、腊肉、鱼肉罐头等
鸡蛋（煮鸡蛋、蒸蛋羹）	
豆制品（豆腐干、豆浆）	烧烤类食品
坚果类（磨碎食用）	高盐坚果、糖浸坚果

注：表 7 - 2 是《中国居民膳食指南（2016）》中推荐和限制的零食

七、让儿童参与食物选择与制作

许多父母不让孩子烹调食物，怕孩子伤着、烫着。在保证安全的情况，鼓励孩子参与食物的制作，带着儿童了解食物的基本常识及对身体健康的意义，对食物产生喜爱，减少对不喜欢食物的偏见。经常带着孩子去超市或者菜市场选购食物，分辨应季的水果和蔬菜。春暖花开时，带孩子去农田参加植物种植；秋天让孩子亲自收获自己种下的果实，享受劳动成果，激发孩子对世间万物的兴趣。妈妈烹饪食物，让孩子参观家庭膳食制作过程，不妨让孩子当助手，增加孩子的自信心，责任心，更重要的是可以培养孩子独立生活的能力，使孩子受益一生。

八、合理安排儿童的运动可保护孩子视力

建议学龄前儿童每天进行 1 小时的运动，最好选择户外活动，能给孩子创造自然光下的成长环境。多带孩子到户外、乡村、田野之处饱览绿色，不要单纯以为电视、电脑和书本上的信息是开启孩子智慧的大门。另外，激光枪、遥控激光车等激光玩具的激光亮度高，对眼睛有很大的损伤，不适合孩子玩。每天看电视等累计时间不宜超过 2 小时。适量玩耍、散步、爬楼梯、骑小自行车、参加团体活动等。避免孩子超过 1 小时的静止状态如看电视，玩手机、电脑或者电子游戏。

第三节　常见饮食误区

教育部及国家原卫计委曾对二十个省市的两万名儿童进行检测，结果发现贫血发生率高达44.2%，经济发达的上海市竟有1/3的学生营养不良，60%学生有缺铁性贫血。这是什么原因造成的？原来一些家长错误地理解了"营养膳食"，平日只给孩子吃荤，很少吃蔬菜、豆类。更有些孩子平时以麦乳精、可可、巧克力为主食。这就造成热量过多，而铁、钙等必需的微量元素则相对缺乏。

一、不要跟着广告走

现代广告铺天盖地，尤其是儿童产品的广告。有的家长爱子心切，跟着广告走，给孩子滥进补品，引起不良后果。某些可乐饮料含有咖啡因，对机体中枢神经有较强的兴奋作用，可使人体细胞突变，对成长阶段的儿童带来严重危害。不少含人参食品（人参奶、人参糖果、人参饼干、人参麦乳精等）促使性激素分泌，导致儿童早熟，严重影响儿童身体的正常发育。膨化食品，含有色素、香精、甜味剂、保鲜剂等，由于儿童体内解毒功能较低，吃进这些食品会引起慢性中毒，家长应在医师指导下给孩子进补，不能盲目跟着广告宣传走。

二、冷饮的忧虑

近些年来各种包装的冷饮十分流行，孩子爱喝，家长也尽量满足。殊不知这会引起种种疾病，最为常见的是肠胃病。儿童胃、肠、肾功能较弱，更易受害。因此儿童应节制冷饮，即使在炎热的夏天，也不应多喝。

三、不能使正餐成为点缀

有些儿童平时零食吃得多，正常三餐常常成为点缀。也有些家长轻视早餐，这样做满足不了儿童正常活动、身体发育所需的能量和营养。孩子的脑细胞营养供应不足，会出现思维分散、记忆力减退，甚至导致神经细胞早衰。长期不吃或少吃早餐，还会导致胆结石等病证的发生，因为上午空腹或饥饿过久，胆汁中的胆固醇就会出现过饱和情况，使胆固醇在胆囊中沉积，从而产生结石。

"晚餐吃得少"，这是对成年人而言的，对儿童则应别论，因为孩子正处发育旺盛期，需大量营养物质，即使在夜间发育也不会停止，因此晚餐不但不能少吃，还要吃得好。所谓好，首先是热量要高，应以占全天三餐热量的40%为宜。为了孩子长得好，必须控制零食，决不应喧宾夺主，使三餐成为零食的点缀。

四、常见饮食误区

误区1：骨头汤中钙含量高

很多人认为骨头汤能补钙，喝骨头汤真的能补钙吗？其实这是一个饮食的误区，补钙应多选择喝牛奶，吃绿色蔬菜、豆腐和鱼虾等食品，同时要注意饮食平衡，多锻炼，多晒太阳，才能达到较好的补钙效果。不是说只喝骨头汤就能补钙。大部分人认为骨头汤中含钙多，骨头中的钙可溶入汤中，多喝可以补钙。其实并非如此。因为机体的钙主要和磷、镁等矿物质结合在一起，以非常牢固的羟磷灰石形式沉积在骨头和牙齿中。羟磷灰石是人体骨骼组织的主要组成成分，结构非常稳定，不易受到环境的影响而发生分解。也就是说高温、长时间煲汤煮出来的骨头汤中的钙，仅比自来水多一点儿。那么骨头汤煲到最后不是浓浓的吗？那是将骨髓中的脂肪给大量地煲出来了，汤越香，说明汤中脂肪越多，这种味道的骨头汤非常鲜美，而钙的含量却不高。

误区2：豆制品等于蔬菜

一些家长见孩子不愿意吃青菜，认为豆制品营养价值高，就给孩子吃豆腐、豆浆等豆制品，这样孩子就不用吃青菜了。事实上，豆制品是一种营养丰富的植物性蛋白质，可看作荤菜，但如果孩子光吃豆腐，把豆腐当作青菜，就会缺乏维生素和纤维素。许多孩子不喜欢吃蔬菜，是因为一些长条的蔬菜难吞咽又容易塞在牙缝中，感觉不舒服，所以就干脆不吃青菜。家长可以把青菜弄碎，或者做成蔬菜馅的饺子，孩子还是愿意接受的。

误区3：每天早餐牛奶＋鸡蛋

很多家长认为牛奶、鸡蛋营养价值高，于是每天给孩子的早餐就是牛奶＋鸡蛋，但就不见孩子长得结实。早餐是儿童摄入所需能量和营养的重要组成部分，在一日三餐中起着不可替代的作用。营养质量好的早餐，应该包括谷物、动物性食品、奶类及蔬菜水果四大部分。如果早餐没有馒头、面条、稀饭、面包等谷类食物，就缺少热量的供应，光是鸡蛋和牛奶等高蛋白的物质，孩子不仅吸收不好，而且优质蛋白质用于供应热量，就"大材小用"了。孩子热量不够，长远来说，很容易影响孩子的身高发育。

误区4：奶粉越浓，营养成分越多

在给新生宝宝喂食奶制品时，许多家长可能会想当然地认为，"奶粉越浓，营养成分越多，就越有利于宝宝生长发育"，于是，他们往往喜欢给宝宝喂食高浓度的奶粉。诚然，新生儿生长发育迅速，他们对能量及营养的需求特别高，但我们必须注意到，新生儿胃肠发育尚不成熟，他们对能量及营养的耐受性亦相对较差。

奶粉配制过稀，固然易引起营养不良，但配制过浓了，则可能加重胃肠道负担，导致消化功能紊乱、肠胀气等问题出现，这同样会影响宝宝的生长发育。因此，我们强调配制奶粉时，应按照奶粉罐上的详细配制说明，选择适宜的浓度。

误区5：保健品有益健康

近年来，随着人们生活水平的不断提高，自我保健意识的不断增强，不少爱子心切的父母认为蜂乳、人参等是高级营养品，为了使孩子更健康，在每日吃饭、饮水时都给他们喝一些，有的甚至以此代替牛奶给宝宝吃。诚然，婴幼儿期营养充足是个体生长发育的关键，但上述补品均含有一定量的激素并不利于儿童生长发育。即使"儿童专用补品"中的某些品种，也不能排除其含有类似性激素和促性腺因子的可能。因此，当机体摄入这些外源性激素后，可能促使性功能发育提前启动，以致发生性早熟现象。

再者，保健品中所含的营养成分也并不完全，不能供给较多的蛋白质、维生素和矿物质。若长期以这些保健品代替牛奶，容易出现营养缺乏症，更会影响婴幼儿的生长发育。此外，蜂乳、人参糖浆等通常含糖量较高，经常吃还会影响婴幼儿的食欲。

其实，正常健康的宝宝，只要根据实际需要，按比例进食牛奶、鸡蛋、肉类、粮食、青菜、水果、豆制品等日常食品，已完全可以得到充分的营养。盲目进补，只会影响孩子的健康。

误区6：喝高浓度糖水有助于补充体能

有的家长听说糖分能补充体内碳水化合物和热能的不足，于是，他们有空就给宝宝喝些糖水，或在牛奶中加糖，而且越甜越好。实际上，糖水浓度过高，容易刺激胃肠道产生腹泻、消化不良等，同时宝宝习惯甜食因而不愿再进食其他食物，长此以往，导致营养不均衡，甚至出现营养缺乏症。

另一方面，由于糖中碳水化合物含量较高，长期食用，当其供给的热量超过机体需要时，就会转化为脂肪储存于体内，从而造成小儿体重增加，肌肉松弛，继而出现肥胖症。此外，糖分在口腔中溶解后还可能腐蚀牙齿，使宝宝易患龋齿。因此，我们并不提倡让小儿喝高浓度糖水。

误区7：喝茶有益

中国人喜欢喝茶，因为茶里含有多种对人体有益的物质，如鞣酸、叶酸、维生素、蛋白质及矿物质，有的还有茶碱、咖啡因等。所以，适当喝茶对人体有益。但是，给婴幼儿喝茶则另当别论。

给宝宝喝少量淡茶没有大的害处，但是，如果经常喝茶，或喝浓茶，就会对他们的健康产生一定的影响。茶中的咖啡因等，对中枢神经系统有兴奋作用，婴幼儿喝浓茶后易出现睡眠减少、精力过剩、身体消耗增大的弊病，影响其生长发育。

鞣酸可引起消化道黏膜收缩，并与食物中的蛋白质结合形成凝块，影响食欲及营养物质的吸收，小儿出现消化不良、身体消瘦。鞣酸在体内与铁形成鞣酸铁复合体，使铁吸收减少百分之七十五。过度喝茶，还会因水分过多，使心脏负担加重。此外，浸泡时间过长或隔夜的茶，由于分解或变质产物的形成，会对机体造成不利影响，因此，也不宜作为冷饮给孩子饮用。

另外，汽水饮料中碳水化合物含量高，容易刺激胃肠道，影响消化液的分泌，引起食欲不振，婴幼儿也不宜经常饮用。食盐是钠和氯的化合物，婴儿肾脏发育尚不成熟，排钠能力弱，盐摄入过多易损伤肾脏；体内钠离子增多，钾离子随尿排出也增多，从而易引起心脏、肌肉衰弱；还易诱发高血压。因此，婴儿食物不宜太咸。

误区8：学龄前宝宝喝什么奶

很多爸妈都知道：宝宝6个月以前，最好的食物就是母乳。因为各种原因不能母乳喂养的宝宝，在1岁以前，也建议喝配方奶。当妈妈断奶以后，我们的孩子，要接受其他奶制品，其中包括配方奶或者是鲜奶。大家要知道1岁以后的孩子，是可以接受鲜奶的，除非本身对牛奶过敏。为了使孩子能够顺利接受鲜奶，实际上家长们也可以循序渐进，比如说我们可以先给孩子喝点酸奶，吃点奶酪等，逐渐引导孩子能够接受鲜奶，而且随着孩子长大以后，原先是纯母乳喂养的孩子，可能有不接受奶瓶的现象，我们可以通过拿杯子（不管是吸管杯、鸭嘴杯还是一般的杯子）这样的方式来给孩子提供鲜奶等奶制品，这样的话，孩子接受度也会好。

那么，问题又来了，市面上那么多牛奶，怎么选？排除了含乳饮料外（饮料永远是饮料，不能和牛奶相提并论），各种牛奶的推荐度排名如下。

（1）巴氏鲜奶：采用较低的温度灭菌得到，最大限度地保留了牛奶的营养和风味。又因为牛奶中还留有小部分有益菌，所以需要低温保存，保质期短，只有一周左右。

（2）常温纯牛奶：超高温消毒奶，营养会有轻微损伤，因为牛奶中的所有细菌都被杀灭，所以不需要冷藏，保质期比较长。

（3）生鲜奶：虽然新鲜，但是没有经过任何消毒处理，风险比较大，如果要给宝宝喝的话，一定要煮沸消毒。

（4）复原乳：复原乳就是用奶粉勾兑还原而成的牛奶，要经过两次超高温处理，先从原奶生产成奶粉，然后又从奶粉还原成奶，损失的营养成分比较多，不过，蛋白质和脂肪等营养成分还是基本保留下来了。

（5）调制乳：调制乳，是以不低于80%的生牛（羊）乳或复原乳为主要原料，添加某些营养素或其他风味物质添加剂制成的奶，奶含量要低于纯牛奶。

总结

学龄前儿童（2周岁至未满6周岁）膳食指南在一般人群膳食指南基础上增加以下5条内容。

（1）规律进餐，自助进食不挑食，培养良好的饮食习惯。

（2）每天饮奶，足量饮水，正确选择零食。

（3）食物应合理烹调，易于消化，少调料、少油炸。

（4）参与食物选择与制作，增进对事物的认知与喜爱。

（5）经常户外活动，保障健康生长。

2～5岁是培养儿童饮食、规律生活的关键时期，这个阶段培养儿童的良好饮食习惯可健康伴其一生。户外活动不可少，益于身心健康。

第八章 学龄儿童膳食指南以及常见饮食误区

学龄儿童是指从 6 岁到不满 18 岁的未成年人。在这期间，他们生长发育迅速，需要充足的营养满足其智力和体格正常发育，同时成为其一生健康的物质基础，也是一个人饮食行为和生活方式形成的关键时期。健康的饮食行为和生活方式的养成不但使他们远离疾病健康成长，还能终身受益。

近年来，随着我国社会经济的发展，人民生活水平不断提高，学龄儿童营养健康状况有了很大改善，但仍面临两方面的问题。一方面，营养不良依然存在，钙、铁、维生素 A 等微量营养素摄入不足还占有一定比例，特别是在贫困农村地区更为突出，严重影响了一部分学龄儿童的健康成长；另一方面，超重、肥胖检出率持续上升，高脂血症、高血压、糖尿病等慢性非传染疾病，低龄化问题日益凸显，成为学龄儿童另一巨大的健康威胁。另外，学龄儿童身体活动不足、静坐及视屏时间长、睡眠不足的现象也越来越普遍，而这些不良的生活方式成为影响我国学龄儿童健康成长的重要不良因素。

第一节 认识《中国学龄儿童膳食指南（2016）》

学龄儿童处于学习阶段，生长发育迅速，对能量和营养素的需要相对高于成年人。均衡的营养是儿童智力和体格正常发育乃至一生健康的基础。这一时期也是饮食行为和生活方式形成的关键时期，通过分析学龄儿童营养不良发生的原因，针对性地做出家庭、学校和社会方向的干预，将使他们受益终生。

为此，《中国学龄儿童膳食指南（2016）》修订专家委员会制定出《中国学龄儿童膳食指南（2016）》。该指南在《中国居民膳食指南（2016）》的 6 条核心推荐基础上，增加了 5 条核心推荐。

一、认识食物，学习烹饪，提高营养科学素养

（一）从认识食物开始

食物是人类赖以生存的物质基础，供给人体必需的营养素和生物活性物质。每一种食物都有其独特的营养价值，合理膳食和均衡营养对维持机体的生理功

能、促进学龄儿童体格和智力的正常发育至关重要。

（二）学习烹饪

尽可能多地参与到家庭食物的选择、购买，参与食物的加工和烹调等；了解和认识食物，学习食物的合理搭配、烹饪知识和技能。

餐前让儿童一起为家人摆放餐具；餐后让儿童一起收拾餐桌，清洗碗筷等。培养儿童怀着感恩的心享受每一餐饭，"一粥一饭当思来之不易，半丝半缕恒念物力维艰"。教会儿童珍惜食物、保护环境，从"光盘行动"做起，不剩饭菜，在外就餐点餐要适量，不铺张浪费。

（三）提高学龄儿童的营养素养

营养素养是个人获取、处理及理解食物和营养基本信息以及运用信息作出正确的健康决策的能力。营养素养不仅包括营养知识，还包括技能、行为，从知道食物的来源到有能力选择和准备食物，并采取符合膳食指南的行为。

提高学龄儿童的营养素养有助于建立正确的饮食态度和形成健康的饮食行为，在这个过程中家长和学校起着重要作用。家长应将营养健康知识融入到学龄儿童的日常生活中。学校开展以学校为基础的营养宣教活动，开设符合学龄儿童特点的营养与健康相关课程，营造学校营养支持环境，通过认识食物、学习烹饪，提高中小学生的营养健康知识，改善营养健康态度，帮助他们建立健康的饮食行为。学龄儿童应了解和认识食物及其在维护健康、预防疾病中的作用，学会选择食物、烹调和合理搭配食物的生活技能，逐步培养健康的饮食行为和习惯，并传承我国优秀饮食文化和礼仪。

二、三餐合理，规律进餐，培养健康饮食行为

（一）三餐合理，规律进餐

学龄儿童的一日三餐的时间应相对固定，两餐间隔 4 ~ 6 小时，三餐定时定量，进餐时细嚼慢咽。每天吃早餐，并保证营养充足，早餐提供的能量应占全天总能量的 25% ~ 30%，午餐占全天总能量的 30% ~ 40%、晚餐占 30% ~ 35%。早餐应包括谷类、禽畜肉、蛋类、奶类或豆类及其制品和新鲜蔬菜、水果等食物。午餐和晚餐要做到营养均衡，量适宜。

（二）培养健康饮食行为

要清淡饮食，少在外就餐，尽量选择含蔬菜、水果相对比较丰富的食品，少吃含能量、脂肪、食盐或添加糖高的食品和饮料。

奶及其制品含有丰富的钙，经常摄入奶制品，有利于学龄儿童的骨骼发育，我国居民膳食钙的摄入量普遍较低，学龄儿童膳食钙摄入不足，农村学龄儿童的钙摄入量更低。因此，为了骨骼健康，建议学龄儿童要天天喝奶。

三、合理选择零食，足量饮水，不喝含糖饮料

(一) 合理选择零食

零食是指一日三餐以外吃的所有食物和饮料，不包括水。学龄儿童可选择清洁卫生、营养丰富的食物作为零食，如新鲜蔬菜、水果、坚果、奶及其制品、大豆及其制品等。可以在两餐之间加少量零食。

(二) 足量饮水

水是生命之源，足量饮水可以促进学龄儿童健康成长，还能提高学习能力，建议 6 岁儿童每天饮水 800 毫升；7 ~ 10 岁儿童每天饮水 1000 毫升；11 ~ 13 岁男生每天饮水 1300 毫升，女生每天饮水 1100 毫升；14 ~ 17 岁男生每天饮水 1400 毫升，女生每天饮水 1200 毫升。在天气炎热出汗较多时应适量增加饮水量。首选白开水，不喝含糖饮料。

(三) 不喝含糖饮料

多数饮料都含有添加糖，过量饮用含糖饮料，会对学龄儿童的健康造成危害。经常大量饮用含糖饮料会增加龋齿和超重、肥胖的风险，含糖饮料中的酸性成分会对牙齿表面进行酸蚀，导致龋齿。喝完饮料后，要注意口腔卫生，用清水漱口。

四、不偏食节食，不暴饮暴食，保持适宜体重增长

(一) 不偏食节食，不暴饮暴食

学龄儿童应该避免过度节食，或采用极端的不科学的减重方式控制体重，应根据营养需要合理安排三餐。过度节食行为容易导致营养不良。学校和家长应注重培养学龄儿童树立科学的健康观念和体型认知，正确认识体重的合理增长以及青春期体型变化。一旦发现由过度节食导致的营养不良或身体不适，应及早就医，并在医生的指导下进行治疗。

避免暴饮暴食，应定时进餐，形成并遵循正常规律。避免在消极情绪下进食，采取听音乐、与朋友交谈等方式缓解消极情绪，不把暴饮暴食作为解决问题的工具。

家长对于孩子偏食、挑食行为，应该早发现，早纠正，增加食物多样性，提高孩子对食物的接受程度，避免容易让孩子对食物产生厌烦的单调食谱。认识并尝试吃各种各样的食物，避免形成食物偏好。

(二) 保持适宜体重增长

学龄儿童正处于生长发育的关键时期，适宜的身高和体重增长是营养均衡的表现。培养学龄儿童树立科学的健康观念和体型认知，并且认识体重的合理增

长，以及青春期体型变化。通过合理饮食和积极运动，预防营养不良或超重、肥胖。

对于已经超重肥胖的儿童，要通过合理膳食和积极的身体活动，应在保证体重合理增长的基础上，控制总能量摄入，减少高脂肪、高能量食物的摄入，合理安排三餐，避免零食和含糖饮料，逐步增加运动频率和运动强度。

五、保证每天至少活动60分钟，增加户外活动时间

（一）积极开展身体活动

学龄儿童应每天累计至少60分钟中到高等强度的身体活动，以有氧运动为主，每次最好10分钟以上。每周至少进行3次高强度的身体活动，如长跑、游泳、打篮球等；3次抗阻力运动和骨质增强型运动，如伏地挺身、仰卧起坐及引体向上等。做到运动强度、形式以及部位的多样化，合理安排有氧和无氧运动、关节柔韧性活动、躯干和四肢大肌肉群的抗阻力训练、身体平衡和协调性练习等。同时，注意运动姿势的正确性，以及不同强度身体活动之间的过渡环节。运动前做好充分的准备活动，避免空腹运动，饭后1小时再进行运动，运动后注意补充水分。

（二）减少视屏时间，保证充足睡眠

让学龄儿童了解久坐不动和长时间看视屏带来的危害，提醒他们每坐一小时，都要进行身体活动，不在卧室摆放电视、电脑，减少使用手机、电脑和看电视等视屏时间。视屏时间每天不超过两小时，越少越好。

保证充足的睡眠时间，小学生每天10个小时，初中生9小时，高中生8小时。每天睡眠7小时以上，可以减少初、高中生吸烟、饮酒、物质滥用的发生，并可提高社会心理健康水平。

第二节　中国儿童平衡膳食算盘

为了更形象地展示学龄儿童膳食指南核心推荐内容，根据儿童平衡膳食模式的合理组合搭配和食物搭配基本份数，制定了"中国儿童平衡膳食算盘"。"中国儿童平衡膳食算盘"适用于所有儿童，其食物份量适用于中等身体活动水平下8~11岁儿童。算盘用色彩来区分食物类别，用算珠个数来示意膳食中食物份量。

算盘分6层，从下往上依次为：油盐类，大豆、坚果、奶类，鱼、禽、肉、蛋、水产品类，水果类，蔬菜类，谷薯类。橘色算珠代表谷物，每天应该摄入

5~6 份；绿色代表蔬菜，每天应该摄入 4~5 份；蓝色代表水果，每天应该摄入 3~4 份；紫色代表动物性食物，每天应该摄入 2~3 份；黄色代表大豆、坚果、奶制品，每天应该摄入 2 份；红色代表油盐，每天应该摄入 1 份。儿童挎水壶跑步，表达了鼓励喝白开水，不忘天天运动、积极锻炼身体。

第三节 学龄儿童遇到的膳食问题

一、孩子不爱吃蔬菜怎么办

不少家长因孩子不爱吃蔬菜而苦恼不已。其实孩子不爱吃蔬菜，家长应该最先反思，因为只有家长最了解孩子，找到根源才是解决问题的关键。而如果孩子已经养成不爱吃菜的习惯了，想改变也不是一两天就会改善的，一定要有耐心、信心和恒心。

这种情况其实跟大人喂养孩子的习惯有很大关系，首先是家长在辅食添加期间没有让孩子熟悉和适应蔬菜的味道，或者没充分地锻炼孩子咀嚼蔬菜的能力；再就是家长的示范、言行、引导或者榜样的作用没做好，家长本身就不爱吃蔬菜，或者饮食中蔬菜的供应量偏少。

为让孩子吃蔬菜，可以在烹饪方式上多花心思多做出一些改变，可以给孩子打各种蔬菜汁，如胡萝卜汁、黄瓜汁、西红柿汁等，用这些蔬菜汁和面，变成彩色面，再用其包饺子、做面条都可以。这些颜色鲜艳的食物会增加孩子的食欲。

家长可以将各种蔬菜做成各种"造型"，如将草莓、苹果切片，摆成小鱼的身体，黄瓜切长条摆成水草形状等。这些新奇的食物"造型"都会刺激孩子的感官进而刺激孩子的食欲，久而久之，孩子就会爱上吃菜了。

每次去超市或菜市场采购蔬菜的时候，最好带上孩子，让他们挑选自己喜欢的蔬菜。烹饪的时候还可以让他们帮忙，比如择菜、清洗等，让孩子有参与感。尤其是吃自己挑选的蔬菜时，孩子会很兴奋容易产生自豪感，吃起菜来也就感到格外香。

孩子的家长应以身作则起榜样作用，吃饭不挑食，切忌当着孩子说这菜不好吃那菜味不好。也不能因为孩子不喜欢吃某种菜，就不再做那种菜，这样做等于给孩子加深不良印象。

二、孩子不爱吃粗粮怎么办

粗粮是相对我们平时吃的精米白面等细粮而言的，主要是指谷类中的小米、糙米、燕麦、玉米、高粱、大麦、黑米、荞麦、麦麸等，杂粮指黄豆、绿豆、土豆、山药、红薯等。

粗粮中富含的膳食纤维对任何年龄的人群来说都有益，可助消化，增加胃肠蠕动，增强肠胃功能。在日常饮食中只吃细不吃粗的孩子，一方面可导致没机会消化吸收粗粮提供的丰富营养素，另一方面可因缺少植物纤维，易便秘。吃粗粮还可以预防儿童肥胖、糖尿病、骨质疏松；吃粗粮时必需的咀嚼动作，不仅能促进咀嚼肌和牙床的发育，还能减少食物残渣残留，预防龋齿。

学龄儿童吃粗粮要适量，不宜过多，有的孩子吃粗粮后，可能会出现一过性腹胀和过多排气等现象。这是一种正常的生理反应，逐渐适应后，胃肠会恢复正常。

粗粮要细作，把粗粮磨成面粉、压成泥、熬成粥或与其他食物混合加工成花样翻新的美味食品，使粗粮变得可口，增进食欲，能提高人体对粗粮营养的吸收率，满足儿童身体发育的需求。

提倡粗粮混吃，如制作八宝粥、腊八粥、玉米红薯粥、小米山药粥、二米饭、面粉配玉米面或红薯面蒸的花卷、馒头，由黄豆、黑豆、青豆、花生米、豌豆磨成的豆浆等，都是很好的混合食品，既提高了蛋白利用率和生物价，又有利于胃肠道消化、吸收和利用。

三、孩子太爱喝含糖饮料怎么办

孩子常喝含糖饮料会影响健康，含糖饮料中糖含量过高，常喝会造成能量过剩，引发肥胖，喝含糖饮料后若不及时漱口容易患龋齿，同时吃饭时喝较多饮料，会降低胃酸浓度，影响食物的消化和吸收。

学龄儿童建议不喝或少喝含糖饮料，更不能以饮料代替水。如果喝饮料，应选择正规厂家生产的产品，不买三无产品。选择饮料时要看营养成分表，尽量选择碳水化合物或糖含量低的饮料。最好的饮料永远是白开水。

四、儿童饮酒的危害

我们普遍会发现很多大人在节日欢闹的时候喜欢逗孩子喝酒，甚至会用筷子沾一些酒让小宝宝舔舔，对于年龄稍大一点的男孩子沾酒也不会责怪。对于成人来讲，少量饮酒有益健康，但是儿童饮酒对健康伤害很大。饮酒后首先伤害的是孩子的消化系统，喝酒会使孩子尚未发育成熟的肝脏受到损伤，酒精对胃肠消化功能伤害也很大。儿童的神经系统对酒精极为敏感，儿童经常喝酒，影响大脑发育，可致反应迟钝，记忆力下降。儿童喝酒影响生殖系统发育，同时妨碍身体生长发育，经常饮酒的儿童，其成熟期会推迟 2～3 年。儿童体内各器官比较娇嫩，经不起酒精的刺激和毒害，所以容易产生胃炎、胃溃疡、脂肪肝、糖尿病和急性胰腺炎等病证。

五、二手烟对孩子健康的危害

被动吸烟使儿童哮喘发病率明显提高。出生几个月的新生儿如果被动吸烟，其对各种过敏原的敏感程度会明显提高，日后就更容易出现过敏反应。被动吸烟是造成儿童哮喘病患病的重要原因之一。

被动吸烟使婴儿猝死综合征危险性提高，母亲吸烟，孩子患婴儿猝死综合征的危险性是母亲不吸烟孩子的 2～3 倍。如果家中有两人以上吸烟，其危险性高达 5 倍，不能忽视家中禁烟的重要性。

被动吸烟导致婴儿出生体重低，长不高。家长每天吸烟的量越大，儿童身高所受的影响越大。

被动吸烟使儿童全身组织器官功能下降。二手烟烟雾中的尼古丁，会刺激儿童交感神经，产生血管收缩效应，使供血减少；烟雾中的一氧化碳进入体内后，会造成血液中的氧饱和度和氧分压下降，导致全身器官供氧不足，久而久之，会使全身组织器官生理功能下降。被动吸烟对儿童智力发育影响较大。

被动吸烟会造成儿童厌食症。吃饭时，家长吸烟会使儿童产生恶心等不适，一旦恶心与某种食物联系起来，易形成条件反射，拒绝吃某种食物，时间长了就变成厌食。

六、儿童如何吃好一日三餐

学龄儿童饮食应多样化，保证营养齐全，并做到清淡饮食。三餐的食物包括主食，搭配蔬菜，鱼虾类，蛋类，大豆类及其制品，奶类及其制品等来保证营养均衡。不用糕点、甜食或零食代替正餐；不用水果代替蔬菜或蔬菜代替水果；不用果汁代替水果。

一日三餐的时间应固定，每餐间隔 4～6 小时，做到定时定量，进餐时细嚼慢咽。

(一) 吃好早餐

早餐对于学龄儿童来说是一天中最重要的一餐，要热量充足，供能至少达到 4 个小时；防止第三、四节课出现低血糖，昏昏欲睡，影响大脑运转，主食能达到 200 克最好，而且最好是消化慢的主食，同时注意粗细搭配，粗粮杂粮占到三分之一为好；要有优质蛋白，牛奶、鸡蛋或者瘦肉；还要有蔬菜最好是绿叶菜，其不仅提供维生素 C 和维生素 B_2，还提供膳食纤维。总之，对于早餐，家长绝对不能糊弄，最好当作正餐一样来准备，不是随便装点面包牛奶就打发孩子上学去，甚至给点钱让孩子随便吃路边摊早餐。

（二）午餐不挑食，营养均衡热量适中

大多数孩子的午餐都是在学校食堂解决。客观地讲，大锅饭肯定不如小锅饭吃着香，而且众口难调，但是现在的学校食堂一般都配有专门的营养师来为孩子们配餐，尽管饭菜的口味不一定适合所有孩子的胃口，但是从营养需求的角度来看，却是非常合理的搭配。家长应该鼓励孩子慢慢适应学校食堂的饭菜，这也有利于培养孩子的吃苦精神和适应环境的能力。

（三）晚餐清淡好消化，不宜过饱

很多家庭都把晚餐当成大餐来准备，因为只有晚上这一顿，一家人有机会聚在一起，孩子喜欢吃什么父母就做什么，把晚餐当作正餐，觉得孩子就靠这顿补回来了。其实这个做法也是极不可取的，晚上相对来说运动量少，吃下大餐后消耗不掉，热量易变为脂肪堆积起来而形成肥胖。发胖对身体健康危害极大，各种慢性疾病，如糖尿病、高血压、血脂异常、胰腺炎等都和晚餐过饱有关系。而且对于孩子来说，晚餐过饱，容易打不起精神，影响写作业的效率。晚餐的原则应该是弥补白天应该吃但没有吃到的食物，例如鱼和豆制品，让一天摄入的营养更均衡。

七、学龄儿童家庭晚餐的重要性

在家里，齐聚一堂，吃上一顿晚饭在现代社会竟然成为了一种奢侈。但是事实上，和孩子一起吃晚餐其实是一件对于孩子的健康发展尤其有助益的事，特别是对于孩子在营养、教育以及交流能力等方面都具有重大影响。

晚餐不仅能让孩子们吃的更加健康，也能为他们提供一个和爸爸妈妈进行情感交流的机会。对于学龄儿童来说，理解情绪，特别是在家庭内部如何处理和面对消极情绪是至关重要的。较多与家长共进晚餐的孩子们也会有更少比率的情绪障碍，比如抑郁情绪和网瘾问题。与家人经常共同饮食的青少年也会较少存在酗酒、吸烟等物质滥用的问题。在家吃晚餐还能帮助孩子提高学习成绩。原因是在餐桌上孩子能更多地和父母交流，听父母说话，就会获得更多练习和学习语言的机会。

八、孩子爱吃零食怎么办

学龄儿童应选择卫生、营养丰富的食物做零食。比如新鲜蔬菜、水果含有丰富的维生素、矿物质和膳食纤维；奶类、大豆及其制品可提供丰富的蛋白质和钙；坚果富含蛋白质、多不饱和脂肪酸、矿物质和维生素 E。油炸、高盐或高糖食品不宜做零食，吃零食的量以不影响正餐为宜，两餐之间可以吃少量零食，吃

饭前后 30 分钟内不宜吃零食，不要看电视时吃零食，也不要边玩边吃零食，睡觉前 30 分钟不吃零食，吃零食后要及时刷牙或漱口。可以在早上出门前为孩子准备一些健康的零食，让孩子在上午 10 点或者下午放学前吃一些补充补充，能稳定血糖，提高听课的效率，又不至于挨饿，还能避免孩子课间去商店买垃圾食品充饥。

九、孩子每天吃多少盐合适

宝宝一岁前不加盐，之后可以酌情添加，但是除了盐，很多调味品如味精、鸡精、酱油、甜面酱、苏打等都是高盐高钠的；还有一些常见食品如奶酪、面条、火腿、虾皮等都含有盐。所以，在考虑每天盐的摄入量时，千万不要忽略这些"隐形盐"。学龄儿童每天盐的摄入量应不超过 6 克，盐摄入过多会增加学龄儿童的肾脏负担以及增加成人后罹患心脑血管疾病的风险。

十、果汁能代替鲜果吗

《中国居民膳食指南（2016）》明确要天天吃水果，与 2007 版膳食指南推荐水果摄入量为每天 200 ~ 400 克相比，下调到每天 200 ~ 350 克，还特别强调果汁不能代替鲜果。相比果汁，鲜果含有水果纤维等人体所需的重要物质，对促进胃肠道蠕动有一定好处。膳食纤维的摄入能够预防学龄儿童便秘。

十一、学龄儿童如何喝水

《中国居民膳食指南（2016）》对居民饮水量做了新的调整，将 2007 版膳食指南推荐的 1200 毫升调整为 1500 ~ 1700 毫升，如果按照每杯水 200 毫升计算，相当于 7 ~ 9 杯水，而且建议白开水最好。

学龄儿童每天应少量、多次和清洁地饮用水，首选白开水。建议 6 岁儿童每天饮水 800 毫升；7 ~ 10 岁儿童每天饮水 1000 毫升；11 ~ 13 岁男生每天饮水 1300 毫升，女生每天饮水 1100 毫升；14 ~ 17 岁男生每天饮水 1400 毫升，女生每天饮水 1200 毫升；在天气炎热出汗较多时应适量增加饮水量。饮水应少量多次，不能口渴后再喝，建议每个课间喝 100 ~ 200 毫升水，闲暇时每小时喝 100 ~ 200 毫升水。

十二、孩子在雾霾天如何运动

运动遇上雾霾天气怎么办？雾霾天或空气污染严重时，可在室内进行不明显增加呼吸和心率的运动、进行协调性和平衡性练习等（如仰卧起坐、瑜伽等），适当延长运动间隔，降低运动强度。

第四节　学龄儿童饮食误区

一、影响孩子长高的饮食误区

很多家长关注孩子的身高问题，都希望孩子能够长得高，有的饮食方法是会影响孩子长高的，下面介绍一下影响孩子长高的饮食误区。

误区一：吃得越多，长得越快

如果每天进食量甚少，营养不足，会影响长高的。但是，进食量与长高并非成正比；要想长高，不能胡吃海塞。轻度饥饿感能加速人体内生长激素的形成，特别是在夜间。最好每天少量多餐多吃几顿，每次饭量不宜大，晚饭应早吃，最好在晚上7点钟前吃完，以便夜间睡个好觉，促进生长激素的分泌，有助长高。

误区二：多吃植物性食品有助长高

进食蔬菜和水果是绝对必要的，但是，对于矮个子来说，要想长高，不能只吃植物食品，还需要摄入充足的蛋白质，每天要摄入80～100克。蛋白质是构成身体所有细胞和组织必不可少的一大营养素。为此，矮个子应当食用鱼、肉、蛋、乳、豆及其制品，不能盲目地只吃植物性食品。

误区三：多吃富含维生素的食品能长高

人体缺乏维生素，会影响身材长高。但是，营养失衡，矿物质摄入不足，同样影响长高。比如，钙和磷是人体骨组织所必需的矿物质，如果钙、磷缺乏，骨代谢障碍，可致骨骼发育不良、迟缓或软化而影响长高。养成每天喝牛奶或食用鸡蛋、鱼、酸奶等食品的习惯，有助于补充钙和磷。此外，人体长高也离不开钠、锌和氟等微量元素的作用，这些微量元素主要来源于各种粮食作物，特别是燕麦、蔬菜、大豆及其制品、水果、坚果等。

二、盲目进补

"什么营养吃什么"成为绝大多数家长安排孩子营养膳食的中心思想。然而，孩子吃了营养的东西真能增强健康吗？

误区一：儿童进补人参

儿童处于生长发育时期，合理地补充营养供其机体和智力发育所需，很有必要。但补之不当则适得其反。过去，人参是难得一见的进补珍品，而今却泛滥于市场，甚至被添加进一些儿童保健品中，但"少不食参"的说法自古便有，健康儿童不宜食用人参和含参食品。健康儿童服用人参会削弱免疫力和抗病能力，容易得病。同时人参可促进性腺激素分泌，健康儿童长期补参会导致性早熟。

误区二：滥补营养元素

在强大的广告宣传下，给孩子补钙补锌的观念风靡全国家长，于是加钙、加锌类儿童保健食品迅速在市场上攻城掠地，来势汹汹。

不错，钙是儿童生长发育，尤其是骨骼生长所必需的重要营养元素，而锌的益脑功效也得到全球医学营养界的公认。然而，大多数家长却忽略了一个适度的问题。

补钙过多会导致低血压，并使他们日后有罹患心脏病的危险。被怀疑患有佝偻病或缺钙的儿童，应在医生指导下合理补钙，不可摄入过多或补充不足。

补锌过量易致锌中毒。儿童缺锌常表现为食欲不振、营养不良。补锌过量造成锌中毒则表现为食欲减退、上腹疼痛、精神萎靡，甚至造成急性肾衰竭。儿童补锌一定要在医师指导下，确定科学的服用剂量，以确保安全可靠。

学龄儿童生长发育所需要的热能、蛋白质、维生素和矿物质都有一定的量，一般不挑食、偏食的孩子通过一日三餐能够获得足够的营养。随意给孩子补充营养品对身体反而有副作用，特别是热量补充过多，会造成儿童的肥胖，给孩子的健康成长埋下很多隐患，均衡营养才是最关键的。一般来讲，不是被确诊缺乏某种营养素，不要随意补充；确需补充，也应该在医生和营养师的指导下进行。

三、学龄儿童饮食习惯的误区

误区一：多吃高蛋白食物

高蛋白食物使学龄儿童消化能力弱的胃肠道无法消受，容易形成积食，更易出现各种疾病。应多吃些面条、米粥、蔬菜等易消化的食物。

误区二：多喝牛奶长得快

牛奶为液体，饮用后不利于胃肠道蠕动，长此以往会导致胃肠功能下降，而且牛奶喝多了，饭菜自然就吃得少了，不利于孩子生长。另外，睡前喝牛奶会影响胃肠休息。同时至少应在睡前两小时喝牛奶。

误区三：吃到肚子里就是"本"

孩子不好好吃饭，给孩子随便吃饼干、面包、鸡蛋等，为让孩子长得壮点、少生病，家长用尽办法让孩子多吃东西。这种做法只会让孩子到吃饭的时候吃得更少。要使孩子养成整顿吃饭的习惯，吃饭定时定量，两餐之间若饥饿感明显可适量吃水果。

误区四：多喝酸奶利于消化

过量饮用酸奶会使胃肠功能紊乱，长期下去会降低免疫力，容易感染疾病。饭前喝过多酸奶易出现饱胀感，影响食欲。

误区五：餐前吃水果好

孩子餐前吃水果，会有饱胀感，影响正常饮食；餐后吃水果，水果与食物混合后有利于胃肠消化、吸收。因此水果还是饭后吃或者两餐之间吃最好，吃完水果后注意清洁口腔防止产生龋齿。

误区六：贵的食品才有营养价值

一些家长盲目追求高价位的食物，例如不吃普通米面而常吃精白米面；不吃新鲜蔬菜和鱼肉，常买罐头食品；轻视普通膳食，让孩子吃过多的零食或盲目食用各种补品等。这样容易导致孩子缺乏一些基本的维生素和微量元素。

误区七：不吃或草草吃早餐

不吃早餐或早餐吃得不好，对身体健康危害很大。经常不吃早餐的儿童，既可能发生营养缺乏，长期下去影响营养状况和生长发育，也可能因为午、晚餐吃得过多而导致肥胖。经常不吃早餐，还容易诱发胃炎、胆结石等消化系统疾病。

误区八：把洋快餐作奖励

如今孩子大都喜欢吃洋快餐，很多家长还把这个作为孩子表现好的奖励。但洋快餐多属于高能量、高脂肪的膳食，常吃易引起孩子肥胖。纵容儿童吃大量巧克力、甜点和冷饮，可导致儿童味觉发育不良，无法感受天然食物的清淡滋味，甚至影响到大脑的发育。同时，甜食、冷饮中含有大量糖分，而这类食品中维生素、矿物质含量低，会加剧营养不平衡的状况。

误区九：水果替代蔬菜

水果所含的营养与蔬菜中所含的营养不尽相同，水果、蔬菜两类食物只能互相补充，不可偏废，更不可互相取代。

总结

学龄儿童正处于在校学习阶段，生长发育迅速，对能量和营养素的需要量相对高于成年人。充足的营养是学龄儿童智力和体格正常发育乃至一生健康的物质保证，因此，更需要强调合理膳食、均衡营养。这一时期也是行为和生活方式形成的关键时期，家庭、学校和社会应积极开展饮食教育。在一般膳食指南的基础上，培养他们从小养成健康的饮食行为，经常进行多样性的身体活动，保持适宜的体重增长，以促进身心健康。

（1）认识食物，学习烹饪，提高营养科学素养。

（2）三餐合理，规律进餐，培养健康饮食行为。

（3）合理选择零食，足量饮水，不喝含糖饮料。

（4）不偏食节食，不暴饮暴食，保持适宜体重增长。

（5）保证每天至少活动60分钟，增加户外活动时间。

第九章　各种营养素缺乏的表现

近年来，随着我国社会经济的发展，人民生活水平不断提高，少年儿童营养健康状况有了很大改善，但仍面临许多问题。营养不良依然存在，钙、铁、维生素 A 等微量营养素摄入不足还占有一定比例，特别是在贫困农村地区更为突出，严重影响了一部分学龄儿童的健康成长，本章将针对少年儿童营养素缺乏问题展开阐述。

第一节　什么是营养素

营养素是指食物中可给人体提供能量、构成机体和组织修复以及具有生理调节功能的化学成分。凡是能维持人体健康以及提供生长、发育和劳动所需要的各种物质称为营养素。人体所必需的营养素有蛋白质、脂肪、糖类、维生素、水和无机盐（矿物质）、膳食纤维（纤维素）7 类，还包含许多非必需营养素。其中糖类、脂肪和蛋白质在人体中需要量和摄入量均较大，称为宏量营养素；而维生素、矿物质、膳食纤维在平衡膳食中仅需少量，故称为微量营养素。一部分不能在体内合成，必须从食物中获得，称为"必需营养素"；另一部分营养素可以在体内由其他食物成分转换生成，不一定需要从食物中直接获得，称为"非必需营养素"。

第二节　营养素缺乏对儿童生长的影响

儿童生长发育过程中所需要的营养素来自所摄取的食物，食物经消化道消化、吸收和一系列分解、合成、代谢过程后被机体利用，供给能量和组成机体的分子结构，并维持各系统的生理功能，促进生长发育。营养素是儿童生长发育的物质基础，虽然绝大多数父母都注意了孩子的营养供给，但由于他们对营养知识了解不足，致使孩子的饮食不当或受父母饮食习惯的影响，使孩子形成偏食、挑食的习惯，导致营养素摄入不足引起营养缺乏，从而影响儿童的生长发育。由于营养与健康的关系甚为密切，合理的营养可以增进健康，营养失调则可引起疾病，由营养素不足所引起的疾病统称营养素缺乏病，营养素缺乏的早期会表现疲乏、厌食、脸色苍白、注意力不集中，情绪不稳、夜睡不宁、多汗、盗汗、腹泻、抵抗力差、易生病等，出现以上症状，如果能及时调整饮食，补充各种营养素，供给儿童平衡膳食，以上症状能得到改善或消失。如果缺乏营养素得不到有效补充就会引起营养缺乏病。

营养缺乏病是指长期严重缺乏一种或多种营养素而造成机体出现各种相应的临床表现或病症，如地方性甲状腺肿、维生素 C 缺乏病、缺铁性贫血等。

第三节　什么是营养不良

营养不良一般特指"蛋白质 – 热能营养不良"，是危害儿童身心健康的常见病。排除疾病的影响，喂养不当，幼儿不良的饮食习惯（如偏食、挑食、吃零食过多、饮食不规则、食量少），常导致营养素摄入不足，是造成幼儿和学龄前儿童营养不良的原因。营养不良通常分为水肿型营养不良、干瘦型营养不良以及混合型营养不良，干瘦型以热能缺乏为主，由于热能不足，机体脂肪、蛋白质分解供能，造成机体极度消瘦，同时蛋白质分解所产生的氨基酸可用于血浆蛋白质的合成，因此血浆蛋白质不下降，不会出现水肿；水肿型以蛋白质缺乏为主，能量并不缺乏，因不需要分解自身组织，机体不见消瘦，但由于蛋白质缺乏，造成血浆蛋白质低下，出现下肢甚至全身水肿；混合型则是由于蛋白质和热能均严重缺乏，同时出现消瘦和水肿的表现。

若对营养不良不予重视，容易发生重度营养不良。重度营养不良易导致并发症，患儿常伴有其他营养素的缺乏，如缺铁性贫血、低锌血症等。由于免疫力低下，故易患各种感染，如上呼吸道感染、肺炎、结核病、中耳炎；特别是婴儿腹泻，常迁延不愈，加重营养不良，造成恶性循环。

儿童营养不良具体表现为：营养不良最早表现为体重不增，随后体重减轻，逐渐出现消瘦，皮下脂肪减少或消失；营养不良持续时间长，程度严重者可影响骨骼的发育，使身长增长迟缓；伴随体重下降可出现肌肉松弛，皮肤失去弹性，毛发干枯、肌张力差、活动少、运动落后；患儿早期烦躁不安，脾气大、注意力不集中，随病情加重而有反应迟钝，少动，对周围事物不感兴趣，智力落后等心理行为异常。更有甚者可出现营养不良性水肿、营养不良性贫血和多种维生素缺乏症。

第四节　蛋白质缺乏症状

一、什么是蛋白质

蛋白质是生命的物质基础，是有机大分子，是构成细胞的基本有机物，是生命活动的主要承担者。氨基酸是蛋白质的基本组成单位。它是与生命及与各种形式的生命活动紧密联系在一起的物质。机体中的每一个细胞和所有重要组成部分都有蛋白质参与。

蛋白质在胃液消化酶的作用下，初步水解，在小肠中完成整个消化、吸收过程。氨基酸的吸收通过小肠黏膜细胞，是由主动转运系统进行，分别转运中性、酸性和碱性氨基酸。在肠内被消化、吸收的蛋白质，不仅来自于食物，也有肠黏膜细胞脱落和消化液的分泌等，每天有70g左右蛋白质进入消化系统，其中大部分被消化和重吸收。未被吸收的蛋白质由粪便排出体外。

第二次世界大战期间，日本动物性食品供应不足，每人每年只平均供应2千克肉，12.5千克奶和奶制品，2.5千克蛋。当时12岁学生平均身高只有137.8厘米。战后，日本经济发展迅速，人民生活改善，动物性食品增多，每人每年食用肉达13千克，奶及奶制品25千克，蛋类15千克。1970年调查，12岁少年的身高已达147.1厘米，平均增高9.3厘米。从这个例子可以看出蛋白质食物对少年儿童增高所起的作用。

二、蛋白质缺乏症

蛋白质缺乏在成人和儿童中都有发生，但处于生长阶段的儿童更为敏感。蛋白质缺乏的常见症状是代谢率下降，对疾病抵抗力减退，易患病，远期效果是器官的损害，常见的是儿童的生长发育迟缓、体质下降、淡漠、易激怒、贫血以及干瘦病或水肿，并因为易感染而继发疾病。蛋白质的缺乏，往往又与能量的缺乏共同存在即蛋白质 – 热能营养不良，分为两种，一种指热能摄入基本满足而蛋白质严重不足的营养性疾病。另一种即为"消瘦"，指蛋白质和热能摄入均严重不足的营养性疾病。

儿童蛋白质缺乏的症状表现：如果小儿体内缺乏蛋白质，就会出现头发枯黄，脚、腿等部位浮肿的临床症状，严重时还会出现四肢细短、头偏大等症状。蛋白质不足会影响新生细胞形成的速度，从而导致儿童生长发育缓慢、身材矮小，一旦儿童生病，由于体内的蛋白质缺乏，就不能正常地维持身体所需的营养，所以疾病就会很难被治愈，有时还会伴有智力下降等状况。

干瘦型蛋白质热能缺乏症好发于1岁以内，因婴儿依赖乳类生存，乳汁不足而造成蛋白质和热能缺乏，但儿童生长需要大量热能，从而造成热能缺乏为主；而水肿型好发于1~3岁，是因为这时儿童开始摄入其他食物，由于食物蛋白质含量低而造成蛋白质缺乏，能量缺乏并不严重。

混合型兼具有干瘦和水肿两种类型的症状，无论哪种蛋白质热能缺乏症，都伴随有生长发育迟缓和机体抵抗力的降低，患儿易患呼吸道感染、腹泻等感染性疾病。

防止儿童蛋白质热能缺乏症主要靠为儿童提供营养价值高的食物，对婴儿来说，母乳是最好的食物。儿童于母乳喂养期间一般生长良好，但在断奶后，由于蛋白质的质和量均供应不足，缺乏一种或几种必需氨基酸，并有维生素和矿物质的缺乏，而导致蛋白质缺乏。

对于断奶的儿童，应给予蛋白质营养价值高的食物，这样的食物能提供好的蛋白质，家长还可以让儿童多吃些豆类、动物肝脏、肉类、蛋类等食物。对于家长而言，用合理的饮食去调理儿童蛋白质缺乏的病证既安全又方便，只有合理的饮食才能为儿童提供全面的营养。

对于儿童蛋白质的补充要适量，但也不可过量，摄入过量蛋白质会加重小儿的代谢负担，尤其会加重儿童的肾脏负担。

小儿补蛋白质有一定量的要求，0~1岁：婴儿以乳制品作为主食，可以通过每天700~800ml母乳或配方奶，取得足够的蛋白质。1岁以后：可由乳制品与其他食物一起补充蛋白质。

三、如何给儿童合理补充蛋白质

(一) 要摄取优质蛋白质

植物性蛋白质的质量较差，动物性食物中又含有较多的脂肪和胆固醇，加上任何一种食物中的蛋白质都会缺乏某一种或几种必需氨基酸，最好的办法是将几种食物适当地混合食用。这样，各种食物蛋白质的氨基酸就可以在人体内互相取长补短，使蛋白质的质量得到提高，这种现象称为蛋白质的互补作用。日常生活中，妈妈可以用玉米面、小麦粉混合制成馒头给儿童吃，也可以经常给儿童吃些土豆炖牛肉，黄豆排骨汤等，这种搭配可以很好地发挥蛋白质的互补作用。

(二) 各餐比例要合适

对儿童来说，最好采用每日四餐制，即下午加一次点心。一天餐量的分配以早餐25%~30%，午餐35%，午点15%，晚餐20%~30%为宜，而每日所需的蛋白质也应按此比例分配在各餐中。据此，早餐可给儿童提供一瓶牛奶（或酸奶)、一只鸡蛋；动物性食物如鸡、肉类等安排在午餐较为合理；而晚餐可以吃些清淡爽口、易于消化的食物，如鱼类、豆制品等。

（三）科学烹调，减少食物中蛋白质的破坏与损失

合理的烹调方法可提高食物的消化吸收率及营养价值。一般而言，采用炒、炖、蒸等烹调方法能保留较多的营养素，而油炸食品对营养素的损失较多，所以油炸、油煎的食物最好尽量给孩子少吃。

四、适宜补充蛋白质的食物

蛋白质食物来源可分为植物性蛋白质和动物性蛋白质两大类。含蛋白质多的动物性食品包括：牲畜的奶，如牛奶、羊奶、马奶等；畜肉，如牛、羊、猪肉等；禽肉，如鸡、鸭、鹅、鹌鹑等；蛋类，如鸡蛋、鸭蛋、鹌鹑蛋等及鱼、虾、蟹等。

植物蛋白质中，谷类含蛋白质 10% 左右，蛋白质含量不算高，但由于是人们的主食，所以仍然是膳食蛋白质的主要来源。豆类含有丰富的蛋白质，特别是大豆含蛋白质高达 36%～40%，氨基酸组成也比较合理，在体内的利用率较高，是植物蛋白质中非常好的蛋白质来源。此外，像芝麻、瓜子、核桃、杏仁、松子等干果类的蛋白质的含量均较高。

有些儿童少年只喜欢吃素食，怕吃鸡、鱼、肉、蛋等肉菜，或只在家长的催促下才勉强吃一点，这种做法是不可取的，长此以往会导致因蛋白质缺乏而影响身高。婴幼儿、少年儿童生长发育所必需的脂溶性维生素（维生素食品）、铁（铁食品）、钙、磷等无机盐及部分微量元素（微量元素食品），在蛋白质食物中也同时可以获得。

第五节　糖 类 缺 乏

一、什么是糖类

糖类是由碳、氢和氧三种元素组成，由于它所含的氢和氧的比例为二比一，和水一样，故称为糖类。它是为人体提供热能的三种主要的营养素中最廉价的营养素。糖类是一切生物体维持生命活动所需能量的主要来源。它不仅是营养物质，有些还具有特殊的生理活性。

自然界存在最多、具有广谱化学结构和生物功能的有机化合物有单糖、寡糖、淀粉、半纤维素、纤维素、复合多糖，以及糖的衍生物。主要由绿色植物经光合作用而形成，是光合作用的初期产物。从化学结构特征来说，它是含有多羟基的醛类或酮类的化合物或经水解转化成为多羟基醛类或酮类的化合物。

糖类的主要食物来源有：精制糖、谷物（如水稻、小麦、玉米、大麦、燕麦、高粱等）、水果类（如甘蔗、甜瓜、西瓜、香蕉、葡萄等）、干果类、干豆类、根茎蔬菜类（如胡萝卜、番薯等）等。

糖类的生理功能为：①供给能量，每克葡萄糖产生能量 4 千卡，是人体的主要供能物质；②构成细胞和组织：每个细胞都有碳水化合物，其含量为 2% ～ 10%，主要以糖脂、糖蛋白和蛋白多糖的形式存在，分布在细胞膜、细胞器膜、细胞浆以及细胞间质中；③节省蛋白质：食物中碳水化合物不足，机体不得不动用蛋白质来满足机体活动所需的能量，这将影响机体用蛋白质进行合成新的蛋白质和组织更新；④维持脑细胞的正常功能：葡萄糖是维持大脑正常功能的必需营养素，当血糖浓度下降时，脑组织可因缺乏能源而使脑细胞功能受损，造成功能障碍，并出现头晕、心悸、出冷汗甚至昏迷；⑤抗酮体的生成：当人体缺乏糖类时，可分解脂类供能，同时产生酮体；⑥解毒：糖类代谢可产生葡萄糖醛酸，其与体内毒素（如：药物胆红素）结合进而解毒；加强肠道功能。

二、糖类缺乏症状

成人膳食中缺乏糖类将导致全身无力、疲乏、血糖含量降低，产生头晕、心悸、脑功能障碍等。严重者会导致低血糖昏迷。糖类还参与帮助脂肪完成氧化，防止蛋白质损失；神经组织只能依靠糖类供能，糖类对维持神经系统的功能活动有特殊作用。膳食中糖类摄入不足可导致热能摄入不足，体内蛋白质合成减少，机体生长发育迟缓，体重减轻。

儿童膳食中缺乏糖类时，儿童会显得全身无力、精神疲乏不振，在正常的温度下也畏寒怕冷，有的儿童会有便秘现象发生；如果长期得不到足够的糖类，儿童的身体发育会迟滞甚至停止，体重也会下降。长此以往会影响孩子身体以及智力的发育。

三、如何给儿童合理补充糖类

糖类的主要来源是谷类食物，它占总糖类消耗的 50% 以上，因此给儿童每日摄入足量的谷类相当重要，同时对于小于一周岁的儿童，对其进行足量的母乳喂养也是很关键的，母乳中含有丰富的乳糖，有利于儿童对糖类的消化吸收。同时蔬菜水果中含有大量的糖类，能为儿童供给身体所需的糖，断奶后的儿童每天可适量地摄入牛奶及奶制品，补充糖类的同时还能补钙。

第六节　脂肪缺乏

一、什么是脂肪

脂肪是由脂肪酸和甘油组成的三酰甘油脂，是一类一般不溶于水而溶于脂溶性溶剂的化合物。正常人从食物中消化的脂肪中三酰甘油占到90%以上，除此以外还有少量的磷脂、胆固醇及其酯和一些游离脂肪酸。

脂肪的吸收主要在十二指肠下段和盲肠。甘油及中短链脂肪酸直接吸收入小肠黏膜细胞；长链脂肪酸及其他脂肪消化产物间接吸收入小肠黏膜细胞。

脂肪的生理功能为：①提供能量：脂肪产热较高，1克脂肪产生9kcal热量，正常人体每日所需热量有25%～30%由摄入的脂肪产生；②储能，脂肪是人体主要储存能量的方式，脂肪是人体细胞膜组成成分之一，人体的脂肪细胞可以储存大量脂肪。当摄入的能量超过消耗的能量时，能量以脂肪的形式在体内储存；③防寒及保护身体器官，脂肪对身体一些重要器官起着支持和固定作用，使人体器官免受外界环境损伤；④增进饱腹感及摄入食物的口感；⑤脂肪是脂溶性维生素A、维生素D、维生素E、维生素K的载体，如果摄入食物中缺少脂肪，将影响脂溶性维生素的吸收和利用。

二、脂肪缺乏症状

一般情况不会有单纯的脂肪缺乏，除非像非洲难民似的遭遇饥荒（其实是食物匮乏导致的结果）。脂肪缺乏表现为消瘦，怕冷，免疫力低下，生长发育缓慢等。

儿童脂肪摄入量不足时，会导致身体消瘦，面无光泽，还会造成脂溶性维生素A、维生素D、维生素E、维生素K的缺乏，从而发生相应的疾病；而且，儿童的视力发育会受到严重影响，表现为视力功能较差，出现弱视等。

儿童缺乏脂肪的危害：处于生长发育阶段的儿童，机体新陈代谢旺盛，需要大量的热量，正是脂肪满足了儿童对热能的需要。如果儿童饮食中脂肪供给不足，将导致热量不足，进而影响身体的正常发育。此外，由于得不到充足的热量，儿童所吃的食物必然会增多，从而增加胃肠负担，导致消化功能的混乱。

如果儿童饮食中长期缺乏不饱和脂肪酸，将对脑神经的正常发育和智力发展造成很大的影响。因为磷脂是构成脑细胞、脑神经、血小板的重要成分，也是人体其他组织细胞、神经形成及发育的重要原料。

脂溶性维生素 A、维生素 D、维生素 E 等只有在脂肪中溶解才能被机体吸收。如果脂肪摄入不足，势必影响其吸收，会使儿童的呼吸道、生殖器官黏膜、骨骼的发育受到影响。

脂肪多分布于皮下、腹腔和肌肉间隙，起着填充间隙、保护内脏及关节的作用。脂肪不足的儿童，肢体各器官受伤害的机会增多。很多研究表明，脂肪中的不饱和脂肪酸对皮肤的微血管有保护作用。

三、给儿童补充脂肪的正确方法

脂肪是儿童生长发育不可缺少的营养素，所以家长应该让孩子摄取适量脂肪。肉类、禽类、鱼类、全脂奶和蛋类都含有一定的脂肪。鱼类含不饱和脂肪酸较高，尤其是深海鱼类，对幼儿大脑和视网膜发育有帮助，可多食。儿童膳食中脂肪的比例应比成人高，父母要督促与鼓励孩子适当进食些肥肉、奶油等脂肪含量高的食物。做菜时多放些植物油及少量猪油。这不但能使食物更加鲜香，增进孩子的食欲，又能补充部分脂肪。花生、核桃、瓜子等均含有脂肪，而且核桃仁的脂肪几乎有一半为不饱和脂肪酸，对大脑的健康发育很有好处。动物的肝脏和肾脏含有丰富的优质蛋白质和脂质，还含有丰富的维生素 A 和微量元素，对调节儿童机能、改善皮肤和视力都有帮助。

第七节 水 缺 乏

一、什么是水

水是由氢、氧两种元素组成的无机物，在常温常压下为无色无味的透明液体。水是最常见的物质之一，是包括人类在内所有生命生存的重要资源，也是生物体最重要的组成部分。

水是人类赖以生存的重要营养素。它是生物体内各种组成成分中含量最大的一种。人的年龄越小，含水量越高，胎儿体内含水量为 98%，婴儿体内含水约 75%，成人体内含水为 50% ~ 70%。水是机体内每一个细胞和组织的基本组成成分，不同的细胞和组织，其含水量不同，如肌肉、肝、肾、脑中含水约 70% ~ 80%，皮肤含水约 60% ~ 70%，骨骼含水约为 12% ~ 15%，血液含水约为 80%。

水的生理功能：①水是构成身体不可缺少的成分；②水能促进营养素的消

化、吸收与代谢，水作为一种溶剂、反应介质和运输载体参与营养素的消化、吸收、利用、排泄等过程；③水可以起到维持体温恒定与润滑作用，同时，水还具有滋润肌肤、维持腺体器官正常分泌等功能；④水可以促进毒物的排泄。

二、缺水的症状

儿童缺水的表现

（1）口唇干燥：孩子不停地用舌头舔嘴唇，看到水表现得很兴奋，喝完水会很舒服。

（2）食欲减退：因为水分不足，胃肠道的消化液分泌减少，影响消化功能。

（3）排尿次数减少，尿液变黄；大便干燥，硬结。

（4）前囟或眼窝与正常相比稍有所凹陷，哭闹时眼泪相对减少，或没有眼泪，这是严重缺水的表现。

（5）用指甲在孩子的皮肤上轻轻划，如果皮肤表面出现一条白色的划痕，就是皮肤长期缺水的表现。

三、如何给孩子科学补水

（1）时刻提醒孩子喝水，不能等孩子想喝水时再补充。当出现口渴就表明孩子体内水分已失去平衡，机体已经开始脱水了。

（2）鼓励孩子勤喝水，但不要硬灌，要让孩子愉快地喝水。

（3）喝水应少量多次，一次性大量饮水会影响胃肠功能，并使水、电解质失衡，影响孩子的健康。

（4）对于有心脏病和肾脏病的孩子，要遵医嘱适当补水，大量饮水会加重心脏和肾脏的负担。

四、孩子不爱喝水怎么办

（1）平时多培养孩子勤饮水的习惯。

（2）变换补水方式，如吃新鲜果汁、肉汤以及吃富含水分的食物，变化儿童的口感，在补水的同时也能增加其他营养素的摄入。但是，补水的最佳选择还是白开水。

果蔬不能代替水，水果和蔬菜是含水分较多的食物，多吃这类食品确实能补充部分水分，但它们不能完全代替水。因为水是机体新陈代谢的物质交换媒介，是人体必需的营养素之一。而水果和蔬菜中除了含有水分外，还含有蔗糖、果糖、葡萄糖、维生素及矿物质等营养成分。所以，妈妈们不仅要多给孩子吃水果，也要注意多给孩子补充清水。

（3）使用带有可爱图案颜色鲜艳的小水杯，会提高孩子对饮水的兴趣。

第八节　维生素缺乏

一、什么是维生素

维生素是一系列有机化合物的统称。它们是生物体所需要的微量营养成分，而一般又无法由生物体自己生产，需要通过饮食等手段获得。维生素不能像糖类、蛋白质及脂肪那样可以产生能量，组成细胞，但是它们对生物体的新陈代谢起调节作用。维生素是维持和调节机体正常代谢的重要物质，适量摄取维生素可以保持身体强壮健康；过量摄取维生素却会导致中毒。

维生素包括维生素 A、维生素 B 族、维生素 C、维生素 D、维生素 E、维生素 K 等。其中维生素 A、维生素 D、维生素 E、维生素 K 为脂溶性维生素，其余为水溶性维生素。

（1）脂溶性维生素的生理功能

维生素 A：维持正常视力，预防夜盲症；维持上皮细胞组织健康；促进生长发育；增加对传染病的抵抗力；预防和治疗干眼病。

维生素 D：调节人体内钙和磷的代谢，促进吸收利用，促进骨骼成长。

维生素 E：维持正常的生殖能力和肌肉正常代谢；维持中枢神经和血管系统的完整。

维生素 K：止血。它不但是凝血酶原的主要成分，而且还能促使肝脏制造凝血酶原。

（2）水溶性维生素的生理功能

维生素 B_1：保持循环、消化、神经和肌肉正常功能；调整胃肠道的功能；构成脱羧酶的辅酶，参加糖的代谢；能预防脚气病。

维生素 B_2：又叫核黄素。核黄素是体内许多重要辅酶类的组成成分，这些酶能在体内物质代谢过程中传递氢，它还是蛋白质、糖、脂肪酸代谢和能量利用与组成所必需的物质。能促进生长发育，保护眼睛、皮肤的健康。

泛酸（维生素 B_5）：抗应激、抗寒冷、抗感染、防止某些抗生素的毒性，消除术后腹胀。

维生素 B_6：在蛋白质代谢中起重要作用。治疗神经衰弱、眩晕、动脉粥样硬化等。

维生素 B_{12}：抗脂肪肝，促进维生素 A 在肝中的贮存；促进细胞发育成熟和机体代谢；治疗恶性贫血。

维生素 C：连接骨骼、牙齿、结缔组织结构；对毛细血管壁的各个细胞间有黏合功能；增加抗体，增强抵抗力；促进红细胞成熟。

维生素 PP（烟酸）：是生物氧化过程中的递氢体，具有防治癞皮病的功效。

叶酸（维生素 M）：抗贫血；维护细胞的正常生长和免疫系统的功能。

二、儿童维生素缺乏

（一）维生素 A 缺乏

孩子皮肤变得干涩、粗糙，浑身起小疙瘩，形同鸡皮；头发稀疏、干枯、缺乏光泽，指甲变脆、形状改变；眼睛结膜与角膜亦发生病变，轻者眼干、畏光、夜盲（俗称鸡母眼），重者黑眼仁浑浊、溃疡，最后穿孔而失明。维生素 A 缺乏者一般免疫功能较差，易患感冒等呼吸道疾病。维生素 A 多存在于鱼肝油、动物肝脏、绿色蔬菜中。

（二）维生素 B_1 缺乏

婴幼儿如缺乏维生素 B_1，容易引起食欲不振、消化不良、体重减轻、生长缓慢等病证，严重缺乏时易患脚气病、浮肿、肌肉萎缩、心跳减慢等。由于维生素 B_1 还参与体内糖类代谢及神经传导过程，参与体内丙酮酸脱羧酶的组成，当其缺乏时，这种酶的活性降低，血液中丙酮酸升高，机体能量产生减少，脑的能量代谢发生障碍，从而出现神经等系统的病理改变。

维生素 B_1 缺乏过去多与贫穷导致的营养缺乏有关，如"脚气病"曾在一些地区广泛流行。这些年来，随着人民生活水平的提高，米面越吃越精白，使乳母及婴幼儿体内的维生素 B_1 严重不足。维生素 B_1 多存在于酵母、谷物、肝脏、大豆、肉类中。

（三）维生素 B_2 缺乏

颜面部皮肤微红、油腻、起鳞屑，医学上称脂溢性皮炎，既影响美容又可招引细菌侵袭，患上毛囊炎。同时，舌头、嘴唇及阴囊等多处亦可发炎，疼痛不适。维生素 B_2 多存在于酵母、肝脏、蔬菜、蛋类中。

（四）维生素 C 缺乏

维生素 C 在造血、保护血管、促进脑发育方面的作用突出。若摄取不足，首先表现出来的便是食量减少，贫血，牙龈、鼻黏膜及皮肤出血等症状；对孩子的智商也有不利影响，其发育较同龄儿童落后。维生素 C 多存在于新鲜蔬菜水果中。

（五）维生素 D 缺乏

这是人们所熟悉的小儿佝偻病的罪魁祸首。主要表现有枕秃、多汗、囟门迟闭、烦躁不安等。维生素 D 多存在于鱼肝油、蛋黄、乳制品、酵母中。

（六）维生素 E 缺乏

在婴幼儿时期，主要表现为皮肤粗糙干燥、缺少光泽、容易脱屑以及生长发育迟缓等。维生素 E 多存在于鸡蛋、肝脏、鱼类、植物油中。

（七）维生素 K 缺乏

维生素 K 不足可导致全身各处出血。轻者皮肤与外界物体碰撞即呈青色，重者口腔、鼻黏膜、胃、肠以及泌尿道等处自发性出血。如果出血部位发生在颅内，可有生命危险。近年来维生素 K 缺乏所致新生儿颅内出血的病例屡见不鲜。维生素 K 多存在于菠菜、苜蓿、白菜、肝脏中。

一旦发现孩子出现了上述情况，父母应该予以重视，及时给儿童多吃相关维生素含量丰富的食物。必要时，可以用维生素片剂加以补充。

三、补充维生素的误区

误区一：维生素吃得越多越好

有些人认为维生素吃得越多越好，这种做法不但错误，而且非常危险！维生素可分为水溶性和脂溶性两种。脂溶性维生素如维生素 A、维生素 D 等摄入过多时，不能通过尿直接排出体外，易在体内大量蓄积，引起中毒。例如：长期口服大量维生素 D，可导致高钙血症、厌食、恶心、呕吐、弥散性肌肉乏力、肌肉疼痛等。水溶性维生素多吃后虽可以从尿中排出，毒性较小，但大量服用仍可损伤人体器官，如大剂量服用维生素 C，可能刺激胃黏膜出血。此外，长期服用过量维生素，可使机体对食物中的维生素的吸收率降低，一旦停服，会导致维生素缺乏的症状。尤其是儿童的消化机能比较脆弱，长期过量补充维生素必然会影响食物中维生素的消化吸收。

误区二：维生素与蔬菜可相互替代

一方面维生素不能代替蔬菜，因为蔬菜中的各种维生素是按一定比例存在的天然成分，是多种维生素的集合体；蔬菜中还含有一些对人体有抗氧化作用的活性物质；此外，蔬菜中含有矿物质、碳水化合物、纤维素等非维生素类营养成分。所以相比较而言，蔬菜对人体健康的作用更全面。

第九节　矿物质缺乏

一、什么是矿物质

矿物质又称无机盐，是构成人体组织和维持正常生理功能必需的各种元素的总称，是人体必需的七大营养素之一。人体中含有的各种元素，除了碳、氧、氢、氮等主要以有机物的形式存在以外，其余 60 多种元素统称为矿物质，其中 25 种为人体营养所必需。钙、镁、钾、钠、磷、硫、氯 7 种元素含量较多，占矿物质总量的 60%～80%，称为宏量元素。其他元素如铁、铜、碘、锌、锰、钼、钴、铬、锡、钒、硅、镍、氟共 14 种，存在数量极少，在机体内含量少于 0.005%，被称为微量元素。

矿物质的生理功能：①矿物质是构成机体组织的重要成分；②是多种酶的活化剂、辅因子或组成成分；③是某些具有特殊生理功能物质的组成部分；④维持机体的酸碱平衡及组织细胞渗透压；⑤维持神经肌肉兴奋性和细胞膜的通透性。

矿物质在人体内不能自行合成，必须通过膳食进行补充，根据矿物质在食物中的分布及其吸收、人体需要特点，在我国人群中比较容易缺乏的有钙、铁、锌。在特殊地理环境或其他特殊条件下，也可能有碘、硒及其他元素的缺乏问题。

二、矿物质缺乏症状及补充

（一）钙

钙是骨骼的构成元素，其生理功能为保持心脏、神经健康，保持肌肉收缩以及皮肤、骨骼和牙齿健康，可减轻肌肉和骨骼的疼痛，保持体内酸碱度的平衡，缓和肌肉抽搐。

儿童缺钙的症状表现在不易入睡，入睡后爱啼哭、易惊醒，入睡后多汗。儿童缺钙严重者会出现阵发性腹痛、腹泻、抽筋、胸骨疼痛甚至"X"型腿或"O"型腿、鸡胸等症状。

日常生活中缺钙的儿童会厌食、偏食；白天烦躁、坐立不安；智力发育迟、说话晚、学步晚、出牙晚，牙齿排列稀疏、不整齐、不紧密；牙齿呈黑尖形或锯齿形；头发稀疏；健康状况不好，容易感冒等。

钙的最佳食物来源：牛奶、杏仁、玉米油、南瓜子、煮熟晾干的豆类、卷心菜、小麦。

（二）铁

铁的生理功能：铁是血红蛋白的组成成分；参与氧气和二氧化碳的运载和交换；是酶的构成物质，对能量产生也是必需的。

小孩缺铁症状具体表现为：面色苍黄或苍白，皮肤苍白，口唇黏膜及眼睑黏膜色淡；头发稀黄，食欲不振，精神弱，不爱活动，易疲劳；血色素低于正常指标；抗病能力差，容易感染其他疾病，甚至影响到智力和学习。

最佳食物来源：动物肝脏、南瓜子、杏仁、腰果、葡萄干、胡桃、猪肉、煮熟晾干的豆、芝麻、山核桃。

（三）锌

锌的生理功能：锌是体内 200 多种酶以及 DNA、RNA 的组成成分，是生长发育的必需物质，对于伤口愈合也很重要。锌可调节来源于睾丸和卵巢等器官激素的分泌，对有效缓解压力也有帮助，还可促进神经系统和大脑的健康，尤其是对于正发育的胎儿。骨骼和牙齿的形成、头发的生长以及能量的恒定都需要锌的参与。

儿童缺锌主要表现为：生长发育迟缓或停滞，骨骼发育障碍；口腔黏膜增生、角化不全和易于脱落，致使味觉下降，直接影响食欲，有的儿童还会出现异食癖；机体抵抗力下降，创口愈合不良，增加了对感染性疾病的易感性。缺锌的儿童由于体内蛋白质的合成少，身高明显低于正常儿童。

最佳食物来源：牡蛎、羔羊肉、山核桃、小虾、青豆、豌豆、蛋黄、全麦谷物、燕麦、花生、杏仁。

（四）镁

镁的生理功能：镁能增强骨骼和牙齿强度，有助于肌肉放松从而促进肌肉的健康，对于保护心脏和神经系统健康是很重要的。是产生能量的必需物质，也是体内许多酶的辅基。

婴幼儿缺镁易致手足抽搐，严重者面色苍白，厌食，惊厥时无知觉，手足节律性抽动，会出现呼吸暂停和大、小便失禁等情况。

最佳食物来源：麦芽、杏仁、腰果、葡萄干、花生、大蒜、青豆、螃蟹、山核桃。

总结

随着我国生活水平的提高，单纯因为摄入不足造成的儿童营养素缺乏的情况正在日益减少，但是，由于不科学的饮食模式带来的营养摄入不均衡，成为了我国儿童营养素缺乏的主要原因，而儿童营养素缺乏的后果还是比较严重的，这就需要家长更加深入地学习营养知识，让儿童远离营养素缺乏。

第十章　保健品怎么选

曾经有一则新闻报道，一位老人为了延年益寿穷尽毕生积蓄购买保健品，保健品可以堆满整个屋子，但是当老人生病住院的时候却拿不出钱来住院治疗；也有新闻报道说有家长为了让孩子茁壮成长，给孩子服用各种保健品，导致孩子发育过早，甚至出现了性早熟，那么保健品和饮食我们该如何选择呢？本章我们将就饮食与保健品的选择问题进行阐述。

第一节　什么是保健品

保健品，是保健食品的通俗说法。保健食品是食品的一个种类，具有一般食品的共性，能调节人体的机能，适用于特定人群食用，但不以治疗疾病为目的。保健食品具有食品性质，如茶、酒、蜂制品、饮品、汤品、鲜汁、药膳等，保健食品含有一定量的功效成分，能调节人体的机能，具有特定的功效，适用于特定人群。其保健作用在当今的社会中，也正在逐步被广大群众所接受。保健食品不能直接用于治疗疾病，它是人体功能调节剂、营养补充剂。

保健食品标志的颜色为天蓝色图案，图标下半部分有保健食品字样。原国家工商总局和原卫生部在日前发出的通知中规定，在影视、报刊、印刷品、店堂、户外广告等可视广告中，保健食品标志所占面积不得小于全部广告面积的1/36。其中报刊、印刷品广告中的保健食品标志，直径不得小于1厘米。

第二节　保健食品的功能

保健品具有调理生理功能的作用，但是对治疗疾病效果不大。可以用来进行辅助治疗。国家对保健食品的功能规定有27种，包括：

（1）增强免疫力功能；

（2）辅助降血脂功能；

（3）辅助降血糖功能；

（4）抗氧化功能；

（5）辅助改善记忆功能；

（6）缓解视疲劳功能；

（7）促进排铅功能；

（8）清咽功能；

（9）辅助降血压功能；

（10）改善睡眠功能；

（11）促进泌乳功能；

（12）缓解体力疲劳功能；

（13）提高缺氧耐受力功能；

（14）对辐射危害有辅助保护功能；

（15）减肥功能；

（16）改善生长发育功能；

（17）增加骨密度功能；

（18）改善营养性贫血功能；

（19）对化学肝损伤有辅助保护功能；

（20）祛痤疮功能；

（21）去黄褐斑功能；

（22）改善皮肤水份功能；

（23）改善皮肤油份功能；

（24）调节肠道菌群功能；

（25）促进消化功能；

（26）通便功能；

（27）对胃黏膜损伤有辅助保护功能。

第三节　保健食品改善儿童生长发育的原理

目前用于改善生长发育的保健食品主要包括：高蛋白食品、维生素强化食品、氨基酸食品、补钙食品、补锌食品、补铁食品和磷脂食品、二十二碳六烯酸（DHA）食品。其作用原理可归纳为以下几个方面。

一、促进骨骼生长

补钙有助于骨骼生长和健康，在 2～5 岁时用高钙配方食品喂养，儿童的骨骼矿物质含量更高。给儿童、青少年补钙可使骨峰量值增加。此外，磷、镁、锌、氟、维生素 D、维生素 A、维生素 K 等也是骨骼矿化过程中的重要营养素。

二、影响细胞分化

胎儿、新生儿期的特点之一是多个器官的分化，视黄酸可影响胎儿发育，维生素 A 或 β–胡萝卜素缺乏或过多，很可能对组织分化和胎儿发育有很大影响。此外，脂肪酸不仅能改变已分化的脂肪细胞的某些特定基因的转录速率，还可以通过一种转录因子的作用诱导前脂肪细胞分化为新的脂肪细胞。

三、促进细胞生长和器官发育

细胞生长和器官发育都需要多种营养素的维护。蛋白质、脂类、维生素 A、参与能量代谢的 B 族维生素以及锌、碘等元素，都是人体发育不可缺少的重要营养素。如果供应不足可能影响到组织的生长和功能。微量元素锌和碘的补充，与儿童生长发育速度呈正相关关系。

第四节　儿童保健品市场现状

随着社会进步和经济发展，人类对自身健康的关注度日益提高。随着全球居民的健康保健消费逐年攀升，其对营养保健品的需求也越来越大。儿童保健品如雨后春笋应运而生，成为仅次于老年保健品市场的又一巨大市场，有着很大的市场潜力。一些无良保健品厂商不惜天价做广告，将保健品说的神乎其神，家长们爱子心切"不差钱"，不辨真伪，纷纷慷慨解囊。

现在市场上儿童保健品可以分为两大类，第一类可以称作天然保健，即以天然食品作为主要原料的保健品，如以椰子、苹果、黑加仑、沙棘等天然原料制成的保健品。这种保健品更加安全，对儿童的身体有益无害；第二类则是食物加工的保健品，如维生素强化牛奶、赖氨酸面包、魔芋面食等，即通过使日常食品的营养增强而把一些营养物质如维生素、蛋白质等加进食品中，把这些食品的营养进行强化，使其更加全面。

第五节　儿童需要吃保健品吗

保健品虽然有助于儿童的生长发育，但是机体维持健康状态的前提必须是各类营养物质保持均衡。孩子在正常发育的情况下合理进食，就能均衡地摄入各种营养物质，获得良好的正常发育。一般来讲，儿童是不用额外吃保健品的。而且，儿童在生长发育过程中乱吃保健品也是有害无益的。

若只是单一地增强某个方面的功能，那么机体就无法继续保持在一个稳定的状态，这样对人体健康会起到相反的作用。孩子更是这样，如果这种平衡机制被打破，势必会影响到正常的生长发育。

如果孩子确实有营养需求，家长要注意应当有针对性地为孩子选择所需保健品，选择符合孩子年龄段和营养需要的保健品，并且咨询营养师或者儿科医生的建议，以正确的方式服用儿童保健品。

第六节　儿童滥服保健品的危害

如果家长能够让孩子合理服用保健品，那么会对孩子营养结构的改善、身体健康和发展产生一定的有利影响。但是，如果滥用，儿童体内所需的各类营养素就会失衡，反而会损害儿童身体健康。

儿童滥用保健品的危害表现如下所述。

一、打破营养平衡

如果没有合理利用儿童保健品，发挥其积极作用，势必会对身体不利，营养平衡也会被打破，会对孩子带来更大的危害。例如，过量补钙，会致使儿童骨骼发育不正常；过量服用补铁保健品，可能会出现腹泻的情况；锌服用量过多，可能会使孩子性早熟；蜂王浆食用过多，可能会导致内分泌失调以及孩子性早熟的状况，更有可能会导致肥胖；长期大量服用鱼肝油会引起脂溶性维生素的慢性中毒；还有一些保健品乱加防腐剂和化学添加剂，会扰乱孩子胃肠功能，损害肝功能。

二、对儿童健康不利

很多孩子出现健康问题都可能是妈妈怀孕期间埋下的隐患。某些孕妇为了补充营养滥服保健品，这对宝宝的健康埋下很大隐患。也有不少父母在宝宝出生不久就冲调蛋白粉给宝宝喝，这会对宝宝的肾脏造成损伤。对于婴幼儿来说，为了促进孩子生长发育额外选择蛋白粉来吃也是错误的，过高的蛋白质会加重肾脏负荷。另外，如果一些父母忽略了所买儿童保健品的成分，而给孩子喂食了成分不明的保健品，如添加了防腐剂或某些化学品等，则会对孩子的身体健康造成很大影响，影响肾脏、肝脏的功能，更有甚者会造成儿童成年后身材矮小、性早熟等健康问题。

第七节　哪些保健品儿童不能吃

虽然某些保健品对儿童健康成长起到一定促进作用，但是这并不是说儿童适合服用所有的保健品。如果盲目地给儿童服用，可能会起到相反的作用，对儿童的生长发育及健康造成不利的影响。含有以下成分的保健品是儿童不宜服用的。

一、人参

人参是常见的补品之一，但是它并不适合儿童服用。我国历来就有"少不食参"的说法，人参含有人参素、人参苷等营养物质，但是这些物质可能会加快儿童性腺激素的分泌，而这些物质更有可能会致使儿童早熟或者出现身体系统的紊乱，对儿童的身心健康是非常不利的。

二、蜂王浆

蜂王浆的主要成分是无机盐、氨基酸、维生素、激素等多种物质，成分较为复杂。虽然对于成年人来说，服用该补品不会引起太大的负面作用，但是对于儿童来说，可能会造成性早熟。

三、其他

某些具有激素尤其是性激素等物质的中药，虽然有调理身体的功效，但是也不宜给儿童使用，因为这些中药也可能会使儿童出现性早熟的情况。

儿童要避免服用成分不明的保健品，在确实需要的情况下应服用科学的、安全的儿童保健品来补充维生素和蛋白质，维持身体健康。

第八节　正确地对待儿童保健品

许多家长受广告影响，购买大量营养保健品或饮料给孩子吃，希望他们多吃快长，赢在起跑线上。殊不知，正常发育的儿童只要不挑食、不偏食，平衡地摄入各种食物，那么他就可以均衡地获得人体所需的各种营养物质，而无须再补充什么保健食品。

某些保健食品确实对身体某些方面有积极作用，但人体只有处在一个各类物质均衡的状态中才能保持健康。当然如果一个孩子因长期患病而食欲低下，那么在他病后可以考虑给予一些相应的保健食品，但时间也不宜过长，还要遵循营养师和专业医生的指导服用。

第九节　儿童保健品的选购要点

对于正处在快速生长发育的儿童来说，合理健康地搭配饮食是尤其重要的，否则可能产生一系列的营养问题，比如缺少钙、铁、锌等元素。如果家长发现孩子出现这种状况，应当及时咨询医生或者营养师的意见，让孩子适当服用一些相应的保健品来补充。而在选购儿童保健品时，要注意以下几点。

（1）部分保健食品含有化学添加剂，这并不利于儿童的身体健康。所以家长应当首先考虑所选择的保健品成分的安全性，以及确保其对儿童的身体健康不会造成负面影响。

（2）考虑所要服用的儿童保健品的口感。儿童一般不喜欢药味过重或者偏苦味的保健品，家长在选购时要多多注意。但是，过多的糖分会降低小朋友的食欲，也影响牙齿的生长。所以在选择保健品时，最好选择口味微甜的保健品。

（3）考虑所选的保健品的科学性。为了儿童身体的营养平衡，儿童保健品应当获得相关科学认证，父母在选购时务必要了解其是否通过专业的检验。

（4）考虑所选保健品的适应证问题。要对症选购保健品，不要盲目的"广而全"。

（5）考虑所选保健品的剂型和服用时间。一般片剂要注意大小，以防造成儿童的呛咳或误吸。液体剂型要注意每次服用量以及服用温度等。当然所有类型的保健品都有服用时间，一般只要没有特殊说明，随餐或餐后服用吸收效果较好。

第十节　怎样正确服用儿童保健品

儿童服用保健品时务必要控制好量，一旦服用过量，机体内的平衡很容易会被打破，由此会影响儿童的健康。所以，正确服用儿童保健品的方法是所有家长应该注意的。为了避免一些儿童保健品的副作用，父母们可以遵照以下几点来给儿童服用。

一、选择有科学实证的保健品

服用的保健品需要有一定的科学认证。有科学实证并且在市场上长久售卖，口碑较好的保健品较为安全，不容易出现安全性问题。

二、向专业的医生和营养师寻求意见

倘若家长对儿童可以服用哪些类型的保健品以及怎样给儿童服用等问题存在疑问的话，可以咨询专业的医生以及营养师。

三、服用多种保健品要错开时间

当儿童服用两种或者两种以上不同的保健品时，应当注意要把服用时间错开。保健品中会含有不同的营养物质，而不同的营养物质之间会产生一定的作用。如果需要服用两种或者两种以上不同的保健品，建议务必错开至少两个小时。另外，在服用相同功效的保健品时不建议在同一天内服用。比如，在给儿童服用鱼肝油和维生素 E 这两种保健品时，由于大多数的鱼肝油内富含维生素 E，所以这两者不建议在同一天内服用，以免维生素 E 摄入过量。

四、切忌过量服用保健品

服用保健品时切忌过量服用。在儿童服用保健品之前，家长应当仔细阅读服用说明书，并且严格遵从说明书来给儿童服用，有时忘记吃了也不用过分担心，不建议下一顿加倍服用。

第十一节　保健食品与正常饮食的选择

保健食品对改善膳食结构，增强人体健康可以起到一定作用，但必须合理使用。儿童更应注意，必须按照不同年龄、不同需要，有针对性地选择，缺什么补什么，并要合理搭配，对症使用，切不可盲目食用。食用时必须征求医生意见，不得以保健食品代替药物治疗。

正常情况下，儿童在幼儿园或学校内是能获得合理营养、平衡膳食的，不需要额外吃保健食品。一般幼儿园或学校内均有专人负责幼儿的膳食管理，能根据这一时期儿童的营养需要计算食物摄入量，设计每周食谱，并根据儿童的喜好烹制食品。定期进行营养分析，核查儿童摄入的能量及各种营养素情况并及时改进。膳食设计基本做到均衡合理，各种营养素能达到基本要求。

儿童过量摄入某些营养素，会造成整体营养素的不平衡。长期大量服用保健品甚至有可能引起孩子食欲减退，不吃或少吃正餐，患上佝偻病、贫血、生长发育迟缓，或造成儿童肥胖症等，以致形成"越补越虚"的情况。某些保健营养品还含有激素类物质，盲目进补含有较多的性激素的食品则会导致儿童性早熟。

大部分孩子只要遵照《中国居民膳食指南（2016）》所介绍的食物种类和食物量来进食，就能够满足其营养需求，无须额外补充保健品。若孩子生长发育过程中出现问题应及时就医，获得专业指导，如果孩子出现饮食结构不合理的情况，家长可以在短时间内用保健品作为膳食补充剂，但还是以纠正孩子的不良饮食习惯为主要解决方法为好。

第十二节　儿童某些营养元素缺乏了怎么办

健康儿童一般无须服用保健品。无论母乳还是人工喂养，婴儿长到6个月时都要合理添加辅食。断奶后的幼儿饮食应粗细搭配，荤素都有，少吃零食，多吃水果和蔬菜，以达到均衡营养。如发现某种营养素缺乏，遵循"缺什么补什么"和"药补不如食补"的原则，尽可能避免服用含有激素类的食物和药物。至于体弱多病儿应在专业人士指导下，选择有针对性的保健品服用，适可而止。

儿童需补什么元素，应到医院实际检测，千万不要相信某些化验头发就能知道元素缺乏的说法，用头发化验营养素缺乏的方法缺乏科学性。给孩子补充微量元素最安全的方法就是平时均衡膳食。比如，补铁可多吃动物肝脏、血制品及肉类；补锌可多吃一些动物肝脏及贝壳类海产品；补碘可通过食用碘盐、海带等。家长没必要把关注的重点放在微量元素检测结果是否正常或不正常上面，而应该多了解各种食物中都含哪些营养素，如何搭配好孩子的一日三餐。

第十三节　关于儿童保健品的常见误区

一、任何孩子都需要补充保健食品

一般来说，挑食、偏食、免疫力低下、易消化不良的孩子可适当补充保健食品。其次，并非任何年龄段的孩子都适合服用保健食品，婴幼儿如需补充，至少也要一岁以上。孩子最好的营养来自饮食，而非人工合成的保健食品（包括配方奶）。均衡营养，适度运动，才是保持健康体魄的首要因素

二、保健食品贵的才放心

"越贵的越好"是许多家长在咨询儿童保健食品时普遍的想法。食品的价格与其加工程序成正比，加工程度越高的食品营养素丢失的越多，而价格却很高。家长如果对于挑选保健品没有专业的了解，不妨首先寻求专业营养师或医生的意见。

三、各种保健食品可以同时服用

不同保健食品至少间隔两小时再服用，同种保健食品不要在同一天服用。

四、保健品长期服用才有效

保健品作为日常饮食的补充，没有必要长期服用。以补钙为例。如果缺钙症状已经消失，就可以暂停补钙（有医嘱除外）。注重饮食结构的合理搭配更为适宜，再比如鱼油，鱼油中的不饱和脂肪酸容易氧化，市售鱼油一般会维生素 E，虽然维生素是宝宝成长过程中必不可少的营养素，但是脂溶性维生素 A、维生素 D、维生素 E、维生素 K 长期大量服用会造成中毒，而在食物中摄取则更为安全。比如：深海鱼富含鱼油，植物油富含维生素 E，肝脏富含维生素 A，蛋黄、蘑菇、鲑鱼等都富含维生素 D。对于保健品，尤其是儿童保健品，一般可依照产品指示的用量服用。多吃不好，少吃一两次则没问题。

总之，无论增加什么样的营养品，首先要保证孩子的正常饮食，注意调理好孩子的脾胃和消化功能，逐渐让孩子恢复营养的平衡状态。

第十一章　怎样吃零食才健康

正餐时间外食用的少量的食物和饮料（不包括水）称之为零食。零食可谓是我们茶余饭后、消遣娱乐所必备的食物，其种类更是花样繁多，琳琅满目，受到了小朋友和大朋友们的喜爱。但是零食的质量也是有好有坏的，很多家长和孩子不知道如何去选择，不明白该吃什么，怎么吃好。所以今天我们就来谈谈各种关于零食的那些事儿。

第一节　零食的分类

一、零食的分类

（一）糖果

糖果是以白砂糖、糖浆（淀粉或其他食糖）或允许使用的甜味剂、食用色素为主要原料，按一定生产工艺要求加工制成的固态或半固态甜味食品。

（1）巧克力：巧克力是以可可浆和可可脂为主要原料制成的一种甜食。它不但口感细腻甜美，而且还具有一股浓郁的香气。

（2）饼干：以小麦粉（可添加糯米粉、淀粉等）为主要原料，加入（或不加入）糖、油脂及其他原料，经调粉（或调浆）、成形、烘烤等工艺制成的口感酥松或松脆的食品。

（二）小食品

小食品花样繁多，大致可归为以下几类。

（1）凉果蜜饯类：如话梅、凉果、蜜饯、果脯、瓜果干等。

（2）膨化食品类：如虾条、薯片、鱿鱼酥、蔬菜圈、爆米花、鸡味鲜等。

（3）口香糖类。

（4）果冻类。

（三）干果类

如干果、果干类食物，解渴提神的饮料，豆类及豆类制品，海鲜制品以及肉干、肉脯等肉类制品。

二、从所含营养素来分类

(一) 高能量的零食

糖果和巧克力、甜点、奶油蛋糕、蛋黄派、曲奇饼、油酥、含糖饮料、可乐、雪碧、汽水、果汁、饮料、油炸方便即食、膨化食品、油炸干脆面、油炸锅巴、猪/牛肉脯、猪/牛肉干、香肠、油炸薯类、炸薯条、炸薯片、坚果类、松子、葵花子、花生等。

(二) 富含维生素 A 或 β–胡萝卜素的零食

(1) 奶及奶制品：奶粉、鲜牛奶、纯酸奶、奶酪等；

(2) 蛋类；

(3) 黄绿色水果和蔬菜：芒果、柑橘、杏、枇杷、胡萝卜、西红柿、红心甜薯等。

(三) 富含维生素 E 的零食

(1) 坚果类：花生、杏仁、腰果、榛子、开心果、芝麻、葵花子、西瓜子等；

(2) 豆类及豆制品。

(四) 富含维生素 C 的零食

(1) 水果类：樱桃、苹果、柠檬、梨、草莓、柑橘、猕猴桃、红枣、山楂、橙子、葡萄等；

(2) 蔬菜类：西红柿、柿子椒等。

(五) 富含钙的零食

(1) 纯奶及纯奶制品：奶粉、鲜牛奶、纯酸奶、奶酪；

(2) 蛋类；

(3) 豆类及豆制品：豆浆、豆干、豆腐脑；

(4) 坚果类：花生、杏仁、腰果、榛子、开心果、黑芝麻、瓜子等。

(六) 富含膳食纤维的零食

(1) 全麦、非精制的面包或饼干，麦片或燕麦片等；

(2) 蔬菜水果类：南瓜、黄瓜、西红柿、苹果、梨、草莓、柑橘、猕猴桃、沙棘果、红枣、葡萄；

(3) 坚果类：花生、杏仁、腰果、榛子、开心果、芝麻、瓜子；

(4) 豆类及豆制品：烤黄豆、青豆、黑豆、蚕豆；

(5) 根茎类；红薯、马铃薯、葛根等。

第二节　零食对孩子的影响

回想童年时代，最让你难以忘怀的一定是那些小零食了，它是童年最美好的记忆，省吃俭用攒下的早饭钱全用在小卖部之类的地方。

一、零食对孩子有益的影响

日常生活中，有的家长把吃零食归于不良饮食习惯，这其实是对营养认识的一种误区。因为零食，我们的味蕾能体验细微的味道差别；因为零食，我们的生活更有味道。因为爱吃零食，我们谈"食"色变大可不必，适量、适时、适己地巧吃零食，不但有利于身心健康，而且一些特殊人群必须补充一些零食才能维持身体健康。事实上，拒绝零食不仅不可能，而且也没必要。科学地给孩子吃零食是有益的。零食能更好地满足身体对多种维生素和矿物质的需要。在三餐之间加吃零食的儿童，比只吃三餐的同龄儿童更易获得营养平衡。孩子从零食中获得的热量达到总热量的20%，获得的维生素占总摄食量的15%，获得的矿物质占20%，获得的铁质占15%。这表明，零食已成为孩子获得生长发育所需养分的重要途径之一。

学龄儿童正处于长知识、长身体的时期；但由于早晨时间紧张早餐简单而营养较差，或口味单调影响儿童的食欲，这样就直接影响学习效果。在这种情况下，如果在上午10点左右吃一点零食，不仅使学生学习效果好，身体素质也会有所提高。

二、零食对孩子有害的影响

现如今市场上充斥着很多廉价的问题零食，这些问题零食的主要客户群就是那些孩子们。远离问题零食，合理地选择健康食品，别让孩子的童年留下健康阴影。很多儿童比较喜欢吃零食，但吃过多深加工零食易造成偏食和肥胖现象。不合格零食中含有的有害成分、超标的添加剂都会对人体造成一定的伤害。通过对抽查数据的统计，有以下危害。

(一) 问题零食遍地开花

近几年来，我国食品安全方面的问题层出不穷，问题食品的涉及面越来越广，问题食品已经从最早的主副食品扩展到了水果、酒类、南北干货、奶制品等，严重影响到了人们的身体健康，同时造成了巨额财产损失，引起了一系列的社会问题。问题食品的受众大部分是婴幼儿和青少年群体，其中不法分子为了牟取暴利，在本该健康的儿童食品中加入大量的防腐剂、着色剂。由于对于问题零食的辨识度不够，很多孩子被小食品光鲜的外表所吸引，严重影响了其正常的身体发育。家长朋友需要注意以下几点，加强对孩子的监督与教育。

（1）带小玩具的零食包装存在安全隐患：现在学校门前不少商贩销售的小食品包装里都附带了一些小玩具，以吸引孩子们购买。但是在包装袋内加入各种小玩具，小食品的卫生安全存在隐患。一些小学生在购买食品后打开包装袋，就会从里面拿到一样塑料小玩具。孩子们在吃零食的时候玩玩具，很容易把玩具上沾有的外界细菌带入口中，而有的塑料玩具干脆没有任何外包装，直接和食品放在一起。这种小玩具的细小零件极有可能脱落，造成儿童误食等问题。各位家长朋友们一定要注意不要给孩子购买带小玩具的零食，同时也要监督孩子不要在玩玩具的时候吃零食。

（2）学校周边店铺存在的垃圾零食：很多学校周边都开有小卖部，这些开在学校附近的小卖部通常连门牌都不设，卫生状况差，甚至有些商贩干脆就地销售小食品，但学生们似乎对此毫不介意，一下课便都挤了进去。一些小学附近小店所售零食包装上很多没有注明卫生许可证号，而一些标有此类号码的商品在国家食品质量安全网上却无法查到，更有一些零食连生产日期都没有标注。孩子吃了这类没有任何安全保障的小零食，可能会产生严重的胃肠道反应，更有甚者会危及生命。

（3）散装零食打包变进口：随着我国经济的不断发展，我们与国外有了越来越多的认识与交流，在经济和文化交流的同时，国外的零食也有一部分逐渐进入中国市场。在没有食品安全保障的情况下，大街小巷的进口零食店，仍在卖大量无标签的进口零食，店家也没有下架的打算，与此同时，大多顾客不清楚中文标签的具体所指。在一些"进口零食"的批发货源地，一部分商贩居然自印包装标签，把批发的散装零售伪装成进口零食。这不得不使广大消费者提高警惕，加强对这类零售的辨识能力。

（二）儿童吃零食的诸多安全隐患

零食以其花样繁多的种类、可口的味道、精美的包装不断吸引着人们的眼球，但是，长期食用零食会有许多安全隐患。

（1）各类"精"多：小食品的主要成分是淀粉、味精和香精，其营养成分根本不能满足人体生长发育的需要，而且，各类"精"多是化工合成的工业产品，除了能增加食欲之外，对身体没有任何好处。例如，糖精是从煤焦油中提炼的，它除了有甜味之外，一点热量也没有，最后还需从尿液中排出，反而给肾脏增加了负担。

（2）色素多：小食品中的色素虽然被说成是"食用色素"，但由于天然色素的成本较高，很多小型零食厂商很少使用天然的，多数是化工合成的，它们的副作用会慢慢地侵害人的身体，使人产生慢性中毒。由于慢性中毒不易被发现，因此危害也就更大。如果食用了假冒伪劣的小食品，它的危害就更严重。

（3）塑料包装及附赠的玩具：小食品多用塑料包装，虽然塑料本身无毒，但在生产、印刷和包装的过程中会渗入重金属，重金属沉积在大脑中会严重影响人的智力发育。包装里的卡片、小玩具的图案也都是彩色印刷的，印油中的铅会使人产生铅中毒。很多孩子一边玩玩具，一边吃零食，不知不觉中玩具上的有毒有害物质就会通过孩子的手进入口中。

（4）含添加剂的常见零食：食品添加剂是指为改善食品品质和色、香、味以及为防腐和加工工艺的需要而加入食品中的化学合成或天然物质。食品添加剂一般可以不是食物，也不一定有营养价值，但必须符合上述定义的概念，即不影响食品的营养价值，且具有防止食品腐败变质、增强食品感官性状或提高食品质量的作用。以下是几种含添加较多的零食。

①方便面：一包方便面最多可有 25 种食品添加剂，常见的有谷氨酸钠、焦糖色、柠檬酸、特丁基对苯二酚等。儿童长期大量食用含柠檬酸的产品，可能导致低钙血症。如果想吃面食，可以吃鸡蛋面这类的非油炸面条，口感香滑，要比方便面健康。

②火腿肠：火腿肠所含添加剂包括亚硝酸钠、山梨酸钾等。其中亚硝酸钠可能在体内生成致癌物亚硝胺。

③蜜饯：蜜饯所含添加剂为柠檬酸、山梨酸钾、苯甲酸钠等。其中苯甲酸钠会破坏维生素 B_1，并影响儿童对钙的吸收。其让小朋友吃蜜饯，还不如用一些时令新鲜水果代替，又美味又健康。

④冰激凌：冰激凌中人工香精、增稠剂、人工合成色素等添加剂使用最普遍。其中有的人工色素，国外规定不能用于食品。

⑤果冻：山梨酸钾、柠檬酸及卡拉胶等添加剂运用最普遍。过多摄入山梨酸钾会导致过敏反应，并影响孩子对钙的吸收，而且年龄太小的孩子吃小果冻时有被噎到的风险。

⑥奶茶：所含添加剂包括山梨酸钾、六偏磷酸钠等。后者过量会引起钙代谢紊乱。

⑦口香糖：口香糖可能含阿斯巴甜、山梨糖醇、柠檬酸等添加剂。过多的山梨糖醇会引起腹泻。而且年龄太小的小朋友吃口香糖容易吞咽进去。

⑧薯片：薯片中可能含有的添加剂包括谷氨酸钠、甜蜜素、色素等。

在给孩子选择零食的时候，对这些食物应特别注意，即使是正规厂家生产的零食，大量食用仍会导致添加剂摄入超标，从而带来安全隐患。

三、不安全食品带来的社会问题

民以食为天，食品的数目和质量都关系到人的生存和身体健康。经过多年的发展，我国的食品供给格式发生了根本性的变化：品种丰富，数目充足，供给有余。在满足食品数目需求的同时，质量却存在着严重不足。随着经济日益全球化和国际食品贸易的日益扩大，危及人类健康、生命安全的重大食品安全事件屡屡发生、令人防不胜防，新技术影响食品品质，环境恶化导致农牧渔产品受到污染。接连不断发生的恶性食品安全事故引发了人们对食品安全的高度关注，要重新审视这一已上升到国家公共安全高度的问题，更要加大对食品安全的监管力度。

新修订的《食品安全法》，对婴幼儿食品一如既往地规定了较高的标准，但仍然没有明确"儿童食品"的专门监管思路。一方面，儿童食品本身是一个难以准确界定的概念，其外延究竟包含哪些食品就是一个复杂的问题。另一方面，儿童食品也需要食品安全大环境的整体提升，整个食品行业的规范必然带动儿童食品市场的净化和规范，建立和完善儿童食品的安全风险评估机制，对保障儿童食品安全非常重要。

四、如何正确地吃零食

随着生活水平的提高，零食种类越来越多，一些家长在孩子吃零食这个问题上都是孩子要就买，这就导致了孩子手里的零食从来不缺。但是用不健康的方式来吃零食只会让小孩的身体受到损害。儿童如何正确吃零食呢？

（一）不要让零食影响正餐的摄入

人体所需要的营养物质主要通过一日三餐获得，零食只能是一种补充，因此零食不能无节制地吃。许多儿童零食不离口，走路时吃、做作业时吃、看电视时吃、聊天时还吃。这样吃零食不仅影响了正餐，甚至还以零食代替了正餐。我们知道，人体消化系统的工作是有规律的。当进食食物达到一定数量后，胃部就会出现饱足感。此时，我们对食物就不会再有欲望。过一段时间之后（一般2～4个小时），胃里的食物基本排空，胃肠就要加快蠕动，胃液、肠液和胆汁就要加快分泌，这就给大脑发出了信号——我饿了。此时，人就会出现饥饿感，我们就需要进餐。但对那些零食不离口的孩子来说，他们的胃里不断有食物进入，总不能被排空。这样，在吃正餐时，他们就会缺乏食欲，吃得很少甚至根本就不吃。由于正餐进食太少，很快又会出现饥饿，他们就要再吃零食。久而久之，人体消化系统正常的工作节律被破坏，消化功能紊乱，必然会影响他们的身体健康。

（二）合理安排吃零食的时间

儿童代谢较成人快。上午十点钟和下午三点钟，离正餐时间已有两个多小时。此时他们可能会出现轻微的饥饿感。如果能够让他们适量地吃些零食，就会起到防止饥饿和增加营养的作用，也不会出现影响正餐进食的情况。

（三）选择有营养的零食

要选择富有营养的食品作为零食，如牛奶、酸奶、水果、蛋糕、肉松、牛肉干等。各种薯片、话梅干、果冻等食品营养价值比较低，不宜长期作为儿童的零食。那么多种多样的零食中孩子吃什么才更健康呢？

（1）水果：水果是各年龄组的孩子喜欢吃也推荐吃的食物。水果中含有葡萄糖、果糖、蔗糖，易被人体吸收；水果中的有机酸可促进消化，增进食欲；水果中含有果胶（一种可溶性的膳食纤维），有预防便秘的作用；水果还是维生素C的主要来源。

（2）谷类食物：含碳水化合物较多的谷类食物经膨化制成的食品酥脆易于消化，可适量摄入。另外蛋糕中可选松软的面包、蛋糕、脆饼干等作为孩子的午后加餐。

（3）坚果类：如花生、瓜子、开心果、榛子、核桃等，含油脂较高，经加工制作后吃起来不但味道很香，还含有人体需要的一些必需脂肪酸、B族维生素、微量元素锌等，这些都是孩子们长身体时需要的营养素。有些坚果蛋白质含量、脂肪含量都比较高，有些干果浓缩了矿物质和膳食纤维。但是安全起见，还是不太适宜给三岁前孩子吃。如果特别想让孩子吃，那只能改变它们的形状或加工方式。如把核桃仁做成馅料，炸花生改为煮花生，但一定不能吃的太多。

（4）奶酪：是非常好的食品，蛋白质、脂肪都非常高，而且非常浓缩，只要很少的一点，营养价值就非常高，而且容易消化，可以为孩子备一些。

（5）巧克力：是热量和含糖量很高的零食，孩子吃多了会影响吃正餐。而且糖摄入量过高也会导致儿童肥胖、龋齿、缺钙等健康问题。

（四）不宜吃夜食

零食可以吃，但必须讲求科学。当前许多儿童吃零食的方法不科学，以致影响了身体发育。不少孩子在晚餐之后，边做作业边吃零食，或者边看电视边吃零食，更有甚者上床以后还要吃零食。这样进食的结果，必然导致进食过量，而这段时间，孩子又没有什么体力活动。长此以往会有很多后遗症。

（1）容易引发胃病。晚上吃零食会增加孩子的肠胃负担，肠胃就不能够得到很好的休息，胃黏膜的修复工作就会非常的不顺利。

（2）会导致肥胖。晚上身体的新陈代谢就会下降，所以消耗的热量也会相对应地减少，这样多余的热量就会变成脂肪存储在人体内。长时间如此会导致体重上升。此外，如果晚上吃太多，血胆固醇的含量也会出现明显增多，令我们的肝脏制造出更多的低密度脂蛋白，很容易令我们的身体出现冠心病等疾病。

（3）诱发失眠。晚上宵夜吃得太饱，胃肠道要"努力工作"，这种紧张的情绪会传递给大脑，导致大脑兴奋度增强，引起晚上失眠。

（五）不宜多吃油炸食品

我国儿童的营养特点是：蛋白质和热能供给充足，脂肪和食盐过多，而钙、铁、锌、维生素 A、维生素 B_1 以及膳食纤维供给不足。因此，应适当减少脂肪供给，而增加矿物质、微量元素以及膳食纤维供给，如多吃蔬菜、水果和粗粮。孩子喜欢的小食品多是油炸食品，脂肪含量太高，如炸薯片、炸薯条、炸鸡腿、炸羊肉串以及干脆面等。脂肪含量过多的食品还包括奶油蛋糕、冰淇淋、黄油类食品以及各种果仁，如花生、瓜子、核桃等。油炸食品对食物中的维生素破坏较多，不宜吃得太多。

（六）减少高糖食品的摄入

所谓高糖食品不仅包括加入太多精制糖的甜食和糖果，也包括以淀粉为主要成分的食品，如膨化食品和饼干、面包，因此这类食物也要少吃。虽然市场上的无糖食品渐渐多了起来，但它并不是没有甜味，而是用一种叫甜味剂（比如木糖醇）的东西代替了糖的甜味，这类食物往往针对糖尿病患者，而且为了弥补甜味的缺乏，商家会在食品中添加脂肪，以增加可口度。家长如果选此类食品要注意食品上的营养标签以及配料表，以防选到不适合孩子的食品。

（七）减少饮料的饮用

市场上销售的饮料绝大多数含糖量较高，如各种果汁饮料、碳酸饮料、茶饮料。这些饮料往往含有色素、香精和防腐剂。有些儿童饭量不大，但体重却严重超标，究其原因是每天喝三四瓶饮料，使糖摄入量太多，导致肥胖。有些体弱儿童大量喝饮料影响食欲，使正餐食量减少，妨碍身高、体重的增长，并可能出现多动、脾气暴躁及贫血等症状，国外称之为"果汁饮料综合征"，在我国也相当常见。因此我们主张孩子们以喝白开水为主，可以辅助喝一些家庭自制的新鲜果汁和蔬菜汁（如用西瓜榨汁，用木瓜榨汁和牛奶搅在一起），既营养丰富，又清洁卫生。

天气炎热时，吃些冷饮使人暑热顿消、心爽气舒，有助于体热消散，对防暑降温大有裨益。但是，许多儿童却吃冷饮成癖，冰棍、冰淇淋可以一连吃几支，每天喝几瓶冰冻饮料。大量食用冷饮，会使胃肠道温度骤降，局部血液循环减少，容易引起消化功能紊乱，同时还可以诱发腹痛。冷饮中的成分，大多是热量较高的物质，比如糖、奶等。大量食用虽然可以提供热量，护士孩子们食欲降低，打乱正常饮食规律。同时冷饮残留物附着在牙齿上还容易产生龋齿。长期嗜食冷饮必然影响正常营养的摄入，从而影响生长发育和身体健康。

（八）不宜以洋快餐充当零食

麦当劳、肯德基等洋快餐脂肪含量太高，营养不均衡（缺乏蔬菜、水果），长期吃对儿童正常生长发育不利，有些儿童常吃这些食品从而造成肥胖。因此给孩子规定一星期或一个月去一次即可，不可天天吃。

（九）不宜购买附带玩具的小食品

不少厂家为了引诱儿童购买他们的小食品，在包装袋内附带游戏卡或各种小饰品、小玩具。这些附带物没有经过消毒，不符合食品卫生要求，极易传染疾病。此外，这些玩具存在极大的安全隐患，容易误吸误食。

（十）避免饮食误区

误区一：果冻是一种富含水果的零食。

事实上市场上销售的果冻基本不含果汁，它的甜味来自精制的糖，而香味则来自人工香精。

误区二：常吃果脯、蜜饯可以代替新鲜水果。

这些食品在加工过程中，所含的维生素 C 基本被破坏，而用纯度达 99% 以上的白砂糖进行加工。食用如此多的糖，可想而知会有什么后果。

误区三：坚果营养丰富，可以多吃。

事实上，坚果中的脂肪含量非常高，食用过量就会造成发胖。

误区四：吃水果可以取代吃青菜？

有些孩子不爱碰蔬菜，干脆吃水果来替代。这种做法是不可取的。首先，水果的热量比蔬菜高，糖分含量也高，有些宝宝用喝果汁替代吃水果，更加错误，因为少了重要的纤维，更糟糕；其次，蔬菜中的矿物质含量比较高，尤其是深绿色叶菜，集合丰富的维生素、矿物质及植物性化学物质，每天不能少，相较之下，水果里含较多的是维生素。

早在 2007 年，我国就发布了首部针对 3～17 岁人群制定的《儿童少年零食消费指南》。它将零食分为可经常食用、适当食用、限制食用三级。并建议儿童应选择新鲜、天然、易消化的奶类、果蔬类、坚果类的食物，少吃油炸、过甜、过咸的零食。

（1）每月吃一次：棉花糖、奶糖、糖豆、软糖、水果糖、话梅糖、炸鸡块、炸鸡翅、膨化食品、巧克力派、奶油夹心饼干、方便面、奶油蛋糕、罐头、蜜枣脯、胡萝卜脯、苹果脯、炼乳、炸薯片、可乐、雪糕、冰淇淋等。

建议：这类食物属于高糖、高盐、高脂肪类，有害成分远远大于健康成分，最好每月不超过 1 次。

（2）每周吃一次：黑巧克力、牛肉片、松花蛋、火腿肠、酱鸭翅、肉脯、卤蛋、鱼片、蛋糕、月饼、怪味蚕豆、卤豆干、海苔片、苹果干、葡萄干、奶酪、奶片、琥珀核桃干、盐焗腰果、甘薯球、干地瓜干、果汁含量超过30%的果蔬饮料（如咖啡、山楂饮料、杏仁露、乳酸饮料、水果冰淇淋等）。

建议：这类食品属于中等量的脂肪、盐、糖类，含有人体需要的部分元素，如铁质、蛋白质、维生素等，但是吃多了会导致肥胖及体内的钙等物质流失。每周吃 1~2 次为宜。

（3）每天都能吃：水煮蛋、无糖或低糖燕麦片、煮玉米、全麦面包、全麦饼干、豆浆、烤黄豆、香蕉、西红柿、黄瓜、梨、桃、苹果、柑橘、西瓜、葡萄、纯鲜牛奶、纯酸奶、瓜子、大杏仁、松子、榛子、蒸（煮、烤）制的红薯、地瓜、土豆及不加糖的鲜榨橙汁、西瓜汁、芹菜汁等。

建议：这类零食属于低脂、低盐、低糖类，更多地被称为半主食，可以每天食用，但要注意一定的方法。比如，水煮蛋要比煎鸡蛋营养成分更高，喝牛奶要掌握一定的量。

（十一）帮助孩子树立正确的"零食观"

中国营养协会编制的《中国学龄前儿童膳食指南（2016）》明确指出：零食是学龄前儿童全天营养的补充，是儿童饮食的重要内容。对于零食，很多成年人都是又爱又恨，像是中毒一样上瘾。从进化角度来看，糖类代表着高热量，吃到含糖量较高的食物，会激活奖励系统。对吃产生渴求，一旦吃到了美味的零食，就会对吃过的零食留下美好的印象，期盼着再一次吃到美味，零食就是这样潜移默化地影响着我们。同样，对于孩子来说，辨别能力不强，自控能力不足，更是导致吃零食上瘾的首要原因。孩子爱吃零食并不是多大的问题，家长需要正确看待，并引导孩子培养正确的零食观。

①分散孩子在零食上的注意力，在孩子摄入营养充足的基础上，家长应多陪孩子进行一些有趣的活动，代替空闲时或某种情况下孩子吃零食的习惯。

②适当满足孩子对零食的需求，孩子对于新鲜事物充满了好奇心，如果一味地限制孩子接触零食，反而会适得其反，家长应注意教会孩子正确地辨别零食的好坏。

③孩子处于长身体的重要时期。对于营养的摄入会有较高的需求，一日三餐可能满足不了孩子对于营养的需求。家长可以选择新鲜、易消化、营养价值高的零食，同时保证零食与正餐互为补充的原则，吃零食的时间避开正餐时间，毕竟正餐才是儿童摄入营养的主要途径。

④不要拿零食作为奖品来鼓励孩子去做事，如果长时间这样的话，会使孩子在潜意识里认为零食就是报酬，从而在孩子心中对于零食的重视程度提高。

⑤不要刻意去控制孩子远离零食，使孩子正确认识到零食不是多么特别的东

西，从而减少孩子心理上对零食的需求。

总结

本章介绍了零食的分类。解析了各种零食的营养成分。详细讲解了零食对孩子们的影响，分析了利弊并给出合理选择零食的原则和方案。随着经济发展，中国孩子的体重、身高都大幅提高，但中国孩子的体能却没有增加，相反还在下降，原因何在？首先是肥胖问题，其次是锻炼问题。而肥胖自然和吃有关，而这个吃，未必是家里、学校提供一日三餐吃出来的，那些零食对孩子的肥胖"功不可没"。很多口味诱人的零食热量远在正餐之上，单凭这种诱人的口味抓住一个刚刚放学、饥肠辘辘的孩子就易如反掌。

家长给每个孩子的零用钱在学校周围一百米左右就能派上用场，即便不断有城管人员来清查，但摊贩们在其中钻个空子并不难，这些食物在讲究健康、懂得养生的成年人眼中无异于毒品，但是，孩子不知道，他们在家长没有监管到的地方屡屡以身试"毒"，如果认真地统计一下，可能一个孩子每天吃进的这些食物，可以令我们再三强调和监督的食品安全、营养健康前功尽弃。家长们从小就要培养孩子健康的饮食习惯，健康吃零食，在此给三点建议：多让孩子吃各种新鲜水果；多吃胡萝卜、黄瓜、圣女果等可以直接生吃的蔬菜；适量食用原味坚果，远离那些高脂高糖的零食。

为了避免应试教育弱化孩子的生活能力，很多学校开设了与生活有关的课程，能不能也在学校中设置一些和孩子的食品营养有关的课程，这些课程要紧跟市面上新流行的不健康食品或者饮食方式而不断更新、变化，有针对性地教育孩子从健康的角度保护自己，如果我们能把健康教育的战线提前到孩子，提前到孩子离不开的零食，对他们未来的健康，减少未来的医药投入都是一件非常有益的事。

我的零食我做主，不是让我们跟随自己的意愿去随意选购零食，而是应知道怎么吃零食才能更健康，并自主地调节自身的营养膳食平衡。

第十二章　孩子挑食怎么办

随着人们生活水平的提高，我们对吃越来越讲究了，同时很多孩子由于可选择的食物多和家长对孩子的溺爱，他们从小就开始挑食了。婴幼儿期是孩子生长发育的高峰期，长期下去容易造成孩子营养缺乏，如缺钙、缺锌等，重则影响孩子的身高、健康等。所以家长们为了促进孩子的健康发育务必重视从小让孩子养成不挑食的好习惯，帮助挑食的孩子养成营养均衡的膳食习惯。那如果孩子现在处于挑食的状态我们该怎么办呢？

第一节　挑食的定义及其表现

挑食主要针对少年儿童，由于口味偏好或者身体原因只倾向于吃某几种食物或不愿意去尝试新的食物，很多儿童表现在不爱吃蔬菜，如果长期挑食，可能会引起身体肥胖或者营养不良。

挑食的表现为：①吃得挑：仅摄入有限的、特别偏爱的某类食物，拒绝新食物，孩子对自己喜欢吃的食物无节制性多吃，对不喜欢吃的食物吃得很少，甚至宁愿饿一餐或饿一天也不吃；②吃得少：对吃饭没有兴趣，表现在对某类食物或所有食物都没有兴趣，父母经常抱怨孩子"什么都不想吃"；③吃得慢：进餐时间大于30分钟，有些孩子要大人追着喂饭，一餐饭下来两个小时；④吃饭不定时：孩子坐不住，总喜欢到处乱跑，吃饭时间也是如此，很多孩子吃饭都没有固定的时间，甚至对吃饭表现出了厌恶；⑤爱吃零食：吃饭的时候不好好吃、胃口小，吃零食的时候胃口大；⑥边吃边玩：一会儿看电影，一会儿玩玩别的，注意力总是分散；⑦含着不嚼：一口饭进嘴后却不动。

第二节　挑食的危害

挑食、偏食不仅会使孩子营养失衡，留下健康隐患，还会影响他们的智力发育。

一、影响孩子的生长发育

合理的营养是儿童生长发育的物质基础，年龄越小受营养的影响越大。当各种营养素供给比例恰当，生活环境适宜时，儿童生长潜能就可能得到更好的发挥。孩子由于挑食会引起营养成分的供给不足，从而影响孩子的生长发育，还会使孩子患营养缺乏性疾病，如佝偻病、贫血、反复呼吸道感染等。

二、导致孩子营养不良

自然界当中没有一种食物包含人体所必需的一切营养素。如果只吃某几种食物，是不能满足身体生理需要的。挑食会造成营养素的缺乏，而营养素的缺乏又会影响消化功能，引起挑食、厌食。如铁缺乏影响胃肠道黏膜萎缩，消化功能减弱，可出现食欲减退；锌缺乏可导致味觉减退，对清淡的蔬菜更感无味，而偏爱口味浓重的食物。蔬菜含有丰富的维生素和矿物质，许多孩子不爱吃蔬菜，会引起维生素和矿物质摄入不足，有时还会引起腹痛和便秘；海带内含有碘，缺碘会引起"大脖子病"。肝内含有维生素 D，缺乏维生素 D 会引起佝偻病。每种食物都含有不同的营养素，如蛋白质、脂肪、维生素、微量元素、水等，它们对人体的组织结构都有自己独特的作用，无论哪一种都不能缺乏。如果保持均衡饮食，食物中所含的营养素就可以互相补充，这样才有利于孩子的健康成长。

三、影响孩子的心理健康

挑食对于孩子的心理健康也有很大的危害，长期缺乏营养会导致孩子多动，注意力不集中，创造力、想象力及思维能力减弱，会影响孩子的智力发育。另外，挑食的孩子吃饭时经常霸占自己爱吃的食物，以自我为中心，听不进别人的劝告，表现出霸道、自私、任性的不良心理，这对孩子的成长也是十分不利的。

第三节　挑食的原因

孩子挑食的原因多种多样，有些孩子的挑食可能由于遗传因素造成的；也有些孩子可能因身体不适，消化力弱，食欲不振而挑食，这属于正常现象，家长无须过虑，只要注意在孩子病好后及时恢复正常的饮食习惯即可。孩子挑食从某种程度上来说是孩子"自我意识"发展的一种表现，说明孩子开始学着自己做决定，想按照自己的喜好来选择食物，那么孩子挑食是怎么形成的呢？

一、受家长不良饮食习惯的影响

为什么总说孩子挑食呢？因为餐桌上的菜都是家长买的自己爱吃的。比如妈妈不爱吃青菜，所以餐桌上看不到青菜，孩子在别的地方看到的青菜也会讨厌。客观地说，孩子挑食是许多因素造成的，其中受家长的影响是不容忽视的。幼儿期是孩子养成良好饮食习惯的关键时期，这个时期孩子都是在模仿和学习中长大的，家长本身没有良好的饮食习惯或本身挑食，有意无意地在孩子面前表现出对某种食物的偏好，哪种食物好吃，哪种食物不好吃，孩子会受到这种暗示，久而久之，孩子就会形成挑食的坏习惯。此外，家长忽视了对孩子正常饮食习惯的培养或对孩子过于迁就与放任，也助长了孩子挑食的坏习惯。有的家长喜欢吃零食，会买许多零食放在家里，平时零食吃得比较多并因此对饭菜不感兴趣，俗话说"饿吃甜如蜜，饱时蜜不甜"。5 岁孩子的胃容量为 700 ~ 850ml，胃排空的时间因食物种类不同而异：水 1.5 ~ 2 小时，母乳 2 ~ 3 小时，牛乳 3 ~ 4 小时。如果在此期间不断进食，胃就不会得到休息，等到吃饭时，孩子就没有食欲，再好吃的食物也不会有胃口，所以就会挑食。然而，零食营养不全面，不仅不能满足孩子生长发育的需要，还会增加肠胃的工作负担，影响消化功能，时间长了会导致孩子营养不良，生长发育迟缓。

二、孩子的口味挑剔不同于成年人

孩子需要清淡少盐的食物，而大人的食物一般都味道浓重、调味品繁多。若按成人的口味摄入盐，孩子没有能力排出血液中过多的钠，使钠潴留在体内，使血量增加，加重心脑负担，引起水肿或充血性心力衰竭。此外，油腻的饮食会引起胃肠紊乱，影响孩子的食欲。在添加辅食阶段，父母没有注意给孩子吃各种食品，使得孩子的味觉对许多食物不适应、不接受。因此，孩子的饮食应具备食物多样、清淡为主的特点。

三、没有良好的进餐氛围

有些家长认为孩子吃饭才能健康成长，对于孩子的身体过于关注。如果孩子的饮食量达不到标准，家长就会想方设法让孩子进食，经常强迫孩子进食某些营养食品，让孩子在不愉快的情况下被迫吃某些食物，这样会引起孩子对这些食物的反感，见到这些食物就会逃避，出现呕吐、挑食、厌食、不爱吃某些食物，形成恶性循环。这样会使孩子养不成好的进食习惯，缺乏进食的兴趣。比如吃鱼的时候被鱼刺卡住，以后见到鱼就会产生惧怕心理，从而拒绝吃鱼。

还有一些家长在孩子没有饥饿感的情况下，强制让孩子吃饭及各种零食、饮料，父母给孩子的压力太大，过分强调孩子多吃，这样会影响孩子的消化规律，使消化功能降低，食欲不振，从而形成挑食的习惯。

四、食物的种类、制作方法单一

现在很多家长都是上班族，很少有时间陪孩子，就连做饭也是马马虎虎将就着做点菜吃，不注意烹调的方法，不注意食物的搭配，饮食过于单一。比如有的家长每天都给孩子做同样的菜，孩子吃腻了自然不愿意再吃，从而形成挑食的不良习惯。

五、疾病及药物的影响

好多疾病都可以导致孩子的食欲下降，孩子在患有消化性溃疡、肠胃炎时，挑食表现尤为突出。服用对胃黏膜有刺激的药物时，会伴有腹痛和恶心、呕吐等现象，这也会引起孩子食欲下降。由于药物引起的挑食可在停药 2~3 天后消除。

第四节　解决挑食的方法

人的饮食行为是在儿童时期形成和发展的，家长秉承的饮食习惯及教育行为会直接影响幼儿健康饮食习惯的养成。从小帮助孩子形成健康的饮食习惯，将使他们终身受益。我们已经知晓孩子挑食的原因，现在我们要做的就是耐心观察，找出孩子挑食的原因，对症下药。

一、仔细聆听，不要和孩子对着干

一般情况下，3 岁半的孩子，已有了良好的认知与表达能力，家长可以在孩子玩游戏的时候，或者在带孩子散步途中，和孩子谈谈心，了解清楚孩子挑食的原因。不要和孩子的食欲对着干，如果孩子确实不饿，一定不要强迫他吃饭。当然，也不要用一些威胁或是贿赂的手段，来强迫孩子吃掉他们不愿意吃的食物。这些做法只会增加孩子对食物的抵抗情绪，甚至会因为这些负面情绪而忽略自己的饥饿感或饱腹感。明智的做法是，一次只给孩子盛少量的饭菜，让孩子有机会自己主动要求加饭。另外在进餐的过程中，关掉电视和其他可能分散孩子注意力的电子设备。这将有助于孩子专心吃饭，避免受到干扰。还要注意平时不要让孩子接触到过多糖果或快餐之类的广告，避免引起孩子对这些不健康食品的渴求。

二、言传

不管孩子是出于什么理由不吃某种食物，这都是孩子在认知上存在一定的偏差，此时家长可以通过讲故事的方法，告诉孩子基本的食物知识，让孩子形成一定正确认知后，再告诉他们挑食的危害，使孩子形成一定的判断能力。面对陌生的、没有见过的食物，孩子们大多会先观察一段时间后，才会想要咬一小口来尝尝。在孩子刚接触陌生食物的时候，多和他们聊聊这些食物的颜色、形状、气味和质感，引起孩子的兴趣，而不要直接说它尝起来有多么的美味。而且，在孩子第一次吃这些食物时，最好要同时搭配他平时爱吃的菜。

三、身教

首先，家长不要挑食，同时还可以在吃某种食物时，故意表现出很喜欢、很满意的神色，同时不停在孩子面前称赞，在孩子吃了一口他不喜欢的饭菜时要及时鼓励他。孩子得到积极的暗示后，会主动模仿，增加对食物的兴趣。

其次，孩童时期的模仿能力是人一生中最强的时候，父母在生活中也需要注意自己的一言一行。比如通常是妈妈爱吃什么，孩子就爱吃什么。有时候，大人以身作则，才能为孩子树立好榜样。因此家长不要简单根据自己的喜好来制定食谱，一日三餐尽可能地保证食物的品种多样性及营养均衡。

再次，养成规律的进餐时间。吃饭的间隔时间保持恒定。不鼓励在非计划时间内进食。尽量做到在每天相同的时间段进餐或吃零食。当孩子在餐点以外的时间感到饥饿时，有些父母会立刻给孩子准备食物，其实这甚至有可能加重孩子挑食的坏毛病，应当尽量让孩子在进餐时间喝纯果汁或牛奶，在其他时间喝白水即可。这样能够避免因喝果汁或其他饮料造成饱腹感，影响正常进餐。

最后，严格禁止孩子吃甜点，反而会让孩子有一种甜点更好吃的错觉，这只会加重他对甜点的渴望。建议可以在一周内选 1~2 天吃甜点，或是直接把甜点换成水果、酸奶或是其他更健康的食物。总之，努力做一个均衡饮食的父母，这样孩子更有可能跟着父母一样吃各种健康食物。

四、改变食物的做法

做家长的要注意烹调方法，不要图方便或是习惯只用一种烹饪方法，做出来的食物味道都是一样的，太单调的饮食自然不能引起孩子吃饭的兴趣。要做到口味、食材多变，颜色搭配多变，食物形状、餐具多变，让孩子每餐都有新鲜感，每天变换花样，也是避免孩子挑食的好方法。比如在烹制美食的时候，家长可以经常变换煮、蒸、熬、炖等方法，让食物呈现不同的口感差异。此外，将不同颜色的食物混合，让食物色彩斑斓，吸引孩子的眼球，引起孩子的食欲。还可以将食物做成孩子喜欢的小动物、爱心、花朵、玩具等造型，在烹饪蔬菜时，可以搭配上孩子平时最喜欢吃的食物。切菜时，用一些模具或特殊的工具将食材切成各种各样有趣的形状，也有助于孩子进食。孩子喜欢漂亮而有趣的食物，可以在蛋糕上面摆一些水果片或者水果丝，或者把蔬菜做成小草，把鸡蛋做成太阳，让吃饭更有趣。如果孩子不爱吃某一种青菜，妈妈也可以用些小技巧，将这种青菜"藏"起来，比如将青菜切成细末，放入粥中熬煮；或者将青菜和香菇切碎混在一起，都是不错的选择。或是可以将孩子爱吃的与不爱吃的混合在一起，做成她会感兴趣的饭菜。也可以将各种青菜切碎与米饭、肉末一起做成炒米饭，再做成棒棒糖的形状，从外观上使孩子先对棒棒糖产生兴趣，进而对炒米饭感兴趣。

五、让孩子参与烹饪

在超市或菜场买菜时，可以让孩子选择他喜欢的食材。而在购买食材的时候，也要注意避免碰到那些你不想给孩子吃的食物。回到家，可以让孩子帮忙洗菜、制作凉拌菜或是布置餐桌，让孩子参与到烹饪过程中来。

总结

本章主要讲述了孩子挑食的原因及对策。我国大约 2/3 的儿童有着挑食的问题，这容易导致身体缺乏一些必需的营养物质，造成营养不良。因此对于孩子挑食问题，我们要尽量防患于未然，不要等孩子养成挑食的习惯再去纠正。

第十三章 孩子缺钙怎么办

在人类的生命活动中，孩童时期的生长发育至关重要。钙是人体矿物质的重要组成部分，人体中的钙大部分存在于骨骼和牙齿中，补钙自然就成为家长们的首要目标。但是您的孩子真的缺钙吗？缺钙了又应怎样正确补钙呢？

第一节 钙在人体中的作用

钙是人们口中说的最多的元素。它广泛分布于骨骼、牙齿、肌肉和血液中，确实对人体有着诸多方面的作用。

首先，99%的钙储存在骨骼中，是骨骼和牙齿的重要组成部分，参与人体组织形成。在人的生长发育阶段，如果钙的含量不能满足人体需求，则会直接造成发育缓慢、骨骼和牙齿发育不良、易骨折等，影响孩子的成长和生活质量。

其次，对于心肌来说，钙离子也是肌肉收缩和舒张运动的正能量，可以保证规律的心跳，钙离子浓度越高，心肌收缩力越强，造成血压变高，反之，则会导致低血压，心跳变缓；对于身体肌肉来说，钙又有维持肌肉神经稳定性、镇静安抚的作用，当钙离子的浓度过低，不能发挥镇静作用时，肌肉的异常兴奋就会表现为抽筋、身体酸痛、易疲劳等。

此外，钙有促进血凝的作用，是凝血因子，当人体缺钙时，常常会有凝固异常、血流不止的现象；还可以帮助多种酶来参与人体中的各种化学反应，促进消化与代谢，让身体有机运转。

总而言之，只要生命继续，钙就一直在各个方面发挥作用，以满足人体的活动需求。

第二节 我们这么重视钙，孩子为什么还会缺钙

随着社会的进步和人们知识水平的提高，越来越多的人把目光放在了孩子的成长上。没有一个家长希望自己的孩子输在起跑线上，可是让许多家长困惑的是，为什么孩子已经吃的很有营养了，也在补钙，却还是会缺钙呢？为什么孩子

比同龄人个子高也还是缺钙呢？其实造成缺钙的原因有很多，下面就让我们一起来看一看！

一、孕期妈妈钙储备不足

我们把孩子从出生到一岁这段时期称为婴儿期。大家都知道，青春期是孩子生长发育的高峰期，却常常忽略了婴儿期同青春期一样，是生长发育的另一个高潮，也是以后成长的基础。所以在这样一个需要大量钙的阶段，如果孕期妈妈的钙储备不够，孩子容易出现夜惊、啼哭、易出汗的现象，在早产儿中更为明显。

二、饮食不均衡，食物种类单一

很多家长认为让孩子吃的越有营养，孩子就会越健康，于是一味让孩子多吃肉，使得营养不均衡，微量元素摄入不足。其实，合理的饮食结构和不挑食、不偏食才是良好的饮食习惯。过多蛋白质的摄入，不仅会加重孩子身体的负担，还会造成消化不良、身材矮胖、患心脑血管疾病的概率增加等后果。所以家长们以后可要避免这个误区，生活中还是要让饮食多样化、合理化。

三、孩子生长发育快，钙的需求量加大

随着孩子年龄的增长和不同阶段的需求，对钙的需求越来越大，尤其在婴儿期和青春期，骨骼迅速发展，若不能及时补钙，不能达到较高的骨密度值，则容易出现骨关节畸形、骨质软化，增加成年后患骨质疏松的风险。

四、吃某些食物导致钙的吸收率降低

有些蔬菜中含有草酸成分较高，例如空心菜、菠菜、洋葱等，这些草酸容易和人体中的钙团结在一起，形成难吸收的草酸钙，所以当这些食物和钙一起食用的话，效果会打一些折扣的。那怎么办呢？难道要从此不吃这些蔬菜了吗？其实，只要在吃之前把蔬菜用开水焯一下即可，这样大部分草酸就溶在了水中，不会再和人体抢夺钙了。

很多人不知道，咖啡会在肠道中抑制钙的吸收，并且咖啡本身可以刺激胃酸分泌，对于孩子来说经常喝咖啡不仅会影响钙的吸收，增加骨质疏松的危险，还可能会引起胃病。

五、缺乏维生素 D

维生素 D 可以调节钙、磷代谢，促进肠道对钙的吸收，维持钙在血液中的浓度。所以在补充钙剂的同时，也要补充维生素 D。电子科技的进步使得越来越多

的孩子放弃外面的大好阳光，在家里抱着手机和电脑；住在了高楼大厦，孩子们缺少了和其他小伙伴们一起在户外活动的机会。阳光接触的少了，就导致自身合成的维生素 D 减少，不能很好地促进钙的吸收。所以说孩子也应经常晒太阳，骨骼才能更健康。

六、消化道疾病

如果一个孩子消化不良，容易恶心、呕吐、腹泻，那会直接导致食物中营养成分吸收不好，钙只是其中的一种。在生活中也要注意避免让孩子进食不干净的食物，注意手的卫生，以免造成孩子腹泻、呕吐。当孩子腹部不适时，要及时查明原因，对症治疗。

七、没有及时地添加辅食

一般我们建议 4 个月以内的婴儿纯母乳喂养，因为母乳中的营养物质足够给孩子用，并且相对于牛乳来说，母乳喂养钙的吸收会更好。4 ~ 6 个月时可以逐渐增加辅食，可以降低佝偻病的发生率，出生 6 个月以后，孩子需要及时添加辅食和一些含钙量高的食物，来补充身体所需要的维生素和矿物质，在添加辅食的过程中注意逐渐加量，以免引起腹泻。

八、冬季出生的孩子容易缺钙

首先冬天天气寒冷，外出活动晒太阳减少，那么自身合成的维生素 D 减少，自然容易导致缺钙。那么隔着窗户晒太阳可以吗？

现在家中的窗户玻璃越来越厚，隔离掉的能促进维生素 D_3 合成的中波紫外线也越来越多。因此，同样时间内，隔着窗户在室内晒太阳肯定不如户外的效果好。

第三节　怎样知道孩子是不是缺钙

孩子缺钙的表现有很多，有的家长认为孩子长个了或者不比同龄人矮就是不缺钙，这种想法其实并不正确。下面我们就来说说孩子缺钙到底有什么样的表现。

一、营养性维生素 D 缺乏性佝偻病

该病主要发生于两岁以下的孩子，通常 3 个月内的孩子表现为烦躁、易激

惹、睡眠不安、夜间常常惊醒、啼哭，并且头部容易出汗，出汗后由于皮肤不舒适，孩子枕部和枕头来回摩擦，头发被摩擦掉，导致枕秃，缺钙越严重，枕秃越明显。但是出现枕秃就一定是缺钙吗？不是的，枕秃并不是缺钙的特异性表现，如果环境温度过高或者孩子穿的衣服过多，也会引起出汗，导致枕秃，这就需要家长好好辨别了。如果孩子真的缺钙，这时家长们还没有对缺钙进行纠正，那之后可能会出现头骨软化或者前额呈方形，且前囟增宽或者闭合时间延长等症状。

肋骨部分会出现串珠，顾名思义，就好比每一根肋骨上面长了一个珠子，整个胸骨看上去就像多了一串珠子。另外，缺钙会导致骨骼软化，上学久坐加上坐姿不端正，就容易造成脊柱侧弯、驼背等症状。如果您的孩子长得比同龄人高，这并不意味着不缺钙，因为身高还受家庭基因、生长环境等其他因素影响。也正是因为个子高，身体需要大量的钙，家长才更应关注此时孩子是否缺钙。如果孩子个子高，应看他是否无论坐着、站着总是喜欢驼背，行为懒散，容易感到疲惫，甚至出现鸡胸的症状，这时家长应引起重视，这已经出现了缺钙的表现。

除了头部和胸背部的骨骼改变，最常见的还有四肢，尤其是腿的形状的改变，俗称"O形腿""X形腿"。一些家长认为，"现在孩子还小，以后长大了就好了，又不是多严重，没事儿的"，这种想法是十分错误的。当孩童时期出现这种症状，就说明孩子缺钙导致的骨骼软化已经不能承受自身的小小重量，更何况长大之后。正是因为在初期形成的时候表现不明显以及家长的不重视，症状才越来越严重，最终导致骨骼畸形。这不仅对孩子的外观形态和走路方式有着很大的影响，同时也影响着孩子的自信心，孩子长大后容易产生自卑感。如果早期发现后及时纠正，症状则会减轻或消失。

在运动和神经发育方面，表现为肌肉发育不良，软弱无力，精神发育缓慢，例如站立、行走、说话等较同龄人落后。正常情况下，孩子8~9个月便可以扶着东西站一会儿，15个月左右可以独自迈步向前走，而缺钙的孩子因为身上无力，常常会晚于这个时间。语言是我们天生具备的一项重要能力，在我们刚刚降生的时候便会发出哭声，在7~8个月时会试着发出"爸爸""妈妈"的声音。如果当别的同龄孩子会说一句完整的话，自己家孩子却只能说简短词组的时候，很可能并不是因为孩子内向，不善于表达才支支吾吾说不上来，而是可能因为缺钙影响了语言神经系统。

由于肌张力低，蛙腹也是常见的症状，如果您的孩子在没有进食或进食一段时间后，肚子仍大大地突出，那就要警惕是否正常了；其次，免疫力也不如正常的小朋友，常常发生感冒或者呼吸道感染等。总之，对于营养性维生素D缺乏性佝偻病还应以预防为主，发现问题及时就诊。

二、出牙晚并且牙齿不齐，易有蛀牙

我们的一生会拥有两副牙齿，一是乳牙，二是恒牙。虽然每个孩子生长环境和自身条件不同，但正常的话 4 – 10 个月时乳牙就开始萌出了，如果过了一岁，乳牙还没有出，就是乳牙萌出延迟了。

缺钙导致的牙槽骨变化，使牙齿不能前后对齐，不仅影响我们的外貌形态，还影响到了我们正常的咀嚼功能。

缺钙还会使牙釉质发育不全，表现为牙齿缺少光泽，颜色发黄，甚至形成黄斑。牙釉质上还容易出现黑斑、黑点，破坏牙齿表面，容易累积食物残渣，逐渐形成一个黑色的龋洞。当龋洞扩大加深到牙齿深部，则会引起牙痛，我们的牙齿也会变得对冷、热、酸等刺激十分敏感，影响我们对食物的选择。

三、智力低下

在儿童时期，神经系统的发育非常迅速，在 8 岁时就与成人十分接近了。钙作为维持细胞活力的物质，并且在神经传导方面发挥着重要作用，如果长期缺乏，可引起脑的生长发育迟缓，相比于同龄人，显得反应慢。

四、惊厥和抽搐

当血液中的钙浓度低于一定值后，肌肉没有了钙的安抚，可能会出现惊厥或者抽搐的症状。惊厥常常在外出活动结束后发生，因为当外出接受大量紫外线后，身体产生了充足的维生素 D，由于身体缺钙，那么此时血液中的钙都跑去和维生素 D 结合，就导致了血液缺钙性的惊厥。

如果孩子在不发烧的情况下突然发生手腕屈曲、手指僵直、脚腕脚趾呈弓形的抽搐，这也是缺钙的表现。最严重的就是喉部痉挛，容易造成呼吸困难，严重的可以引起窒息。一旦孩子出现抽搐症状，家长要及时移开周围危险物，并使孩子的嘴张开以保持呼吸，虽然抽搐之后孩子活动没有异常，但还是要及时就医。

除了上述这些表现之外，我们还可以根据什么样的检查来进一步确定孩子是否缺钙呢？

很多家长会选择带孩子去医院抽血，检验微量元素，然后再根据检验结果进行有针对性的元素补充，但补了一段时间后发现这并没有什么效果。这种做法看似正确，但是抽血检查微量元素的含量真的有意义吗？就拿钙来说，它不仅存在于血液，也存在于细胞、牙齿、骨骼中，在血液中的含量仅仅是 1%，即便身体真的缺钙，也很难从血液中反映出来。血液中的钙和骨骼中的钙是可以相互补充的，所以钙在血液中并不是一成不变的，总是通过带孩子抽血来检测微量元素，意义确实不大，还让孩子受罪。

最为准确的方法是检测骨密度，即矿物质在骨骼中的密度。骨密度是可以反映骨的质量、骨质疏松程度，并且可以推测是否容易骨折的重要指标。在生长发育过程中，我们通过骨密度的测评，可以提前预防缺钙、检验补钙的成果，看究竟是补钙少，还是吸收不好，从而调整补钙方法，真正解决问题。如果孩子因为缺钙已经出现骨骼畸形、抽搐、惊厥等严重症状，此时就不要单纯地补钙，应积极就医治疗。

第四节　怎样预防孩子缺钙

对家长们来说，怎样预防孩子缺钙比怎样给孩子补钙更应得到重视，下面我们就来具体说说怎么做可以预防孩子缺钙。

在孩子未出生时，准妈妈就要开始补钙了，妊娠期营养的充足，可以促进宝宝快速生长，也可以为泌乳提供所需的能量。妊娠期具体补钙剂量因人而异，应遵从医嘱，防止补充过量。

在婴幼儿时期，6个月内建议母乳喂养，如果因为其他原因不能母乳喂养的应首先选择配方奶。配方奶中的营养物质较为齐全，也更容易让宝宝吸收。6个月以后及时添加辅食，不仅可以及时补充营养需求，也可以减少孩子以后挑食、偏食的发生。带宝宝去晒太阳的时候，尽量避免气温太高、阳光刺眼的时间段，或者可以在阴凉处让宝宝暴露皮肤，这样也是可以合成维生素D的。但是在室内透过玻璃照进来的阳光中，大部分紫外线已经被玻璃拦下了，这样的光线不能使宝宝合成足量的维生素D，所以即使是在冬天也要保证每日亲身接触阳光照射才好。

孩子长大后，预防缺钙需要长期注意均衡营养和合理饮食，不吸烟、饮酒，减少咖啡因的摄入，少喝碳酸饮料，要坚持户外的体育活动，增强体质，养成良好的生活习惯，有必要的话可以去医院进行监测。

第五节　在生活中如何通过食物来补钙

对于大多家长来说，并不想只靠钙剂来给孩子补钙，更多的是想通过改变日常饮食来调理，毕竟孩子的健康不能只靠补品来维持。含钙量高、吸收又好的食物主要有奶类、蔬菜类和豆类。对成人来说，每天所需钙量为800mg，我国2~3岁儿童的膳食钙每天推荐量为600mg，4~5岁儿童为800mg，青少年则达到

1000mg（表13-1）。

那么1000mg到底是什么概念，我们可以通过什么样的食物搭配来达到呢？下面我们就来说一些常见的补钙食物和搭配方法。

一说奶类，我们首先想到的是牛奶。确实，牛奶是补钙的好帮手，其中的钙也更容易让人体吸收，在生活中我们也比较容易获得。如果补钙加上饮奶为儿童双管齐下补充钙质，不仅有利于增强骨密度，而且对孩子身高、体重的健康成长也有促进作用，其效果优于单纯补钙，值得推广使用。基本上我们喝了多少毫升的奶就相当于补充了多少毫克的钙，所以我们在日常饮食中推荐奶及其制品，每日300ml可以提供约300mg的钙。如果孩子不喜欢牛奶的味道，也可以改为酸奶。酸奶的营养成分和牛奶差不多，只不过是发酵了而已，口感更易于让孩子们接受，是各位家长们一个不错的选择。夏天常吃蔬菜、水果沙拉时，可以试着用酸奶代替沙拉酱，这样既降低了脂肪的摄入，也补充了钙，一举两得。

很多家长非常注重给孩子补充丰富的蛋白质，当孩子回到家，都想做一顿肉好好给孩子补一补，但是过多的蛋白质和脂肪会造成孩子肥胖，使患高血压的风险增高，正确的饮食还是要荤素搭配，合理饮食。另一个补钙能手是蔬菜类，蔬菜中不仅含有维生素和纤维素，还含有大量钾、钙、镁等人体需要的元素，比如油菜、茼蒿、芹菜、菠菜、卷心菜等。不过蔬菜里含有草酸，会影响矿物质的吸收，不要忘记用水焯一下再食用。

豆制品也是补钙的上乘之选，是生活中容易接触到的，包括豆腐、豆皮、豆干、豆腐丝、豆浆等，而豆干是其中含钙量最高的。为什么说豆制品，而不是大豆，因为大豆中也含有草酸，而豆制品是用一种钙凝固剂——卤水加工而成，在加工过程中又被赋予了一部分钙，所以相对含草酸的大豆和直接榨成汁的豆浆来说，豆制品中钙的吸收会更好一些。

海产品都有很高的营养价值，是天然的补钙品，不仅含有钙、镁及多种矿物质，而且脂肪和胆固醇含量都较低。虾皮是一种营养丰富的食物，尤其是钙含量较高，且做法多样，受到了人们的青睐，但吃虾皮补钙是一种理想化的想法。虾皮中虽然含钙量高。但一般食用虾皮的量只有几克，这样真正供给量就很低了；虾皮中钙的吸收率比奶制品要低；所以吃虾皮补钙并不作为首选。其他的比如海带、紫菜、螃蟹等也是高钙的海产品，但海产品补钙不适用于对海鲜类食物过敏以及需要低碘饮食的孩子。

对于小孩子来说，饭菜有营养很重要，但是怎样做到让孩子想吃呢？那么家长就要动用一下自己的智慧了，比如说把饭菜摆成孩子喜欢的卡通样子，让饭菜在颜色搭配上更加鲜艳好看一些，给饭菜起一些好听的名字等。推荐一些常见的食物搭配，菠菜拌豆腐、凉拌海带、鱼炖豆腐等，在汤中还可以放一些虾皮来提味儿，在拌菜中加一些芝麻酱等都是可以在生活细节中改变的。

第六节　正确选用钙剂

现在市场中的补钙产品琳琅满目，比如儿童补钙、青少年补钙、孕妇补钙、老人补钙等各种广告，让消费者挑花了眼。家长想给孩子补补钙，却也不知道买哪种，大多是听卖方推荐或者参考广告效果，自己却没有什么主见。所以为了不造成经济浪费，不盲目选择，为了让我们选出真正适合孩子补钙的产品，在购买前，来了解一些关于怎样选择钙剂方面的知识是十分必要的。

一、孩子吃多少剂量合适

各年龄段钙的推荐摄入量如表 13 - 1 所示。

表 13 - 1　各年龄段钙的推荐摄入量

年龄段（岁）		推荐摄入量（mg/d）	
		男	女
婴儿	0 岁	200	200
	0.5 岁上	250	250
幼儿	1~3 岁	600	600
学龄前儿童	4~6 岁	800	800
学龄期	7 岁上	1000	1000
	11 岁上	1200	1200
少年或青春期	14 岁上	1000	1000

数据来源《中国居民膳食矿物质的推荐摄入量（RNI）或适宜摄入量（AI）》（DRIS2013）

以牛奶举例：当维生素 D 充足时，青春期前的孩子需要每天摄入 500ml 牛奶，青春期时则需要每天摄入 750ml 牛奶，这样才能满足孩子在快速生长发育时期对钙的需求。如果是早产儿、双胎或多胎儿、低体重儿需听医生建议额外补钙。

二、哪种钙更容易让孩子吸收

（一）碳酸钙

碳酸钙属于无机钙，含钙量高达 40%，是一种碳酸盐化合物，是众多补钙制剂中的佼佼者。含钙量高，副作用小，价格也相对比较便宜，吸收率较高，补钙效果较好，可以达到与牛奶相似，是国际上普遍认可的一种钙剂。

（二）乳酸钙

这类钙主要来源于奶制品，生物利用率高、口感好，发生的不良反应少，是有机酸钙。溶解度大，适合人体吸收，适用于儿童，是很好的补钙品。被广泛应用在乳制品、饮料等，是国家允许的食品添加剂，但其缺点是含钙量较低。

（三）枸橼酸钙

枸橼酸钙可溶性强，不良反应发生情况少，吸收不依赖胃酸，吃后不会引起腹胀，临床上常用于结石患者的治疗，可以预防结石的形成。在骨质疏松症的预防和治疗方面具有良好的效果。

（四）活性钙

活性钙是以天然牡蛎或其他海产品动物的贝壳为原材料制成的，但是它的溶解度较小，人体吸收效果差，容易引起肠道反应，和食物一起吃可以减少胃肠刺激。优点是价格低。

在众多的补钙产品中，选择钙片时建议要选择含有维生素 D 的钙片，钙片中加入维生素 D，钙的吸收率会增加。另外还要看是否符合"三高一低（即含钙量高，生物利用度高，肠道吸收度高，重金属含量低）"的原则。在"到底选择钙片还是口服液"的问题上，其实吸收效果差别并不大，主要还是看其中的成分。看清补钙产品是"国药准字"的药品，还是"国食健字"字号保健品，因为药品需要经过临床上严格的试验和认证，主要以治疗某些疾病症状为主，可以有毒副作用或常见不良反应；保健品则只具有保健功能，适用人群比较广泛，除了药店也可以在超市等购买，但成分及其含量和效果的检测、验证则不如药品严格。

所以各位家长在选择钙剂时还是要根据孩子的具体情况和需求，选择不同的补钙产品。

三、防止过度补钙

补钙并不是越多越好，当我们补充的钙越多，就会影响身体对其他元素的吸收利用，并且会加重肾脏负担，增加患肾结石的危险；长期的高钙尿也会增加泌尿系统形成结石的风险；还可能会引起维生素 D 中毒，甚至有高钙血症的危险。怎么判断孩子补钙是不是过量了呢？目前主要看有没有存在盲目补钙、重复补钙和过量地补充维生素 D。

我们吃进去的钙需要经过胃酸的处理才能形成我们身体所需要的钙离子，当补钙过多，胃酸含量低了，孩子就会变得没有食欲。补钙过多还可以表现为恶心、低热、烦躁、呕吐、便秘、腹胀、打嗝，还可能会出现尿频甚至脱水的症状。所以说钙是一把双刃剑，缺钙不仅会给孩子带来身体的影响，过度补钙也不利于孩子的成长。基本上我们通过改善孩子饮食和补充奶制品，就可以基本满足孩子的生长发育需求，在生长发育快或者孩子有缺钙症状时可以考虑补钙。

四、补钙并不需要补太久

补钙并不需要一直给孩子补，如果孩子出现缺钙症状，那么就要开始补钙了，等到症状缓解后应停一段时间，来看看补钙的效果，以免过多补钙对孩子身体造成伤害。如症状缓解，那么可以在饮食上多多注意。

第七节　什么时候补钙最好

正常足月出生的孩子在 6 个月以内有母乳或者配方奶，是不需要补钙的，婴儿在 6 个月内补充维生素 D 就可以有效预防钙缺乏和佝偻病的发生。如果过早地补钙，因孩子前囟闭合较早，会影响孩子脑部发育。6 个月以后，母乳中的营养成分不能满足生长需求，需要逐渐添加辅食，可以适当地给孩子补充钙剂。直到孩子 2 岁前后可以吃多种食物和一些高钙食品，并且可以外出走走晒太阳促进合成维生素 D，如果没有缺钙症状，就不用额外补钙了。那么一天中什么时候补钙效果比较好呢？

睡前是补钙的最佳时期，一方面，夜间人体不再进食，而尿液合成会带走一部分钙，另一方面夜间人体的血钙水平也较低。睡前补钙可以为身体提供足量的钙源，阻止体内骨钙的流失，同时钙还有助于睡眠。

钙片需要在胃酸作用下才能解离成钙离子，从而更好地被人体吸收利用。但是儿童分泌的胃酸酸性弱，所以最好随餐服用钙片或在饭后半小时服用，这时的胃酸分泌较多，更容易吸收。

第八节　补钙常见的误区

一、吃钙片是补钙的最佳方法

长期以来，一直有人颠倒食补与药补的主次关系，过多听信广告效果，认为最好的方法就是吃钙片，而忽略食补的重要性。其实更加有效的补钙方式是在日常饮食中加强钙的摄入量，而且食物补钙比药物补钙更安全，不会引起钙过量。摄入大量钙剂，会使血钙水平瞬间升高，但摄取富含钙的食物则不会引起循环钙水平的急剧变化。只有将科学的膳食补钙和合理的药物补钙两种方式结合在一起才能达到儿童补钙的更好效果。

二、生长痛就是缺钙

生长痛是因为孩子在快速发育的时期，骨骼发育较快，而骨骼外面的肌肉、筋膜没有快速适应，被骨骼拉伸导致的疼痛，常发生在关节处，所以并不是缺钙引起的。这时家长可以帮孩子按摩，一般几天后症状就会消失。但是这种现象可以表明孩子正在快速长身体，需要家长们引起注意，看是否应该为孩子增加钙的摄入，及时提供生长需求。如果孩子腿疼，首先要看孩子腿有没有肿胀，有没有影响走路或是有没有外伤，单单是生长痛是不会引起这样的症状的，家长要区分生理痛和病理痛。

生长痛是自然现象，因人而异，不是每个孩子在成长发育阶段都会出现，而且生长痛和身高没有关系，不要认为没有生长痛的孩子身高就会矮，这是错误的。

三、多补钙孩子就长得高

目前没有证据表明补钙可以促进身高的增长，钙只是提供骨骼成长所需要的能量，如果不是缺钙严重导致畸形，是不会对身高造成什么影响的。家长千万不要为了让孩子长高点就一直给孩子补钙，这容易造成补钙过度，危害健康。

孩子的身高受遗传因素的影响，如果父母长得高，那么孩子就具备先天优势；还与营养有关，充足的营养也可以补救先天的缺陷；与体内内分泌激素水平有关，如果生长激素分泌少，也会对身高造成影响，但在睡眠状态下，生长激素分泌相对较多，所以说好的睡眠质量对孩子也是十分重要的；与适量的运动锻炼有关，户外运动有利于维生素 D 的合成，并且可以促进生长激素的分泌。

四、钙片的含钙量越高越好

许多人认为，钙的含量越高，钙补得就越多，吸收得也越多，其实不是这样，含钙量多并不代表我们能吸收的多。不同种类的钙当然含钙量不一样，如果一种钙含量特别高，但是能被我们吸收的特别少，另一种虽然含钙量小，但我们能吸收的比第一种多，那么你会选择哪一种呢？而且人体对钙的吸收也是有限的，一次性补充大量的钙，人体并不能很好地吸收。所以说钙片并不是含钙量越多越好。

五、多喝骨头汤补钙

很多人以为骨头汤含钙很丰富，喝骨头汤是很多人补钙的常用方法，认为骨头汤熬得时间越长，汤里就有越多的钙，喝起来对人体越有营养，这真的靠谱吗？实际上一大碗骨头汤只含有 1.9 毫克的钙，如果要补充到 1000 毫克的钙，需要喝上 500 碗。所以说多喝骨头汤补钙是不科学的，而且汤中过多的脂肪和能量容易引起发胖。

六、某种钙的吸收率高达90%

食物钙的吸收率与体内维生素 D、钙营养水平、钙摄入量及年龄等因素有关。随着年龄的增长，身体对钙的吸收率也不同，婴儿期最大，儿童期、成人期、老年期依次下降。当体内缺乏维生素 D 时，食物中钙的吸收率会下降至 10% 左右。当广告上宣传某种钙的吸收率高达一个非常高的数字时，家长们注意要有自己的判断，不要盲目跟风。

总结

本章介绍了钙的作用，孩子缺钙的症状以及如何利用食物和钙剂为孩子们补钙等知识。总的来说，孩子缺钙的表现和原因有很多，在纠正孩子缺钙时，应科学合理，不盲目，最重要的还是要通过饮食来给孩子提供成长所需要的能量。希望通过各位家长们的悉心照顾，孩子们都可以健康成长。

第十四章　孩子的便便正常吗

　　细心观察的父母能从婴幼儿的粪便中及时地发现问题，小儿由于年龄、饮食、排便习惯等的不同，每天排便次数可以不尽相同。婴幼儿粪便的次数和性质常反映着小儿胃肠道的生理和病理状态。母乳喂养儿、人工喂养儿以及混合喂养儿在排便次数上、粪便性状方面各有特点。我们如果掌握了这些特点，就可以通过婴幼儿粪便了解其消化道功能情况，及时调整食物搭配的量及比例，促进婴幼儿对食物的消化吸收，预防和减少腹泻及便秘，并可以及早地发现一些疾病，使异常的大便得到纠正。

第一节　宝宝便便的大汇总

一、宝宝便便的次数

　　0~4个月母乳喂养的新生儿排便次数比较多，每天排便6~7次，甚至10次也有可能。随着月龄的增加，每天排便3~5次，无臭味，可能有酸甜气味。颜色多为金黄色、黄色、棕色等。新生儿的大便都比较稀，呈糊状或水样，可能有黏液或奶瓣。2~3个月以后，宝宝大便会慢慢变软、变厚，不干硬。

　　人工喂养的新生儿一天排便2~3次，甚至1~3天1次都是正常的，无明显臭味，淡黄色，如果吃的奶粉含铁量高，可能呈绿色。大便比母乳喂养的宝宝干燥，质地较硬，基本成形，为条状。但相对成人来说还是比较软的。5个月添加辅食后母乳喂养明显减少，1~2天一次，3天以内一次都正常。添加碳水化合物后会有发酵的臭味，7~8个月添加荤腥后会变更臭，颜色受到辅食的影响慢慢过渡到成形。

二、宝宝便便的颜色

1. 新生儿胎便——墨绿色

　　刚生下来的宝宝，出生后6~12小时会拉出墨绿色的胎便。胎便通常没有臭味，状态黏稠，颜色近墨绿色。胎便主要由胎内吞入的羊水和胎儿脱落的分泌物等组成。早产儿排胎便的时间有时会有所推迟，主要和早产儿肠蠕动功能较差或进食延迟有关。

2. 过渡期大便—黄绿色

待排净胎便，向正常大便过渡时的大便呈黄绿色。多数新生儿在吃奶2～3天后大便呈现这一阶段，然后逐渐进入黄色的正常阶段。新生儿喂养开始的时间和摄入奶量会直接影响过渡便出现和持续的时间。若开奶延迟，过渡便出现的时间也会推迟。

3. 吃辅食后的大便——颜色较暗

宝宝从6个月开始添加辅食，随着宝宝辅食数量和种类的增多，宝宝便开始慢慢接近成人，颜色变得较暗。有时会与食物颜色有关，妈妈不必为之担心。吃较多蔬菜、水果的宝宝，大便会较蓬松。如果鱼、肉、奶、蛋类吃得较多，蛋白质不易消化，大便就会比较臭。

三、母乳喂养与人工喂养宝宝大便的区别

母乳中含有丰富的寡糖，能够充分地刺激肠胃蠕动，大部分宝宝不会有过硬的便便，母乳喂养的新生儿通常排便次数较多，一天2～5次，随着孩子月龄的增长，大便次数会逐渐减少。只要婴儿精神及吃奶情况良好，体重增加正常，没有排便困难、腹痛、胀气的情形，就都是正常的。母乳喂养的新生儿甚至会发生一天排便7～8次的状况，这叫做生理性腹泻，属于正常现象，到宝宝长到一定时期这种腹泻会自动消失，并不是老辈人说的孩子大便呈绿色，就是受到惊吓引起肠胃不适。

（1）母乳喂养儿粪便：未加辅食的母乳喂养儿，粪便呈黄色或金黄色，稠度均匀如药膏状，或有颗粒，偶尔稀薄而微呈绿色，呈酸性反应，有酸味但不臭。每天排便2～4次，如果平时每天仅有1～2次大便，突然增至5～6次大便，则应考虑是否患病。如果平时大便次数较多，但小儿一般情况良好，体重不减轻而照常增加，不能认为异常。婴儿在加辅食后大便次数可以减少。1周岁以上的小儿大便次数一般减至一天一次。

（2）人工喂养儿大便：以牛乳喂养的婴儿，大便色淡黄或呈土灰色，质较硬，呈中性或碱性反应。由于牛奶中的蛋白质多，有明显的蛋白质分解后的臭味。大便每天1～2次，如果增加奶中的糖量，则排便次数增加，便质柔软。

（3）混合喂养儿粪便：无论人乳或牛乳喂养，若同时加食淀粉类食物，则大便量增多，硬度比单纯牛奶喂养稍减，呈暗褐色，臭味增加。若将蔬菜、水果等辅食加多，则大便与成人近似。初加菜泥时，大便中常排出小量的绿色菜泥，有些父母往往以为是消化不良，停止添加菜泥。实际上这种现象是健康婴儿更换

食物时常有的事。如果没有腹泻，不必停止加辅食，数日以后胃肠习惯了，这种情况便会随之消失。

（4）对婴幼儿粪便性状的观察可以了解其消化情况。如果婴儿粪便的臭味明显，则表示蛋白质消化不良，这时应适当减少奶量或将奶冲稀。如果粪便中多泡沫，则表示碳水化合物消化不良，就必须减少甚至停止吃淀粉类的食物。若大便外观如奶油状，则显示脂肪消化不良，应减少油脂类食物的摄入。

（5）粪便的颜色与胆汁的化学变化有关。在小肠上部时由于胆红素的作用，大便呈黄绿色；到结肠时胆绿素还原成胆红素，大便呈黄色。母乳喂养儿的大便偏酸性，可因氧化性细菌作用将胆红素变为胆绿素，所以母乳喂养儿的正常粪便略呈绿色。但牛乳喂养儿的粪便偏碱性，可以进一步还原变为无色的粪胆原，所以大便颜色较淡。如果牛乳喂养儿排出绿色大便，则表示肠的蠕动加速或肠道有炎症，为腹泻的一种象征。有些家长没有这方面的知识，错误地认为孩子排绿色的大便是受了某种惊吓，这是错误的。

（6）有些疾病可以从婴幼儿的粪便中反映出特点。如果小儿有胆道梗阻情况，则大便呈灰白色。胃肠道上部出血或服用了铁剂，可排出黑色的大便，有的似柏油样。如果大便中带有鲜红的血丝，可能由直肠息肉、结肠息肉和肛门裂所致，应做进一步的检查。若除有血液外，同时含有大量的黏液而粪质较少，结合病儿阵发性腹痛的症状，可考虑是否为肠套叠。如果大便带有脓血并有腥臭味，可考虑为痢疾。

四、捕捉宝宝的坏"臭臭"

1. 豆腐渣样便便　宝宝大便稀，颜色呈黄绿色且带有黏液，有时呈豆腐渣样。

应对措施：这可能是真菌性肠炎，患有真菌性肠炎的宝宝同时还会患有鹅口疮，如果孩子有上述症状，需到医院就诊。

2. 绿色稀便　粪便量少，次数多，呈绿色黏液状。

应对措施：这种情况往往是因为喂养不足引起的，这种大便也称"饥饿性大便"——你的宝宝没吃饱，这时只要给足营养，大便就可以转为正常。

3. 油性大便　粪便呈淡黄色，液状，量多，像油一样发亮，在尿布上或便盆中如油珠一样可以滑动。

应对措施：这表示食物中脂肪过多，多见于人工喂养的婴儿，需要适当增加糖分或暂时改服低脂奶等。

4. 蛋花样大便　每天大便 5 ~ 10 次，含有较多未消化的奶块。

应对措施：多见于吃奶粉的宝宝。如为母乳喂养则应继续，不必改变喂养方式，也不必减少奶量及次数。如为混合或人工喂养，需适当调整饮食结构。可在奶粉里多加一些水将奶配稀些。

5. 臭鸡蛋样大便 大便闻起来像臭鸡蛋一样。

应对措施：宝宝蛋白质摄入过量或蛋白质消化不良。应注意配奶浓度、进食是否过量，可适当稀释奶液。如果已经给孩子添加辅食，可以考虑暂时停止添加此类辅食，等宝宝大便恢复正常后再逐步添加。

6. 水便分离样大便 粪便中水分增多，呈汤样，水与粪便分离，而且排便的次数和量有所增多。

应对措施：这是病态的表现，多见于肠炎、秋季腹泻等疾病。应该立即带孩子到医院就诊，并应注意宝宝用具的消毒。

五、怎样让好"臭臭"跟着宝宝

1. 给宝宝时间拉臭 宝宝真正能自己控制大、小便大概要到一岁半至两岁。之前是反射性排便、排尿时期，如果宝宝哭闹着不拉或过了 5 分钟还不肯拉，不能强来，说说话、唱唱歌，转移宝宝的视线、精力，让这段不愉快很快过去，给宝宝时间，逐渐培养习惯。

2. 关注需要技巧 家长不要在孩子的大便问题上给予超乎其他事情的特殊关注，否则会导致孩子叛逆、消极抵抗或糊弄周围的人。越自然、越没有压力的方法对孩子的身心健康越好。

3. 让宝宝养成定时排便的习惯 健康成长的宝宝一般每天都能准时排便，其中以早晨吃奶后排便的居多。这时孩子情绪平稳，容易集中注意力排便，因此，每天一到这个时间父母可以通过形象化语言帮助宝宝辨别要排大便的信息，形成条件反射。开始练习之前，准备一个宝宝专用的小马桶，推荐可以自由移动的小马桶，告诉他这是他的专属东西，从此能和爸妈一起便便了，增加其对排便的兴趣。

4. 排不出，不要长时间坐便 因为在注意力分散的情况下，孩子不易排便，而且长时间坐便，易造成个别体弱的孩子脱肛。每次坐便以 5 ~ 10 分钟为宜，每天次数也不宜过多。只要精神和食欲都很好，体重增加也正常，大便不干结，那么就算孩子 2 ~ 3 天排便 1 次，也是可以的，也不用特殊处理。

5. 让孩子接受，而不是排斥 帮助孩子了解自己的身体，让他觉得自己身体的每个部分都是好的、有用的，自己的生理功能也是很自然正常的，有利于孩子一生的身心健康。如果因此让孩子对自己的身体和生理功能产生排斥感，会影响到长大后的身体观念甚至性观念。

六、便便颜色丰富多彩的原因

（1）第一主要原因是来自食物，比如宝宝吃了胡萝卜、西红柿、便便会带红色，吃多了绿色蔬菜，便便会变成绿色或深绿色，这些都是正常现象。吃母乳的婴儿便便一般呈金黄色，吃奶粉的婴儿便便呈深褐色。

（2）第二个直接的原因是胆汁，胆汁的分泌会让便便呈现黄绿色，而便便在肠道里时间越长，肠道内的细菌作用越久则颜色越深。

（3）第三个原因是酸碱度，酸性的便便颜色比较黄，而碱性的偏褐色。

第二节　小儿腹泻全知道

小儿腹泻是仅次于呼吸道感染的第二位常见病、多发病，是以由多病原、多因素引起的大便次数增多和大便性状改变为特点的儿科常见病。患儿大多数是2岁以下的宝宝，6~11个月的婴儿尤为高发。腹泻的高峰主要发生在每年的6~9月及10月至次年1月的换季时节，天气时暖时凉，腹泻的小儿就会多起来。孩子腹泻的原因分为感染性和非感染性两种。夏季腹泻通常是由细菌感染所致，多为黏液便，具有腥臭味；秋季腹泻多由轮状病毒引起，以稀水样或稀糊便多见，但无腥臭味。另外，非感染性腹泻主要是由小儿胃肠功能不完善引起，亦可由于喂养不当，如进食过多、过少、过热、过凉，突然改变食物品种等引起，也可由于食物过敏、气候变化、肠道内益生菌缺乏引起。我们如何才能预防及护理呢？

一、为何宝宝容易发生腹泻

（1）由于6个月~2岁的宝宝生长发育特别迅速，所以身体需要的营养及热能较多。然而，消化器官却未完全发育成熟，分泌的消化酶较少。因此，消化能力较弱，容易发生腹泻。

（2）由于神经系统对胃肠的调节功能差，所以，饮食稍有改变，如对添加的辅食不适应、短时间添加的种类太多，或一次喂得太多、突然断奶；或是饮食不当，如吃了不易消化的蛋白质食物；气温低、身体受凉加快了肠蠕动，天太热、消化液分泌减少及秋天温差大、小肚子易受凉等，都可引起腹泻。

（3）由于全身及胃肠道免疫力较低，所以只要食物或食具稍有污染，便可引起腹泻；宝宝因抵抗力较低而易发生呼吸道感染，在患感冒、肺炎、中耳炎时，也常可引起腹泻。

二、怎样判断宝宝腹泻

（1）根据排便次数：正常宝宝的大便一般每天 1~2 次，呈黄色条状物。腹泻时即会比正常情况下排便增多，轻者 4~6 次，重者可达十多次甚至数十次。

（2）根据大便性状：腹泻时大便为稀水便、蛋花汤样便，有时是黏液便或脓血便。宝宝同时伴有吐奶、腹胀、发热、烦躁不安、精神不佳等表现。

三、宝宝腹泻了，妈妈要做什么

1. 母乳喂养很重要　母乳最适合婴儿的营养需要和消化能力。母乳中含有小儿所需要的消化酶和抗体及各种营养成分，非常适合婴幼儿的消化和吸收，可中和大肠埃希菌毒素，有预防感染大肠埃希菌的作用，做到定时哺乳，妈妈避免在夏季及小儿生病时断奶。

2. 及时补充身体水分　很多妈咪只要宝宝一腹泻，便急着往医院跑。其实，宝宝在腹泻一开始时，多为轻度脱水。只要在医生的指导下，完全可在家里进行治疗。这样既及时又方便，还能减少很多不必要的麻烦，对宝宝恢复病情很有好处。那么，妈咪首先要做的是判断宝宝是否是脱水？轻度脱水：患儿会有口渴现象，一般情况良好，两眼窝稍有凹陷，捏起腹部或大腿内侧皮肤后回缩尚快。中度脱水：患儿烦躁易怒、想喝水，两眼窝下陷，口舌干燥，捏起腹部或大腿内侧皮肤后回缩慢。重度脱水：患儿精神差，昏睡，两眼窝明显下陷，口舌非常干燥，捏起腹部或大腿内侧皮肤后回缩很慢。

小儿腹泻大多数起病急，频繁腹泻会使体内的水分和营养素迅速丢失，造成脱水。当家长发现幼儿脱水时，在家中可以自制口服补液，即 500 毫升开水（或米汤）中，加入 20 克白糖（两平匙）和 1.75 克食盐（啤酒瓶盖少半瓶盖）。当宝宝出现腹泻但尿量正常，无口干等脱水症状时，给孩子喂自配糖盐液应与大便量相等，不能确定大便量时，可按照 20~40 毫升/公斤体重计算，4 小时内服完，以后随时口服，拉出多少喝进多少。还可以用医生开的 ORS（口服补液盐）补液，ORS 补液盐是已配好的干粉，使用时按说明配成液体即可。在最初 4 小时里，按宝宝的每公斤体重给予 20~40 毫升液体。此后，随时口服，能喝多少喝多少。提示：不要把 ORS 补液盐加在奶、米汤、果汁或其他饮料中，并且按说明配制完毕之后，不能再往里加糖，否则影响补液效果。

给两岁以下宝宝喂糖盐水，可每 1~2 分钟喂 1 小勺，约 5 毫升，大一点的宝宝可以用杯子直接喝。如果患儿有呕吐可暂停一下，隔 10 分钟再慢慢喂服，每 2~3 分钟喂 1 勺。一旦腹泻停止，马上停服。

3. 调整饮食 宝宝一旦腹泻，一些妈咪会控制饮食，生怕加重病情。其实恰恰相反，腹泻宝宝更需要营养丰富的食物，以防腹泻后营养不良；但要停止进食高脂肪和难以消化的食物，以减轻胃肠负担，逐渐恢复消化功能。母乳喂养的宝宝可继续母乳喂养，人工喂养的仍给予平常的喂养方式，"该吃什么就吃什么"，什么也不落下。需要妈妈注意的是，宝宝此时的肠胃功能尚处在恢复期，因此，进食应遵循少吃多餐、由少到多、由稀到浓的原则。

4. 儿童腹泻小药箱

（1）蒙脱石粉，即思密达，具有加强、修复消化道黏膜的屏障作用，并能固定、清除各种病毒、细菌及其毒素，适用于各种腹泻。

（2）微生态调节剂，如双歧杆菌制剂，可调节肠道内环境的稳定，保护肠道内有益菌群，有利于腹泻的治疗。

（3）脐贴，纯中药治疗小儿腹泻外用贴剂，简单方便。

（4）中医疗法：用隔药饼灸或隔姜灸法，以腹部穴位为主每穴灸 5 ~ 7 壮，每日或隔日 1 次，30 次为 1 疗程。

（5）请勿滥用抗生素，查清腹泻的病因，对症下药，抗生素会杀死肠道中的正常菌群，引起菌群失调，加重腹泻。

5. 保护宝宝的小屁屁 由于宝宝排便的次数增加了许多，所以会不断地污染小屁屁。而且，腹泻时排出的粪便对皮肤刺激较大。因此，宝宝每次排便后，妈妈都要用温水（尽量不要用肥皂或消毒液）清洗小屁屁，最好用柔软清洁的棉尿布，且要勤换洗，以免发生红臀及尿路感染。如果小屁屁发红了，应将它暴露在空气中自然干燥，然后涂抹一些尿布疹膏。

6. 莫忘腹部保暖 腹泻的宝宝往往因肠道痉挛引起腹痛，腹部保暖可缓解肠道痉挛，达到减轻疼痛的目的。宝宝睡觉时应盖好腹部，防止受凉；环境温度过低时，可用热水袋热敷，但应掌握温度避免烫伤宝宝；也可让宝宝喝些热水或用温手揉摸宝宝的腹部。

7. 腹泻时的食谱

（1）胡萝卜泥

材料：胡萝卜适量。

做法：取新鲜胡萝卜适量，洗净切碎，加水煮烂，然后取出胡萝卜捣成糊状即成（煮胡萝卜的水留作备用）。

食用时，每 100 毫升煮胡萝卜的水中，加入 5 ~ 10 克（约一小匙）胡萝卜泥。

进食量主要根据婴儿的食欲，可按平时的食量喂给。一般来说，婴儿喂食胡萝卜泥 2 ~ 3 天，大便即可成形。

营养成分：胡萝卜所含果胶能使大便成形，是良好的止泻食物。

（2）焦米汤

材料：米粉或奶膏。

做法：将米粉或奶膏研磨成粉，炒至焦黄，再加水和适量的糖，煮沸成稀糊状即可。营养成分：焦米汤易于消化，它的碳化结构还有较好的吸附止泻作用，是婴儿腹泻的首选食品。

（3）苹果汤

材料：苹果1个。

做法：苹果1个洗净切碎，加盐0.8～0.9克，糖5克，水250毫升共煎汤分2～3次饮用。营养成分：苹果内含有鞣酸，具有止泻作用。

（4）山药苹果泥

材料：山药100克，苹果50克。

做法：将山药去皮，洗干净，切成小块。

将苹果去皮，去籽，切成小块。

将山药放入蒸锅中蒸熟，等山药蒸熟时，放入苹果块，一起稍微加热。

将蒸好的山药和苹果取出，放入搅拌机中搅打成果泥。

营养成分：山药含有淀粉酶、多酚氧化酶等物质，有利于脾胃消化、吸收功能，而苹果对于腹泻有一定的缓解作用，所以这道山药苹果泥有助于维护宝宝肠胃的健康。

请注意观察，宝宝有无食用某种食品后发生的特异性腹泻；若有，请就医以排除食源性、过敏性疾病。

第三节　小儿便秘全知道

婴幼儿便秘是一种常见病证，其原因很多，概括起来可以分为两大类，一类属功能性便秘，这一类便秘经过调理可以痊愈；另一类为先天性肠道畸形导致的便秘，这种便秘通过一般的调理是不能痊愈的，必须经外科手术矫治。绝大多数的婴儿便秘都是功能性的，可以通过调节宝宝日常饮食来改善，平常饮食中添加水果，打造多元化饮食结构。本书主要介绍功能性便秘。

首先，要确认宝宝是否便秘，应该通过观察宝宝便便的性状，以及宝宝排便时的感觉来判定。如果宝宝排便时感觉困难，而且解出来的便便较硬，或者宝宝好几天才便便一次、而便便又比较硬时，都可算作便秘了。

喝母乳和喝配方奶宝宝便便的特性确实不同。母乳宝宝一天的便便次数比较多，便便比较稀，都是正常的，特别是在出生后的头一两个月更是这样。随着宝宝成长，一天便便的次数会减少，甚至有些母乳宝宝几天才便便一次。但是，只要宝宝解的是软便，就不要以为宝宝便秘，这可能与宝宝的吸收程度有关。喝配方奶的宝宝，平均一天排便的次数比较少，多为1~2次，但如果宝宝2~3天才排便一次，而且排便时需要特别用力，便便比较干硬，就有可能是便秘。

一、宝宝便秘的原因

1. 饮食不足 婴儿进食太少时，肠道残留的食物余渣少，导致大便减少、变稠。奶中糖量不足时肠蠕动减弱，也可使大便干燥。长期饮食不足会引起营养不良，腹肌和肠肌的张力减低，甚至萎缩，形成恶性循环，导致便秘。

2. 食物成分不当 大便性质和食物成分关系密切。如食物中含大量蛋白质，而碳水化合物不足，肠道菌群继发改变，肠内容发酵过程少，大便易呈碱性，干燥；如食物中含较多的碳水化合物，肠道发酵菌增多，发酵作用增加，产酸多，大便易呈酸性，次数多而软；如食入脂肪和碳水化合物都高，则大便润利。如进食大量钙化酪蛋白，粪便中含多量不能溶解的钙皂，粪便增多，且易便秘。碳水化合物中米粉、面粉类食品较谷类食品易于便秘。小儿偏食，许多小儿喜食肉类，少吃或不吃蔬菜，食物中纤维素太少，也易发生便秘。

3. 肠道功能失常

（1）生活不规律，缺乏按时排便的训练，未形成排便的条件反射导致便秘很常见。学龄儿童常因无清晨大便的习惯，而学习时间不能随时排便，上课时憋住大便导致便秘。

（2）营养不良、佝偻病、高钙血症、皮肌炎、呆小病及先天性肌无力等慢性病，都会因肠壁肌肉乏力、功能失常而导致便秘。交感神经功能失常、腹肌软弱或麻痹也有可能会让排便困难。

（3）肠道里面的菌群失衡是引起宝宝便秘的最根本原因。人的肠道里面有三种菌群，包括有益菌、有害菌、中性菌。当肠道里面的有害菌多于有益菌时，肠道自然就处于一种肠道菌群失衡的状态，外在表现为宝宝便秘、腹泻等各种肠道疾病。所以要解决肠道问题，不能采取粗暴的外力，要从根本出发，补充肠道益生菌，从而增加肠道的有益菌，恢复肠道健康。帮助吸收营养成分：如果每天摄入益生菌，不仅能够扼制肠内有害菌群的产生，还能为肠内有益菌提供良好的生长环境，造就健康肠道。

二、宝宝便秘妈妈做什么

喝配方奶的宝宝，在出生4个月内若有便秘的情况，可以使用软便药（一种果乳糖）给宝宝喝，让便便变软较易排出。另外，特别提醒爸妈，奶是这个阶段宝宝唯一的营养来源，不建议通过给宝宝多喝水的方式来改善便秘，多喝水可能会让宝宝一天所摄取的总奶量减少，进而影响宝宝的营养摄取。

宝宝满4个月后，开始添加辅食，爸妈可以通过双管齐下的方式改善便秘。例如多给宝宝吃蔬菜泥、果汁、果泥等纤维素含量高的食物促进肠蠕动，增加便便的体积。如果只靠调整食物来改善的效果有限，可以加上软便药让便便变软，容易排出。若宝宝排便后有出血情况，而且便秘反复发作，应该尽快就医。

1. 食物疗法 对婴儿便秘首先要寻找原因，若系母乳喂养，母乳量不足所致的便秘，常有体重不增，食后啼哭等。对于这种便秘，只要增加乳量，便秘的症状随即缓解。牛奶喂养的婴儿更易发生便秘，这多半是因牛奶中酪蛋白含量过多，因而使大便干燥坚硬。这种情况可减少奶量，增加糖量，即把牛奶的含糖量由原来的5%～8%增加到10%～12%，并适当增加果汁。对于满6个月以上的婴儿，可适当增加辅食，最好将菠菜、卷心菜、青菜、荠菜等切碎，放入米粥内同煮，做成各种美味的菜粥给宝宝吃。蔬菜中所含的大量纤维素等食物残渣，可以促进肠蠕动，达到通便的目的。此外，辅食中含有大量的维生素 B 族等，可促进肠肌肉张力的恢复，对通便很有帮助。婴儿便秘经以上饮食调整效果仍不佳者，可咨询专业人士，及时就医。

2. 补充益生菌 治疗宝宝便秘，可通过增殖肠道内有益菌来恢复宝宝肠道健康，使双向调节便秘、腹泻，使宝宝肠道迅速建立和保持正常菌群。益生菌两大家族包括乳杆菌属和双歧杆菌属。其中乳杆菌对婴儿的作用与成人基本相似。而双歧杆菌对婴幼儿有着重要的意义。因为在人乳中发现了双歧因子，母乳中的双歧因子是由含 N－己酰葡萄糖胺的物质组成。双歧因子能促进双歧杆菌的繁殖增生，所以吃母乳的宝宝肠道更健康。

3. 养成良好的排便习惯 不按时排便是导致宝宝便秘的原因之一。婴儿从3～4个月起就可以训练定时排便。2～3岁的儿童，其腹部及骨盆腔的肌肉正处在发育阶段，排便反射的功能尚不成熟。他们还不知道有便意就该上洗手间，经常需要家长的提醒。因此，家长可以把早餐后一小时作为孩子固定的排便时间。开始时，家长可以陪伴孩子排便，每次10分钟左右，渐渐帮助孩子养成定时如厕的习惯。如厕前可给孩子喝杯果汁或温蜂蜜水润润肠。因进食后肠蠕动加快，常会出现便意，故一般宜选择在进食后让孩子排便，建立起大便的条件反射，以起到事半功倍的效果。

4. 药物处理　婴儿便秘经以上方法处理仍不见效的，可以采用开塞露通便。开塞露主要含有甘油和山梨醇，能刺激肠道起到通便作用。使用时要注意，开塞露注入肛门内以后，家长应用手将两侧臀部夹紧，让开塞露液体在肠子里保留一会儿，再让孩子排便，效果更好。

5. 少食多餐，慎选优质点心

（1）虽然孩子的胃容量小，每次吃不了太多的食物，但其精力旺盛，活动量大，几乎每3~4个小时就需要补充饮食。所以，孩子的饮食应坚持少量多餐。将孩子每日所需的营养，分成三顿正餐和两顿副餐来供给。副餐可以选择一些富含营养的食品，如白木耳、杏仁、蜂蜜等。这些食物不仅含有优质蛋白及脂肪，还有软便润肠的作用，可将白木耳煮软剁碎做成甜羹给孩子食用；将杏仁磨碎加点燕麦、葡萄干，用水冲泡给孩子当饮料喝；或将蜂蜜浇在水果或蛋糕上给孩子食用。

（2）巧妙补充纤维素：如果孩子平时不喜欢吃蔬菜、水果，可以将木耳、杏鲍菇、海苔、海带、干果等食物，打成碎末、烹熟，与饭同食，以增加纤维素的摄入，从而促进肠蠕动、排便。

6. 亲子按摩　睡前帮宝宝做做按摩，也可以促进肠蠕动，具体方法是：让宝宝屈膝仰卧躺在床上，妈妈用右手掌根部按摩宝宝的腹部，按照顺时针方向边揉边推，注意手法不要过重，每次持续10分钟，每天做2~3次。

7. 按穴位　妈妈也可以试试按下面的穴位，一般在饭后1小时轻按数次，对促进肠蠕动也会有所帮助。

（1）足三里穴：让宝宝坐好，在他膝盖外下方凹陷的部位下3寸（约三四横指）的位置就是足三里穴，连续按压该穴位1~2分钟。

（2）支沟穴：手背腕横纹正中约4指横宽处，在前臂两骨头之间的凹陷中。

按摩方法：按摩者用手指指面或指节向下按压，或顺时针方向按揉约两分钟。

8. 适当运动　适当加强腹肌的活动，有助于改善便秘的症状，如简单的蹲，身体往前、后弯曲或腰的动作，都可以扭转腰部肌肉，加速肠蠕动。

三、食物治疗便秘的食谱

1. 莲藕泥米糊

材料：莲藕1个（莲藕选择野生、未被商家处理过的莲藕，莲藕外表多泥，色黑）。

做法：莲藕去皮切成小块；上锅蒸15分钟，然后用料理机搅拌成泥；将米粉制成米糊，将2勺莲藕泥放入米糊中，搅拌均匀即可；其他莲藕泥分装容器，放入冰箱，下次食用。

适合人群：6个月以上的宝宝。

营养秘诀：煮熟的莲藕能健脾开胃，莲藕含有大量的维生素C和食物纤维，即能补铁又能缓解宝宝便秘。

2. 香蕉苹果泥

材料：香蕉半根，苹果半个，儿童蜂蜜少许（1岁以上宝宝可以添加蜂蜜）。

做法：分别将香蕉和苹果刮成泥，然后在这两种果泥中加入少许儿童蜂蜜，放在锅上，隔水大约蒸3分钟即可。

适合人群：适合6个月以上的宝宝。

营养秘诀：苹果和香蕉可以刺激肠道蠕动，是有效地治疗便秘的食疗品。

3. 香蕉奶味粥

原料：配方奶粉4勺，大米烂粥1碗，香蕉1根，葡萄干10克。

做法：葡萄干切碎，将配方奶粉倒入煮好的大米烂粥里搅匀，香蕉捣成泥加入奶粥里，撒上葡萄干碎末即可。

适合人群：适合7个月以上的宝宝。

营养秘诀：香蕉有大量的钾和维生素C，有助肠胃蠕动，还能提高宝宝的免疫力。

4. 胡萝卜黄瓜汁

材料：黄瓜1根，胡萝卜1根。

做法：黄瓜、胡萝卜切段，在榨汁机里加入少量矿泉水，然后加入黄瓜、胡萝卜榨汁，可加少许牛奶。给小宝宝喝时，可按1∶1来兑水。

适合人群：适合6个月以上的宝宝。

营养秘诀：黄瓜和胡萝卜除了富含维生素外，胡萝卜中还含有大量的胡萝卜素，黄瓜中含有维生素C，都可以预防和缓解便秘。

5. 胡萝卜桃花粥

原料：粳米25克，胡萝卜10克，桃花5朵。

做法：粳米慢火煮，开锅5~8分钟后，放入胡萝卜末，至软烂黏稠，将桃花瓣撕碎加入，稍滚即可。

适合人群：适合8个月以上的宝宝。

营养秘诀：胡萝卜桃花粥是传统的便秘食疗方，其富含膳食纤维，可以促进肠道蠕动。

6. 紫薯豆沙泥

材料：紫薯 3 个，豆沙泥适量。

做法：紫薯洗净，切开，蒸 15 分钟；紫薯剥皮，捣烂成泥；取手心适量紫薯泥放保鲜膜上，擀扁，放适量豆沙泥；紫薯泥收口，再将保鲜膜扭紧收口，拆开保鲜膜，完成。

适合人群：1 岁以上的宝宝。

营养秘诀：

紫薯富含纤维素，可增加粪便体积，促进肠胃蠕动，保持大便畅通，改善消化道环境，防止胃肠道疾病的发生。

总结

根据本章节内容阐述，初步了解新生儿大便的次数、性状、颜色、气味及量；母乳喂养的孩子与人工喂养孩子大便的不同；能够结合其形状了解孩子的身体情况。成人会有腹泻、便秘的发生，那么婴幼儿呢？是的，也是有的，无论多大的宝宝，我们都可以通过科学、合理、健康的饮食，膳食营养的均衡，良好的食物框架，打造宝宝的正常便便。良好的便便与良好的排便习惯是相辅相成的，养成按时如厕的好习惯会起到事半功倍的效果。经常户外活动，增加肠蠕动；沐浴阳光，吸收天然养分，有利于宝宝健康、茁壮成长。

第十五章 营养性缺铁性贫血怎么办

小儿营养性贫血在开始的时候往往被忽视，一般都是患儿因其他疾病就诊时才被发现患有营养性贫血。现在生活水平都比较好，食品很丰富，人们不愁没钱给孩子吃，而是不知该怎么吃。孩子是祖国的花朵，是希望，是未来，孩子健康问题是我们生活中的重中之重，经调查证明，吃零食多、偏食、挑食者，营养摄入不均衡，肥胖率增加，同时营养性缺铁性贫血发病率也升高了。

营养性缺铁性贫血是由于从食物中获取的铁不能满足小儿的生理需要而使体内贮存铁减少，血红蛋白形成减少的一种贫血，临床上以小细胞低色素性贫血、血红蛋白减少和铁剂治疗有效为特点。营养性缺铁性贫血是小儿最常见的一种贫血，7岁以下的小儿均可发病，特别是婴幼儿（6个月~2岁）发病率最高，严重危害小儿健康，是一种普及全世界的营养缺乏性疾病，我国属发病率高的国家之一，该病是我国重点防治的小儿常见病之一。本病是一种可以预防及治愈率高的疾病，注意小儿的饮食搭配，增加膳食铁含量，临床上常表现为面色苍白、食欲减退、精神不振，稍大些的孩子表现无精打采，注意力不集中、烦躁不安等。

第一节 营养性缺铁性贫血的病因

一、先天性储铁不足

胎儿从母体获得的铁以妊娠最后三个月最多，故早产、双胎或多胎、胎儿失血和孕母严重缺铁等均可使胎儿储铁减少。

二、铁摄入量不足

这是缺铁性贫血的主要原因。人乳、牛乳、谷物中含铁量均低，如不及时添加含铁较多的辅食，容易发生缺铁性贫血。

三、生长发育因素

婴儿期生长发育较快，5个月时和1岁时体重分别为出生时的2倍和3倍；随着体重增加，血容量也增加较快，1岁时血循环中的血红蛋白增加两倍；未成熟儿的体重及血红蛋白增加倍数更高；如不及时添加含铁丰富的食物，则易致缺铁。

四、铁的吸收障碍

食物搭配不合理可影响铁的吸收。某些疾病也会导致铁的吸收障碍。比如慢性腹泻会导致铁的吸收不良，而且铁的排泄也会增加。

五、铁的丢失过多

正常婴儿每天排泄铁量相对比成人多。每1ml血约含铁0.5mg，长期慢性失血可致缺铁，如肠息肉、膈疝、钩虫病等可致慢性失血。

第二节　判断标准及临床表现

一、怎么判断宝宝贫血

（1）血红蛋白（Hb）降低，即6月～6岁 Hb＜110g/L，Hb值90～109g/L为轻度，60～89g/L为中度，60g/L为重度。

（2）外周血红细胞呈小细胞低色素性改变：平均红细胞容积（MCV）＜80fL，平均红细胞血红蛋白含量（MCH）＜27pg，平均红细胞血红蛋白浓度（MCHC）＜310g/L。

二、营养性缺铁性贫血有哪些表现

一般表现：皮肤黏膜逐渐苍白，以口唇、口腔黏膜、甲床较为明显。

消化系统：常有食欲减退、消化不良，严重时出现吸收不良综合征。

神经精神改变：烦躁不安或精神不振，注意力不集中，理解力下降或智力减退。

免疫功能低下：常易合并感染，易疲劳，体格生长减慢。

常见体征：口唇、眼结膜、甲床苍白，肝、脾和淋巴结轻度肿大。

第三节　你了解铁吗

一、铁的生理意义

（1）构成血红蛋白、肌红蛋白的成分，参与氧气运输；

（2）构成含铁酶类，参与组织呼吸；

（3）促进胡萝卜转化为维生素 A；

（4）促进抗体的产生；

（5）促进肝脏的解毒功能；

（6）提高机体的免疫力。

二、铁在体内代谢

正常人体内铁的含量为 35～60mg/kg，其中65%～70%存在于循环红细胞的血红蛋白里，25%～30%为贮存铁，以铁蛋白及含铁血黄素的形式存在于网状内皮系统（肝、脾、骨髓等）中，约5%存在于肌红蛋白及各种含铁的酶（过氧化氢、细胞色素等）中。在血浆中转运的铁仅占0.1%左右。人体需要的铁来源于食物和衰老红细胞破坏后释放的铁。一般食物中所含的铁仅有5%～10%能被吸收。植物中的铁盐吸收率低，而肉类中的铁吸收率高。二价铁比三价铁容易吸收。同时食物的维生素 C 以及胃液中的盐酸均有利于铁的吸收，而食物中的磷酸、草酸、植酸则有碍于铁的吸收。铁的吸收主要在十二指肠及空肠上段进行。肠黏膜细胞有调节铁吸收的功能。这种细胞寿命为2～3天，在肠腔和血液之间形成一暂时保存铁的地带。在体内铁过多时，大量保存铁的肠黏膜细胞在肠腔内脱落排出体外，使铁吸收减少。相反，在缺铁和造血功能增强时，铁通过肠黏膜进入血循环的量增多。

从肠道吸收的铁进入血浆后，与一种转铁蛋白结合，被输送到组织中贮存或至骨髓中参与造血。在正常情况下，约有1/3的转铁蛋白与铁结合，结合的铁就是血清铁含量。其余的2/3转铁蛋白，仍具有与铁结合的能力，在体外加上一定量的铁可使其成饱和状态，所加的铁量称为未饱和铁结合力。血清铁与未饱和铁结合力之和称为血清总铁结合力。血清铁与血清总铁结合力的百分比值称为血清铁饱和度。

三、铁的发病机制

(一) 缺铁对血液系统的影响

铁是合成血红蛋白的原料，缺铁时血红素生成不足，进而血红蛋白合成也减少，导致新生的红细胞内血红蛋白含量不足，细胞浆减少，细胞变小；而缺铁对细胞的分裂、增殖影响较小，故红细胞数量减少程度不如血红蛋白减少明显，从而形成小细胞低色素性贫血。

缺铁的病理生理通常包括以下三个阶段。

(1) 铁减少期：此阶段体内储存铁已减少，但供红细胞合成血红蛋白的铁尚未减少；

(2) 红细胞生成缺铁期：此期储存铁进一步耗竭，红细胞生成所需的铁亦不足，但循环中血红蛋白的量尚未减少；

(3) 缺铁性贫血期：此期出现小细胞低色素性贫血，还有一些非造血系统的症状。

(二) 缺铁对其他系统的影响

缺铁可影响肌红蛋白的合成，并可使多种含铁酶（如细胞色素酶、单胺氧化酶、核糖核苷酸还原酶、琥珀酸脱氢酶等）的活性降低。由于这些含铁酶与生物氧化、组织呼吸、神经介质分解与合成有关，故铁缺乏时造成细胞功能紊乱，尤其是单胺氧化酶的活性降低，造成重要的神经介质如 5 - 羟色胺、去甲肾上腺素、肾上腺素及多巴胺发生明显变化，不能正常发挥功能，因而产生一些非造血系统的表现，如体力减弱、易疲劳、表情淡漠、注意力难于集中、注意力减退和智力减低等。缺铁还可引起组织器官的异常，如口腔黏膜异常角化、舌炎、注意力减退和智力减低、胃酸分泌减少、脂肪吸收不良和反甲等。此外，缺铁还可引起细胞免疫功能降低，易患感染性疾病。

第四节　如何防治营养性缺铁性贫血

一、如何预防

(1) 妈妈在孕期、哺乳期要均衡营养，多摄入富含铁的食物，如动物肝脏、瘦肉、鸡蛋等，从妊娠第 3 个月开始，按元素铁 60 mg/d 口服补铁，必要时可延续至产后；同时补充小剂量叶酸（400μg/d）及其他维生素和矿物质。妈妈孕期发现贫血一定要及时治疗，以免宝宝因为先天性储铁不足而引起贫血。分娩时延迟脐带结扎 2 ~ 3 分钟，可增加婴儿铁储备。需要说明的是，孕期充足的铁储备是宝宝生后 4 个月内铁营养的基本保障。

（2）加强妇幼保健，预防早产，做好喂养指导，提倡母乳喂养。婴儿出生 4 个月左右，不管是母乳喂养还是人工喂养都应该逐步添加蛋黄、肝泥、鱼泥、菜泥及铁强化食品。在给宝宝吃含铁食物的同时，最好也补充富含维生素 C 的水果，以提高铁的吸收率。原卫生部《儿童营养性疾病管理技术规范》建议，纯母乳喂养或以母乳喂养为主的足月儿从 4 月龄开始补铁，剂量为每日 1mg/kg 元素铁。1mg 元素铁相当于硫酸亚铁 5mg、葡萄糖酸亚铁 8mg、乳酸亚铁 5mg、柠檬酸铁铵 5mg 或富马酸亚铁 3mg，没有给出补铁的终止时间。而美国儿科学会（AAP）2010 年的建议是宝宝从 4 个月开始补缺，每日 1mg/kg 元素铁的剂量，补铁终止时间是可以从辅食（强化铁米粉或富含铁的天然食物）获得铁补充。不过，2012 年 AAP 修改了上述建议，认为 6 个月内的婴儿无须额外补充铁剂。

（3）早产儿、低体重儿、双胞胎、多胞胎应从 4 周龄开始补铁，剂量为每日 2 mg/kg 元素铁，直至 1 周岁。

（4）人工喂养婴儿应采用铁强化配方奶。这样可以在一定程度上降低缺铁性贫血的发生；但是 6 个月以后的宝宝由于体内储存铁基本用完，这个时候最容易引发铁缺乏，除了注意食补外，还可以通过小剂量预防性补充铁剂来预防缺铁性贫血的发生。

（5）幼儿注意食物的均衡和营养，多提供富含铁食物，鼓励进食蔬菜和水果，多给宝宝吃含铁丰富的食物，及时通过食物来补铁。食物中的肝、肾、豆类、蛋黄、绿菜叶、水果、海带含铁量比较多，可以在日常饮食中多给宝宝食用，促进肠道铁吸收，纠正儿童厌食和偏食等不良习惯。

（6）食物因素影响铁的吸收，食物中的植酸、草酸及高磷低钙膳食能抑制铁的吸收。如果妈妈在食物制作过程中没有掌握科学的烹饪方法，则容易使宝宝患上缺铁性贫血。

（7）要强调添加含铁辅食的重要性，添加辅食的质量和数量是否能够充足，里面含铁丰富的食物是否多，是影响宝宝是否贫血的重要因素。

（8）尽可能使用铁锅、铁铲给宝宝烹制食物，铁质炊具在烹饪时会产生细小的铁屑溶于食物当中，形成可溶性铁盐，容易被肠胃吸收，补充铁源。

（9）出生后两个月就应该在医生的指导下服用铁剂，以防贫血。婴幼儿及成人每日铁推荐摄入量如表 15 – 1 所示。

表 15 - 1　婴幼儿及成人每日铁推荐摄入量

年龄	每日必须吸收量（mg/d）
0 岁 ~	0.3
0.5 岁 ~	10
1 岁 ~	12
4 岁 ~	12
7 岁 ~	12
18 岁（男）~	12
18 岁（女）~	20
乳母	25

注：数据来源《中国居民膳食营养素参考摄入量》

二、营养性缺铁性贫血患儿的日常护理

（1）注意休息，适量活动

（2）本病病程较长，贫血程度一般较轻，患儿对日常活动均可耐受，易感疲乏，甚至头昏目眩。因此，应让患儿生活有规律，做适合个体的运动。对严重贫血者，应根据其活动耐力下降程度制定休息方式、活动强度及每次活动持续时间。

（3）合理安排饮食：①向年长患儿解释不良饮食习惯（如偏食）会导致本病，帮助纠正不良饮食习惯。②指导合理搭配患儿的膳食。让孩子了解动物血、黄豆、肉类含铁较丰富，是防治缺铁的理想食品；维生素 C、肉类、氨基酸、果糖、脂肪酸可促进铁吸收，可与铁剂或含铁食品同时进食；茶、咖啡、牛奶、蛋类、麦麸、植酸盐等抑制铁吸收，应避免与含铁多的食品同时进食。③婴儿膳食种类较少，且多为低铁食品，应指导按时添加含铁丰富的辅食或补充铁强化食品，如铁强化牛奶、铁强化食盐。人乳含铁虽少，但吸收率高达 50%，一般食物铁的吸收率仅有 1% ~22%，应提倡人乳喂养婴儿。④指导家长对早产儿及低体重儿及早（约 2 月龄）给予铁剂。⑤鲜牛奶必须加热处理后才能喂养婴儿，以减少因过敏而致的肠道出血。

三、补铁时哪些方面容易忽视

（1）营养性缺铁性贫血是小儿较常见的疾病之一，铁剂是治疗此病的特效药物，一般常采用口服。但家长在给孩子服用铁剂时，往往存在一些问题，家长应在医生指导下用药，保证小儿的用药安全、有效。

（2）过量服用：如果用量较大，可刺激小儿的胃肠黏膜，引起腹痛、腹泻等症状，严重者可发生昏迷，甚至死亡。此外，铁剂药片、药丸外面包有糖衣，

切勿让小儿将硫酸亚铁糖衣片当作糖果误食，以免造成铁剂急性中毒。

（3）服药时间或用水不当：服用时间不当常表现为在饭前服用。口服铁剂最常见的消化道反应有恶心、呕吐、腹痛、腹泻、上腹部不适等，饭前服用常使孩子难以耐受，因此服用铁剂宜在两餐之间或饭后，这样可以减轻铁剂对胃肠道的刺激。对少数消化道反应比较强烈的小儿患者，可选用刺激性小的葡萄糖酸亚铁，或从小剂量开始，如开始先用常规剂量的 1/2 或 1/3，待消化道反应消失后，再逐渐增加到全量。用水不当常表现为与茶、牛奶、咖啡、碳酸饮料同服。牛奶含磷较高，可影响铁的吸收；茶和咖啡中的鞣酸可使铁的吸收减少 75%；碳酸饮料如各种汽水等可中和胃酸降低胃内酸度，不利于铁的吸收。因此，上述饮料不宜与铁剂同时服用。

（4）不注意饮食：高脂肪食物能抑制胃酸分泌，不利于铁的吸收，不宜多吃。含有鞣酸的食物如菠菜、柿子等，能与铁结合形成难溶的铁盐，从而妨碍铁的吸收；碱性食物如黄瓜、胡萝卜、苏打饼干等，可中和胃酸，降低胃内酸度，不利于铁的吸收；乳制品、豆制品、花生仁、核桃仁、海带、芝麻酱、动物肝脏、蛋等食物中含钙、磷较多，因钙、磷可与铁形成不溶性复合物，也可影响铁的吸收，所以，进食这些食物时最好与服铁剂的时间间隔 1~2 小时。

（5）服铁剂后，牙往往黑染，大便呈黑色，停药后恢复正常，应向家长说明原因消除其顾虑。

（6）观察疗效：铁剂治疗有效者，于用药后 3~4 天网织红细胞上升，1 周后可见血红蛋白逐渐上升，如服药 3~4 周无效，应查找原因。

四、如何提高铁的吸收和利用率

除上述外，设法提高铁的吸收和利用率也是重要的。动物肝脏、血和肉中的铁，是以血红素形式存在的，最容易被吸收、消化，其吸收率一般为 22%，最高可达 25%。植物中所含的铁，大多是以植酸铁、草酸铁等不溶性盐的形式存在，所以难以被人吸收、利用，其吸收率一般在 10% 以下。

实验证明，铜也参与人体的造血过程，并能够影响铁的吸收、运送和利用。人体缺铜时，会使肠道吸收铁量减少，使肝、肾、脾内的贮铁量和血清铁量降低；使组织内贮备铁动员困难；使骨髓内铁的利用发生困难，血红蛋白的合成量减少；使晚幼红细胞的发育受抑制，骨髓造血基地缩小；使成熟红细胞半衰期缩短；使血浆铁的更换率减少，清除率时间延长等。因此，在补充铁的同时，还要适当地补充铜。含铜丰富的食物有猪肉、肝、芝麻、大豆、芋头、马铃薯、山药、青豆、小豆、绿豆、白菜、萝卜、油菜、芹菜、茄子等。维生素 C 也能促进肠内铁的吸收。它可以使难以被吸收的三价铁还原成容易被吸收的二价铁，还能使血浆转铁蛋白中的三价铁离子还原成肝脏铁蛋白的二价铁离子。在膳食中如加入 50mg 维生素 C，便能将铁的吸收率提高 3~5 倍。人奶内含乳糖和维生素 C 较多，有利于铁的吸收。相反，牛奶中含磷较多，还含有某些容易与铁结合的蛋白质，会影响、干扰铁的吸收。所以 6 个月以前的婴儿，最好以母乳喂养。

五、口服铁剂有哪些注意事项

1. 缺铁性贫血患者口服铁剂时为何不宜喝茶与喝牛奶

（1）茶叶中含有大量的鞣酸，容易与二价铁结合，形成不溶解性鞣酸铁，进而阻碍铁的吸收，加重贫血。所以患缺铁性贫血的患者不宜饮茶。

（2）牛奶虽然营养丰富，但含铁量很低。牛奶中磷、钙含量较高，体内的铁能与牛奶中的钙盐、磷盐合成不溶性的含铁化合物，影响铁的吸收，使体内的铁降低。患缺铁性贫血的患者，特别是正在补铁剂的患者，不宜喝牛奶。

2. 吃了含铁的食物，就可以补充铁

此外，一直以来大家都认为只要我们吃了含铁的食物，就可以补充铁了。其实这是不对的。植物中的铁是几乎不被人体吸收的，但是红肉中的铁却是非常利于人体吸收。因此选择什么样的食物补铁也很关键。

3. 当宝宝确定已发生缺铁性贫血的时候，单纯食补靠谱吗

食补易于吸收，更加安全，固然好。但是当食补补铁效率低、补充量不确定等因素无法及时缓解宝宝缺铁性贫血的症状时，可以在医生的指导下补铁。

其实对于宝宝缺铁性贫血，首先要做的就是检查缺铁性贫血的原因，然后制定合理的补铁方案才能快速有效地治疗宝宝缺铁性贫血。

第五节　营养性缺铁性贫血的饮食原则

一、饮食原则

（1）宜食含铁丰富的食物。铁的吸收利用率较高的食物有瘦肉、鱼禽、血、内脏等。在食用补铁饮食时不要饮茶，以免影响铁的吸收。烹调用具宜用铁制的锅。

（2）宜食高蛋白饮食，促进铁的吸收和合成血红蛋白。蛋白质的摄入量要高，每日每公斤体重 1.5 克，用以合成血红蛋白。

（3）宜食含维生素 C 高的食物，使三价铁还原为易吸收的二价铁。维生素 C 含量较高的蔬菜有西红柿、柿椒、苦瓜、油菜、小白菜等。

（4）纠正不良的饮食习惯，克服长期偏食、素食等不良习惯。合理安排餐次和内容，食欲差、胃纳少的患者可少量多餐进食。

二、食疗"补铁"的常见食物

营养性缺铁性贫血是由于日常生活中铁摄取量不足或肠胃吸收不良，致使体内缺少铁质，营养性缺铁性贫血多在 6 个月~2 岁的婴幼儿发生，治疗时，除适当补充铁剂外，还应该调整孩子的饮食。那么有哪些常见补铁食物呢？

（1）动物肝脏：每 100 克猪肝含铁 25 毫克，而且较易被人体吸收，是预防缺铁性贫血的首选食品。

（2）鸡蛋黄：每 100 克鸡蛋黄含铁 7 毫克，尽管铁吸收率只有 3%，但鸡蛋原料易得，食用保存方便，而且还富含其他营养。

（3）黄豆及其制品：每 100 克黄豆及黄豆粉中含铁 11 毫克，人体吸收率为 7%。

（4）芝麻酱：这是极佳的儿童营养食品。每 100 克芝麻酱含铁 58 毫克，同时还含有丰富的钙、磷、蛋白质和脂肪。

第六节 补铁食谱

一、适合婴幼童宝宝的补铁食谱

1. 蚕豆炖牛肉

材料：牛肉 500 克、蚕豆 250 克。

调料：姜、葱、盐、味精、料酒各适量。

制作方法：①牛肉洗净，切块；蚕豆洗净；姜洗净，切片；葱洗净，切段。②锅内加水烧沸，放入牛肉稍煮片刻，捞起备用。③取砂锅，放入牛肉块、蚕豆、姜片、葱段、料酒，加入清水，用中火炖约 2 小时，调入盐 、味精即可。

适合人群：1 岁以上宝宝。

营养提示：牛肉中含有大量铁剂，有助于缺铁性贫血的治疗。

2. 鸡肝芝麻粥

原料：鸡肝、鸡架汤、大米、熟芝麻各少许。

制作方法：①将鸡肝放入水中煮，除去血污后再换水煮 10 分钟后捞起，放入碗内研碎。②将鸡架汤放入锅内，加入研碎的鸡肝，煮成糊状。③大米煮成粥后，将鸡肝糊加入，再放少许熟芝麻，搅匀即成。

适合人群：4个月～1周岁宝宝。

营养提示：此粥含有丰富的蛋白质、钙、磷、铁、锌及维生素 A、维生素 B_1、维生素 B_2 和尼克酸等多种营养素，有很好的补铁效果。

3. 鱼泥豆腐鸡蛋羹

材料：鱼肉、豆腐、鸡蛋。

制作方法：①将鱼肉洗净，剁成泥状。②取豆腐一小块，放到碗里用勺子碾碎。③把鱼泥和豆腐泥放到一起，加上一个鸡蛋、少许水搅拌均匀。④放到锅里蒸熟就可以吃了。一般用的都是鳕鱼块，没有小刺，而且肉质比较细嫩。

适合人群：4～6岁宝宝。

营养提示：鱼肉、豆腐、鸡蛋含丰富的蛋白质、铁质及矿物质，有助于营养不足、消化不良等治疗。

4. 牛肉粥

材料：牛肉适量，大米一把，植物油适量。

辅料：芹菜1小段；冬菜适量；鱼露2～3滴；淀粉适量；姜2片。

制作方法：大米提前半小时浸水，期间牛肉剁碎，牛肉加淀粉、鱼露搅拌均匀，腌制备用。芹菜、冬菜切碎。大米放砂锅小火慢炖，下牛肉碎、冬菜、芹菜、姜片，炖40分钟即可。

营养提示：牛肉、芹菜含铁丰富，可有效补充蛋白质，有助于消化、吸收。

适合人群：8个月以上的宝宝。

5. 滑菇汆肉丸

材料：滑子菇250克、猪瘦肉泥50克、猪肥肉泥少许、胡萝卜片少许。

调料：植物油、盐、面粉、姜片、清汤、葱花各适量。

制作方法：①滑子菇洗净；猪瘦肉泥、猪肥肉泥加盐、味精、面粉，做成肉丸子。②油锅烧热，炝香姜片，注入清汤，烧沸后下肉丸煮熟，放入滑子菇、胡萝卜片，调入盐煮透，撒入葱花即可。

适合人群：12个月以上的宝宝。

营养提示：菇类含高蛋白、低脂肪、丰富的维生素与矿物质，有助于铁剂吸收及消化。

6. 清蒸肝糊

材料：鲜猪肝 125 克、鸡蛋 1 个。

调料：植物油、葱、香油、盐各适量。

制作方法：①猪肝去筋膜，洗净，切小片；葱洗净，切成葱花；鸡蛋打入碗中，打散。②锅置火上烧热，加植物油烧热，放入葱花、猪肝片炒熟，盛出剁成细末。③将猪肝末放入装有鸡蛋液的碗中，加入适量清水、盐、香油，搅匀，上屉用大火蒸熟即可。

营养提示：鲜猪肝含有大量铁剂，具有补缺、养血、明目等功效。

适合人群：1 岁半以上的宝宝。

7. 肉菜卷

材料：面粉、黄豆粉、猪瘦肉、胡萝卜、白菜。

调料：植物油、葱姜末、盐、酱油各适量。

制作方法：①将面粉与黄豆粉按 10∶1 的比例掺合，加入面粉及适量水，和成面团发酵。②再将瘦猪肉、胡萝卜、白菜切成碎末，加入适量植物油、葱姜末、细盐、酱油搅拌均匀成馅。③发酵面团加入碱水揉匀，擀成面片，抹入准备好的肉菜馅，从一边卷起，码入屉内蒸 30 分钟即成。④吃时切成小段。

营养提示：面粉中含有丰富的硒、铁、钙、镁，与胡萝卜、白菜一起搭配，营养丰富又美味。

适合人群：3 岁以上的宝宝。

二、适合较大宝宝及成年人的补铁食谱

1. 菠菜鸭血汤

原料：菠菜 80 克、鸭血 50 克、嫩豆腐 20 克、枸杞 20 克。

做法：先将鸭血、豆腐切成薄片。锅中放少许油，放葱末、姜末炒后，加入鸭血、豆腐翻炒片刻，然后加枸杞和适量清水。待水沸两分钟后，加菠菜和调料即可。

营养提示：该汤富含铁、钙、蛋白质和维生素，热量较低，不仅可以纠正贫血，还有清火通便作用。

2. 胡萝卜炒猪肝

原料：胡萝卜、猪肝各 100 克，水发黑木耳 30 克。

做法：胡萝卜切成菱形，猪肝剔去筋膜，切片，用料酒、胡椒粉、盐、淀粉拌一下。锅中放油，将拌好的猪肝放入八分热的油中过一下，变色盛出。然后炒

姜、蒜，加胡萝卜、木耳翻炒，熟时放入猪肝。出锅时放少许蒜苗或青椒丝，色、香、味更浓。

营养提示：富含丰富的铁和 β - 胡萝卜素，荤素搭配，咸香适宜。

总结

根据本章节内容阐述，可知营养性缺铁性贫血并不可怕，它是一种可以预防且治愈率高的疾病。家长们要加强学习意识，学习贫血知识，做到"三勤"，即给孩子勤查体，勤观察、捕捉孩子在日常生活中的异常举动，勤改善饮食搭配。重视孩子的每一餐，充足、规律、多样化的饮食框架及正确的烹饪食材，可让食物真正发挥有效作用。此外，经常参加户外活动、沐浴阳光，也可防止体内微量元素的缺失。

第十六章 饮食与肥胖

随着我国居民生活水平的逐渐提高，我国儿童营养不良的发生率在逐年降低，但是随之而来的儿童及青少年肥胖问题日益严重，在学校和家庭里小胖墩随处可见，本章将就儿童肥胖的原因以及少年儿童的减肥方式进行阐述。

第一节 认识肥胖

一、什么是肥胖

肥胖是一种常见的营养代谢性疾病。肥胖者的身体脂肪细胞增多，或细胞体积增大，或两种情况同时存在，导致体内脂肪成分显著升高，与其他机体成分失去正常比例，体重明显高出正常范围。一定程度的明显超重与脂肪层过厚，是体内脂肪尤其是三酰甘油积聚过多而导致的一种状态。

二、肥胖与健康的关系

肥胖症与心脑血管疾病、糖尿病等均有密切关系，对人类健康有明显危害。随着近几年我国生活水平明显提高，高热量、高脂肪、高糖食物供应量大大增加，加之膳食结构不合理、体力活动量减少等原因，我国少年儿童中的肥胖检出率有大幅增加趋势。

国际上已将肥胖症和儿童期高血压危险因素的识别和干预，等同视为成人期心血管疾病一级预防的主要内容。预防控制儿童肥胖症的发生，对早期预防许多成年期疾病有重要意义。流行病学意义上的肥胖，主要指来自筛查的"肥胖状态"；真正意义上的"肥胖症"，取决于临床诊断。我国20世纪80年代肥胖检出率尚很低；20世纪90年代开始，超重、肥胖检出率迅速提升；特别自1995年以来，伴随生活水平的迅速提高，城市儿童少年超重、肥胖检出率呈成倍增长趋势。部分大城市男性小学生的肥胖检出率已接近15%，接近发达国家水平，是儿童少年中的肥胖高危人群。与此同时，部分发达地区乡村儿童中的肥胖率增长趋势也不容忽视。

三、肥胖的类型

肥胖有两种类型。一种是单纯性肥胖，主要因摄食量过多、"以静代动"的生活方式、缺乏运动等原因引起；另一种是继发性肥胖，因神经-内分泌功能失调或代谢性疾病引起。少年儿童时期的肥胖绝大多数为单纯性肥胖。

四、肥胖的判断

你家孩子是不是肥胖？这可不是简单称称体重，量量身高就能确认的。一直以来，国际上都是采用体质指数（BMI＝体重/身高的平方，kg/m^2）作为是否肥胖的主要衡量标准之一，但实际上，对于少年儿童来说，单单这一个指标还远远不够。

一个人的体重中，既包括脂肪重量，也包括肌肉、骨骼、水等非脂肪物质的重量。对于两个 BMI 相同的人，脂肪所占比例可能并不一样，而机体内过度的脂肪含量（脂肪占总体重的比例过高）才是人们患上高血糖、高脂血症、高血压和脂肪肝等代谢异常疾病的关键因素，所以，即使是 BMI 相同的人，其患病概率也是不同的。而且，成年人的身体已经发育成熟，对于一般人而言，BMI 数值的增加，基本可以反映体内脂肪含量和比例的增加，但对于少年儿童来说，BMI 的增加并不伴随脂肪比例的上升，反而可能有小幅度的下降，如此一来，只用 BMI 作为肥胖与否的评判标准就显然会出现偏差了。

此外，脂肪的分布部位也是影响患病概率的因素之一。比如，四肢偏胖的人，比腹型肥胖的人危险性小；同样腹型肥胖的人，如果脂肪主要堆积在内脏周围则患病的危险性更大。因此，采用腰围与身高的比值作为是否腹型肥胖的判定标准对儿童是有价值的。

家长在考虑孩子是否肥胖时，至少要考虑三个因素，即体质指数（BMI）、腰围与身高的比值，以及体内脂肪比例三项。

首先是每年测量身高、体重，计算 BMI。通常 2～6 岁孩子要小于 18；6～9 岁要小于 19；10～12 岁要小于 21（如果是女孩可放宽到 22）；13～15 岁要小于 23；16～18 岁要小于 24。

其次要定期测量腰围，判断是不是腹型肥胖。对于 6 岁以上儿童，理想的腰围/体重值要小于 0.46。

最后，如果有条件测量脂肪占总体重的比例，则应该知道，男孩和 12 岁以下女孩应该小于 20%；12 岁以上女孩小于 25%。

当然，目前来说，可能家长自行测量体内脂肪比例较困难，但借用医院门诊中的人体成分分析仪可以起到一定的初步筛查作用。

而对于两周以下的宝宝要弄清宝宝是否肥胖，可以用下面的公式计算。

1~6 个月婴儿：

标准体重（千克）＝出生体重（千克）＋月龄×0.6

7~12 个月婴儿：

标准体重（千克）＝出生体重（千克）十月龄×0.5

1 岁以上宝宝：标准体重（千克）＝8＋年龄×2

根据公式：体重超标百分比＝（实测体重/标准体重－1）×100%，若超过了 10% 可以看作超重；若超过 20% 则属于肥胖了。

第二节　形成肥胖的因素

一、遗传因素

父母有一方肥胖的，子女肥胖的可能性有 32%～34%；父母双方均为肥胖的，子女肥胖的发生率上升为 50%～60%。另一方面，72% 的胖孩子，父母中至少一人有肥胖。如果父母都胖乃至父母各自家庭都有肥胖的遗传史，那么孩子肥胖的可能就会比较大（比如这种家族体质中负责脂肪代谢的酶比较少、热量代谢低等因素）。如果出生时是巨大儿，由于先天因素，这样的孩子身体中的脂肪细胞数就可能会比其他孩子多，因此儿童期肥胖的概率也就更大些。不过如果父母双方都苗条的话，儿童时期的小胖子成年后长成体型标准成人的机会会大一些。

二、进食过多、营养过剩

肥胖的孩子往往进食大量的高脂肪饮食、甜食，尤其是无限制地吃零食、喝甜饮料，这些都会引起肥胖。所吃食物的种类有时比数量还重要。油炸、煎烤的食物，饮料，快餐，甜食，奶油制品等，香甜可口的"美食"，也是最吸引孩子的，但它们同时也是最能导致肥胖的食品——高热量食物。也许孩子吃的食物量并不多，但热量绝对值大，这就很容易导致发胖。

三、运动过少

目前，孩子的学习负担越来越重，加上父母望子成龙心切，给孩子增加许多课外学习，比如音乐、美术、外语等等，挤掉了孩子大量的活动时间。另外，即使是课外活动，也是体力活动越来越少，静止活动越来越多，如看电视、玩游戏机等，都会让孩子减少活动、增长脂肪。胖孩子本来就不爱运动，不爱运动的孩子就变得更胖，结果造成恶性循环。其实，热量之所以会囤积为脂肪，就是由于它们没有被消耗掉，正如我们平时所说的"消耗＜摄入"。因此，运动量不够，是儿童发胖的关键。1～3岁的孩子之所以不太容易发胖，除了因为他们年龄小，家长照顾更加精细，涉及的高热量食物（例如饮料、巧克力、油炸食品等）会相对少一些之外，基于幼儿的年龄特点，他们动得比较多；而4岁以后，孩子不仅会接触到大量的"垃圾食品"，而且惰性会逐渐增长，运动量很可能就会减少下来（除了一些天生比较好动、活泼的孩子）。

四、社会心理因素

家长对小儿肥胖的错误认识，最容易造就出一个肥胖的孩子。对肥胖认识度高的父母较担心孩子肥胖，知道肥胖的危害，认为它是一个严重社会问题，因而更倾向于调整孩子的饮食量，鼓励他们多参加体育活动。对肥胖认识度低的父母则相反，往往鼓励孩子多食，更倾向于购买那些价廉而热量高的食物，自己吃饭也无节制，故子女肥胖患病率高。导致这一差异的根本原因是儿童预防肥胖意识较差，不爱活动的儿童容易肥胖，而那些活动量大、户外活动多的少年儿童中肥胖较少发生。

另外孩子如果功课压力过重，或是学习成绩不理想，精神长期紧张，就会有意无意地拼命多吃零食，借以缓解精神紧张的状态，长此以往，就会出现肥胖。所以，对孩子的肥胖，应该从多方面寻找原因，有针对性地进行治疗。

五、不良饮食习惯

吃东西也要讲究时间。人体在一天之中代谢热量的程度是不一样的，早晨、上午比较高，下午到夜间就比较少了。因此，如果你的孩子晚饭前后吃的零食太多（或吃的东西热量过高），这些食物就极容易在安静的夜晚被"充分"地被消化吸收并在体内囤积成脂肪。

家长们特别喜欢看着孩子狼吞虎咽地吃饭，把他表扬为"吃饭香"；或者大口大口吃完饭的孩子让家长觉得更省心。其实肥胖问题与吃饭的速度也相关。当人吃饭的时候，食物经过消化，使得血液里的血糖和血脂升高，反映到大脑，从而使人产生饱腹感。因此，吃饭吃得快的话，身体还来不及消化食物，在血糖和血脂得以升高给大脑发出"饱"的信号之前，由于饥饿而将食物全都吃进去了，这样就很可能导致吃多了。

不良生活习惯也会引起肥胖。边看电视边吃饭，以及边看电视边吃零食的"沙发土豆"式生活，都是孩子很容易形成的有害的饮食习惯。电视会吸引孩子的大部分注意力，使得孩子在无意之间吃进很多东西，而且看电视就是坐着不动，这种久坐更加可怕。

下面详细介绍一下易导致肥胖的不良饮食习惯。

（1）不吃早饭：不吃早饭，一日两餐，不能保证身体机能的正常节奏，非但不能减肥，还会让人因饥饿而在中午过量进食，促进肥胖。同时长期不吃早饭还会引起胆石症等疾病。

（2）偏食挑食：很多孩子不爱吃蔬菜。超重和肥胖孩子更是常摄入大量高热量的肉类和面食。所以肥胖孩子容易缺乏维生素和营养不均衡。

（3）吃饭喝饮料：吃饭喝甜饮料，很容易引起孩子肥胖或超重。

（4）吃洋快餐：炸鸡翅、汉堡包、炸薯条都是高脂肪、高热量的食物，无论大人还是孩子，经常吃这些食品都容易发胖。

（5）暴饮暴食：暴饮暴食很容易引发肥胖。因为同样的饭量分三次吃与一次吃下去，其脂肪的积蓄方法不同。

（6）吃饭太快：已经饱了，却因吃得太快，大脑没来得及做出饱腹指令，又吃下去半碗饭，必然易饮食过量。

（7）吃零食：不得当吃零食很容易过量，必然会导致肥胖。而饭前吃零食也会造成孩子肥胖，最糟的是会导致饮食坏习惯的恶性循环：晚饭前吃甜食，晚饭吃不下，睡前又要吃东西，第二天不吃早饭。

第三节　肥胖的危害

一、肥胖对宝宝有哪些危害

肥胖会使宝宝学会走路较同龄者要晚，活动能力相对较差，并容易出现膝外翻或内翻等症状；关节部位长期负重，容易磨损而出现腿或关节疼痛。宝宝正处在生长发育最旺盛时期，骨骼中含有机物的比例大，受力容易弯曲变形。肥胖宝宝体重超标太多，就会加重下肢，尤其是下肢支撑关节的负担。下肢长期超负荷，容易造成弓形腿、平足。

如果宝宝的脑组织中脂肪量过多，容易形成"肥胖脑"。"肥胖脑"思维迟钝，记忆力差，会严重影响宝宝智力。由于宝宝身体肥胖，体表面积增大，导致血液带氧不足，脑子经常处于缺氧状态，也容易有头昏、恶心等身体不舒服的现象。

肥胖宝宝胸部和腹部的脂肪蓄积量较多，在一定程度上影响了心脏的舒张和肺的呼吸，既妨碍心肺功能的改善和提高，又会影响其他机能（例如肺活量减小等）。

肥胖宝宝还会出现呼吸困难，换气不足，加上免疫系统功能受到抑制，容易发生肺炎、支气管炎等，严重者还会出现嗜睡、精神萎靡，形成呼吸窘迫综合征。

肥胖宝宝常存在性发育异常。男孩可有性发育提前，女孩的垂体有脂肪沉积，可能导致其体内性激素分泌紊乱，而使胖姑娘月经不调，甚至诱发乳腺癌、子宫癌等疾病。肥胖可使周身性的脂肪分布过多，从而导致全身各种代谢障碍。肥胖发生的年龄越小，肥胖病史越长，这种代谢障碍就越严重，成年后患糖尿病、高血压、冠心病、胆石症、痛风等疾病的危险性就越大。

肥胖宝宝和肥胖的成年人一样，同样有怕热、嗜睡、嘴馋、爱吃零食、不爱活动等习惯。他们的动作笨拙，反应迟钝，因而在集体活动中常是小伙伴们取笑、逗乐甚至是讥讽的对象。这样看来肥胖对宝宝身心的健康发展都不利。

二、肥胖可以给少年儿童带来许多身体危害

肥胖少年关节部位负重过多，容易磨损而导致关节疼痛；还容易发育成扁平足、膝内翻或外翻以及髋关节内翻等畸形，加上肥胖导致行动笨拙，容易发生意外事故。

肥胖少年儿童易出现高血压、脂质代谢异常及糖代谢异常，严重的可以表现为 2 型糖尿病，从而加速动脉硬化的形成，使得成年后心脑血管病发病提前。需要强调的是，过去流行的观点是青少年糖尿病都是 1 型糖尿病。然而目前儿童中发生的 2 型糖尿病正以惊人的速度增长。超重与肥胖是儿童和青少年发生糖尿病的危险因素。糖尿病的危险因素与肥胖关系密切，会随着肥胖程度的增加而增加，而家族遗传史也是导致糖尿病的重要因素。

少年儿童易出现高血压动脉硬化导致心功能受到损害。同正常儿童相比，重度肥胖儿童的血管顺应性和扩张性降低，血管内皮功能减弱；同时，肥胖儿童脂质紊乱较多见，过多的脂质可促进过氧化反应，脂质过氧化物的增多，使血管内皮细胞受到损伤，血管壁弹性减弱，紧张度增加，会促进高血压的形成。在肥胖和高血压的儿童中发现，儿童的血小板聚集性与体质指数的增加呈显著正相关，肥胖合并高血压的儿童，全血和血浆黏度明显增加，促成冠心病的形成。儿童及青少年时期，如果有若干危险因子，成年后，发生动脉粥样硬化的危险性增高。所以动脉粥样硬化及其并发症的预防，在儿童或青少年时期开始最为有效。研究还发现，单纯性肥胖儿童，由

于心功能受累，致血流速度减慢，加上肥胖儿童胸壁增厚，横膈抬高，胸膜脂肪堆积，致换气不足，上述因素均可引起组织缺氧。肥胖儿童血脂增高，致血黏度增高，以及心功能减低，均可使血流速度减慢，致微血栓形成，微循环灌注不良。

单纯性肥胖少年儿童在运动中还需提前动用心力储备。在踏车运动试验中，肥胖少年儿童运动后，心率恢复时间明显延长，近1/4肥胖少年儿童运动中出现心电图异常，表明仅靠提高每搏输出量已不能满足机体需要，而需要加快心率并延长心率恢复时间，以增加对机体的氧供，这是一种提前动用心力储备的代偿方式。

肥胖儿童拥有过量脂肪的负担，造成他们活动时心慌、气短以至活动量减少，使脂肪堆积更多，心脏长期超负荷运转，势必疲劳，久而久之心功能必然受到损害。一旦超过心脏代偿极限，则会造成每搏输出量降低，更加限制了活动能力，形成恶性循环。

肥胖可能导致少年儿童呼吸困难，更容易发生肺炎、支气管炎，严重的甚至出现睡眠呼吸暂停综合征，睡着后每次呼吸之间的间隔时间延长，造成缺氧，白天就会总是嗜睡，精神萎靡不振。

可能的合并症还有：脂肪肝、胆石症以及发育异常等等。成年的肥胖者易患高血压、冠心病、糖尿病、脂肪肝、胆石症、痛风等。

除上述身体危害以外，肥胖还对少年儿童造成心理方面的消极影响。肥胖的孩子更多地表现出抑郁和自卑感，肥胖的孩子容易被人取笑，所以往往性情孤僻、不合群、不爱活动，从而造成自卑、压抑和性格、心理方面的改变。肥胖孩子的智能水平总的来讲要低于正常体重的孩子。部分肥胖儿童，已显示出了心血管疾病的早期症状，如血管早期动脉粥样硬化性病理改变、高血压、左心室增大、心脏功能异常等，极大地影响了儿童身体健康。随着肥胖状态的持续，儿童成年后，心血管疾病的患病率和死亡率将会明显上升。在单纯性肥胖青少年中，大脑动脉收缩峰值血流速度、舒张末期血流速度和平均血流速度，明显低于正常非肥胖青少年；并发现脑血流速度的改变，与脑血流量的改变呈正相关，说明单纯性肥胖的青少年，脑血流动力学发生改变，动脉血流速度减慢，单位时间内脑血流减少，从而引起脑组织缺氧，并可能对智力产生影响。

另外，比起普通儿童来，肥胖儿童更加容易在成年期发生肥胖；而且这些自幼肥胖者比起成年后才发胖的人来，患并发症及死亡的机会都明显增高。

第四节　儿童肥胖与糖尿病

一、儿童糖尿病的危害

糖尿病被称为人类寿命的第三大杀手，而肥胖症是儿童2型糖尿病发病的一个重要原因，特别是腹型肥胖。当体重超标达到肥胖时，身体对胰岛素的需要量就将多出正常时的数倍之多，即出现胰岛素抵抗。胰岛素抵抗可引起体内分泌胰岛素的β细胞功能受损、逐渐衰竭，最终导致2型糖尿病的发生。肥胖儿童患糖尿病者，早期常无多饮、多尿、消瘦等典型糖尿病症状，但一旦出现典型糖尿病症状，则因持续高血糖和血脂紊乱所引起的心血管病变已为不可逆性的了。因此预防和控制儿童肥胖和糖尿病的发生十分重要。预防肥胖与糖尿病必须从小开始抓起。青少年健康知识少，自制力差，属于脆弱人群。他们的肥胖或超重与运动减少，不吃早餐，食用高脂、高热量饮食（快餐）有关。有肥胖趋势的青少年常常吃得多、活动少。由于现在大多数青少年饮食中高脂肪、高热量的东西大大增多，加上课业负担过重，使他们户外活动与锻炼的机会减少，发生肥胖又不加控制，埋下糖尿病隐患，进而导致出现2型糖尿病。

儿童2型糖尿病的发病年龄平均为13岁，特点是肥胖者占到80%以上；伴有黑棘皮改变的高达90%；有糖尿病家族史的占64.8%；合并脂肪肝的占到83.3%。中、重度肥胖儿童有糖尿病家族史及皮肤有黑棘皮改变等是导致2型糖尿病的高危因素。

遗传是儿童2型糖尿病发病的另一个重要原因。据统计，74%~87%的患儿有家族遗传倾向，儿童体内就可能携带Ⅱ型糖尿病的致病基因。因此，父母及亲属中有糖尿病患者的家庭尤其要警惕家中的"小胖墩"发病。而致命的危害是并发症的出现，一般来说，1型糖尿病的并发症在得病后的5年左右出现；2型糖尿病患者往往在确诊之前就已经出现血糖偏高，只是还没有典型的"三多一少"的症状，2型糖尿病的"隐形"期存在时间较长，可能是在十年左右。

糖尿病会加重冠心病、高血压等疾病的发展，成为"致命的联合"。因此，2型糖尿病患者一旦确诊，就要立即筛查心血管疾病、眼底病变、周围神经病变和糖尿病肾病。

二、什么是黑棘皮病

黑棘皮病又名黑角化病或色素性乳头状营养不良，是指以皮肤颜色加深和乳头状或天鹅绒样增生为特征的一种少见的皮肤病。肥胖与黑棘皮病关系密切，两者呈正相关。皮疹的变化不仅与肥胖程度相关，而且随体重的下降而减轻。

初起为皮肤颜色加深，呈灰棕色或灰褐色，表面干燥、粗糙，进而皮肤增厚，表面有许多细小乳头状突起，呈天鹅绒样，触之柔软。随着病情进展，皮肤呈粗厚，皮纹增宽加深，表面有乳头状或疣状结节，并可出现大的疣状赘生物。多发生于皮肤皱褶部位，如颈、腋窝、腹股沟、乳头下、脐窝、肛门外生殖器等处。掌跖常发生过度角化，有时可见于面部、肘部、膝部和指趾伸面。根据颈、腋下、腹股沟等皱褶部位的皮肤出现灰棕色或灰黑色乳头状或天鹅绒样增厚，诊断不难。一般肥胖者都为假性黑棘皮病。

假性黑棘皮病好发于肥胖症患者，尤其是原来皮肤颜色较深和较暗的人。假性黑棘皮病主要散布在颈、腋窝和腹股沟等有褶皱的部位。假性黑棘皮病看上去很肮脏，皮损处会有一条条的纹路，好像洗也洗不干净一样。它主要有三个突出的特点：一是污黑，这种黑是那种呈污灰色的黑，发病初期并不太黑，随着病情的发展，颜色渐渐加深；二是有棘刺感，所谓棘就是皮肤特别粗糙和肥厚，实际上这个棘是乳头瘤样的病变；三是疣样突起，当假性黑棘皮病进入后期，皮损的褶皱处会出现许多疣赘样改变，好像与脂溢性疣一样，但它不属于疣病毒感染，而是乳头瘤样改变程度较严重的结果。

假性黑棘皮病与肥胖关系密切。虽然导致发病的机制尚不太清楚，但是绝对与肥胖者平时摄入的食物过量有关。专家经过反复论证，基本上可以得出以下结论：一是假性黑棘皮病基本上发生在肥胖者身上，而且先有了肥胖，接着才会发生假性黑棘皮病；二是肥胖与假性黑棘皮病的颜色深浅呈正相关，越是肥胖，假性黑棘皮病的颜色就越黑；三是当肥胖者体重恢复到正常，那么假性黑棘皮病就会不治而愈。综上所述，相信大家可以得出一个结论：假性黑棘皮病确实是由肥胖诱发的。

一般肥胖孩子的颈部、腋窝、肘关节外侧有一层洗不掉的黑，一般就是假性黑棘皮病，减肥成功后，高胰岛素血症消失后，自然就没有了。

第五节　肥胖的易感阶段

我们来看看少年儿童四个较敏感的年龄阶段：①孕后期：孕期30周开始，胎儿细胞繁殖迅速，对热量增加的反应敏感；②婴儿期（尤其是出生后9个月内）：细胞体积迅速增大，易积聚脂肪；③青春早期：无论男女，因身体需要为生长突增准备充足能源，使下丘脑对饱食中枢的抑制作用下降，食欲猛增，易因过食而导致肥胖；④青春后期：生长速度减慢，热量总需求下降，但青少年食欲仍很旺盛，加之某些不良饮食习惯已养成，易使膳食摄入热量超过身体消耗热量，久之引起肥胖。

人体组织的肥胖主要是由脂肪细胞数目多和脂肪细胞体积大造成的，儿童时期有两个脂肪组织增长的敏感时期，第一个是在 1 岁以内，第二个是在青春期前。1 岁以内时脂肪组织的增长主要是由于脂肪细胞体积的增加；而在第二个时期，主要是由于脂肪细胞数目的增加，而其体积并没有发生明显的改变。在这两个阶段，肥胖的儿童和青少年的脂肪细胞数目比体形正常的同龄人增长得更多，有些甚至高出一倍。进入成年期后，无论胖瘦，细胞数目都基本保持不变。

脂肪组织的增加来自于脂肪细胞的体积和数量的改变。脂肪细胞的体积反映了在特定细胞中脂肪分解与合成的平衡。细胞数量的改变是因为脂肪细胞的增生和后期的分化，其结果是脂肪组织的增加或分化度的降低或现有脂肪细胞的凋亡，这些都会导致脂肪组织的减少，不过，这些在相当程度上都是受遗传调节的。

在脂肪细胞的分化过程中，它们的形态发生改变，它们的形状变圆，细胞质中逐渐充满含有脂质的液滴，其体积也逐渐增大。这些形态变化来自于自分化过程中的多种生化过程。

肾上腺皮质激素、生长激素、胰岛素和甲状腺激素参与控制脂肪细胞的特性，这些激素还是人体脂肪细胞分化的重要调节因子，因为在体外，不加血清的时候，只要添加生理浓度的胰岛素、三碘甲状腺原氨酸和皮质醇的情况下就足以刺激脂肪细胞的分化。

幼年时期过多的蛋白质摄入可能会增加未来发生肥胖的危险性。配方奶喂养婴儿，使蛋白质摄入通常都高于母乳喂养的婴儿，这可以部分地解释母乳喂养期限的长短与 5~6 岁儿童肥胖发生率之间呈相反关系，即母乳喂养期限短的婴儿，其后发生肥胖的可能性较大，但婴儿母乳喂养至少 6 个月。

肥胖儿童的体重减少 10% 之后，其血清中脂肪的活性出现了明显的下降，与此同时其抗脂肪因子活性出现了上升，所以减肥要趁早。若小时候就偏胖，成年后肥胖的概率高达 75%；如果小时候体形正常，长大后肥胖的概率只有 10%。但从生活习惯的角度来说，这 75% 和 10% 的巨大差异应当引起家长们的注意。

有的人吃再多也不胖，除了和代谢有关，其实和他体内的脂肪细胞较少也有关系；而有的人吃一点点就胖，是因为他的体内脂肪细胞数量过多。多数专家建议，减肥应该从青少年就开始，更有专家认为，减肥应该从"娘胎"里开始。肥胖者早在成年之前，就拥有比别的同龄人更多的脂肪细胞，在成人之前，孩子进入一个快速增长期，如果吃得过多，又无消耗，那么，体内的脂肪细胞也就会疯长。肥胖孩子脂肪细胞的增长确实开始得比同龄人更早，增长得也更快，但结束时间没有明显晚过同龄人。这些早早就疯长的脂肪细胞通常会影响孩子的一生。

正常体重的人，脂肪细胞的大小和数量通常是保持稳定的，肥胖者的脂肪细胞则在数量和大小上都可能变化。不同类型的肥胖各有不同，一般可分为两种：一种叫增生性肥胖，不仅仅脂肪细胞的个头变大，而且数目也有所增多，不过这指的是童年和青春期。因为成年期后，无论胖瘦，细胞数目都基本保持不变；另一种叫肥大性肥胖，只有脂肪细胞的个头变大，而细胞数目不变。

减肥通常只能降低脂肪细胞的大小，却不能减少脂肪细胞的数目。也就是说，脂肪细胞的数目一旦增多，就没有办法再恢复原来的数目。减肥后体重容易"反弹"，也就是一下子重又胖起来，就是这个原因。尤其是童年青春期发胖的孩子们，脂肪细胞数目增多，减肥之后就更容易复胖。所以，减肥的过程应该注意养成易瘦体质，防止复胖。

这样看来，成年人发胖一般就是脂肪细胞内油脂含量变多导致脂肪细胞个头变大，相对于青春期就发胖的人来说减肥后复胖的可能性会减小一些。

第六节　少年儿童如何减肥

一、宝宝减肥运动的金科玉律

（一）要根据宝宝的生长发育特点，选择合适他的运动，循序渐进

俗话说：二抬三翻六坐七滚八爬九立一会走，就是宝宝在 2 个月时，颈部肌肉能支持头部，可以抬起头；3 个月，俯卧时可以利用胳膊肘支撑起前半身，尝试翻身；6 个月时，不需成年人的扶持能够自己坐起；8 个月时，手脚并用尝试爬行；9 个月时，能够扶着家具站立；12 个月时，可以自己走路；2 岁时，能上下楼梯，但不能用交替步上下，能倒退着走；2 岁半时，会爬上滑梯并从上面滑下来，两脚能轻轻地蹦跳，能用脚尖走路；3 岁时，能用交替步上楼梯，能单脚站立，能从 15～25 厘米的高处往下跳，能骑三轮车。

（二）制造全家运动的良好氛围

在吃完晚饭时全家去散步，周末的时候全家到大自然里去踏青，让宝宝从小感觉到浓浓的运动氛围，让运动成为他生活中的重要内容，全家人一起执行运动计划也会使爸爸妈妈受益匪浅的。

（三）运动的时候一定注意安全第一

宝宝越小家里越应该重视以防护措施来保证宝宝安全，在做亲子运动和游戏

时也要注意力度；而且宝宝很容易劳累，做运动不能做得太久，强度也不能太大。

（四）宝宝减肥的运动项目

宝宝减肥的运动项目如表16－1所示。

表16－1　宝宝减肥的运动项目

有氧运动	散步、爬楼梯等有氧运动既可以消耗多余的热量，又可以加强身体功能，是适合宝宝的运动
婴儿游泳	宝宝天生对水偏爱，使宝宝从小练习游泳成为可能，水中运动的特性使游泳成为减肥塑身的有效方法，只要有合适的漂浮工具，宝宝就会本能地在水里练习摆动双腿打水在水里前进，但由于水中运动消耗能量太大，因此只要宝宝累了就应该停止。做这一运动注意宝宝对水温的适应程度，在洗澡时有意调整水的温度，如一天降一度，最后使宝宝能适应儿童游泳池的水温
亲子操	亲子操的互动方式比较适合小一点的宝宝，妈妈在其中的主导作用使宝宝能保持有计划地运动，还能增进亲子关系
做游戏	很多游戏如捉迷藏、螃蟹走等本身就有很大运动量，对于能独立行走和会跑的宝宝来说，这种活动有很大的趣味性，又能在游戏过程中消耗很大的热量

二、宝宝减肥的注意事项

（1）运动从新生儿即可开始。宝宝从出生后就不停地伸胳膊踢腿，是个天生的运动爱好者，妈妈在了解宝宝的动作行为特点后，就可以和宝宝做一些合适的婴儿游戏和婴儿运动，帮助他伸展四肢，鼓励他的每一个进步，让宝宝从小养成运动的好习惯。

（2）由于婴儿皮肤薄，和婴儿做运动时，妈妈应剪短指甲以免伤着宝宝。

（3）做运动时尽量给宝宝穿柔软的衣服，以不妨碍宝宝自由活动为原则。

（4）宝宝吃完饭后不宜立即做运动。

（5）室外活动避免太阳直接照射，以免对宝宝皮肤造成伤害。

三、儿童少年科学减肥

如目测发现孩子有肥胖问题，应先到医院检查，确定肥胖程度，排除因内分泌或新陈代谢引起的病因，然后由医生及营养师指导，借改善饮食、多样化的运动方法以增加运动量，以及家长对肥胖儿童的行为介入等，通过减轻体重，维持正常的生长与发育。

真正健康、有效的减肥要改变生活方式（饮食习惯），适当运动，有恒心及毅力才能成功。而良好的习惯是防治肥胖的关键，这就更需要引起家庭、学校、社会各界的广泛关注。

我们需要密切关注儿童少年的发育情况，尤其是在容易引发肥胖的关键时期。肥胖发生的高峰期，有两个在少儿阶段，即4～6岁的学龄前期和12～14岁的青春期。初、高中生进入青春期，在正常发育情况下，平均每年可以增重5kg。但是，往往因为这个时期机体对各种营养素的需要量增加，加之课业负担重和体力活动少，若不注意膳食平衡，极易导致肥胖。所以在这几个敏感时期，既要保证孩子生长发育所需的营养，又要防止摄入营养过多，引发肥胖。所以平衡饮食，培养健康合理的饮食习惯显得尤为重要。

在平衡膳食的基础上要注意以下几点。

（一）选择合理的食物种类，注意食物摄入量

（1）合理选择动物性蛋白质：要以瘦肉为主；可经常食用蛋白质含量高、脂肪含量低的鱼肉、兔肉；最好每餐都有不同的动物蛋白质。

（2）摄入脂肪要适量：动物脂肪和植物脂肪的比例最好1:1，脂肪量的摄入，既要算动物肉里的脂肪量，也要算炒菜用油。另外，油炸食物芳香诱人，但大多含有过多的脂肪、糖、盐。研究表明脂肪、糖在一起食用，其致胖作用更明显。因此，应限制食用。

（3）主食既要杂又要适量：三餐有粗粮也有细粮，食量以基本饱为好，千万不能过饱。家长就应该明白：饥饱、摄食是人类的本能，不要做恐怕长不快而"硬塞"的事，以免使孩子胃容量过大，食欲亢进，而后悔莫及。

（4）一定要进食果蔬果蔬：既提供人体必需的维生素、矿物质，还是较低热量有一定能量的食物，只要适量，一般不会引起肥胖。

（5）以白开水代替饮料：避免因喝饮料，摄入过多的热量，且影响其他营养素的摄取。

（二）培养良好的饮食习惯

（1）养成吃早餐的好习惯：早餐必须要吃，而且要吃好。建议家长：为避免孩子在饥饿状态下进餐或一次性进食过多，饭前可吃些果蔬（如苹果、梨、桃、黄瓜、生菜等）。

（2）细嚼慢咽：不仅减少胃肠的负担使食物吸收好，而且咀嚼本身还能消耗一定的热能，限制进食速度，不至于使孩子一次进食太多，有利于肥胖的防治。

（3）科学吃零食：家长应选择水果、坚果、乳制品、鱼片、牛肉干等热量较低，又对儿童补充维生素、矿物质、优质蛋白质有益的食品；而且睡前不要吃零食，可以在两餐之间或在运动前适当吃一些，必须注意量。

（4）适量食用快餐：快餐的热能高，维生素、矿物质不足。经常食用，热能的摄入会超过身体的需要，多余的热能就会促进糖转化为脂肪，引起肥胖。

总之，生活是一天天组成的，习惯也是一天天养成的。既然已经明白良好的习惯是防治肥胖的关键，要想有良好的生活习惯，就要从小培养，从小事情做起。

四、少年儿童运动减肥

少年儿童进行减肥运动需在家长或老师的指导和监护下进行，并且应充分照顾和调动孩子的兴趣，使其乐于接受，从而达到更好的锻炼效果并持之以恒。在少年儿童进行减肥运动时，家长或老师应多给孩子以鼓励，特别要照顾孩子微妙的心理感受和变化。

一些肥胖儿童在幼儿园、学校或其他集体场合，有时会被取笑，使其产生某种心理障碍，不愿参加集体活动，不愿与其他孩子交往，从而大大降低了参加体育运动的兴趣，甚至会影响其性格的健康发展。还有的时候，肥胖儿童可能因为动作不够灵活，使其对某种运动的掌握较其他孩子稍缓慢，这时都需要家长和老师给予他们细心的呵护，其中包括应根据孩子兴趣选择安全、有效的运动形式，如跑步、踢球、游泳、做减肥操等均可。锻炼的时间并不需要固定，可选在早晨，亦可根据孩子的习惯选在晚上 6 点至 8 点进行。

要遵循循序渐进的原则，1 个月为一周期，待孩子适应后，逐步增加运动量。对孩子的每一点进步都应给予充分的鼓励。在进行减肥运动时，孩子们的日常活动仍可照常进行。家长和老师且不可求之过急，更不应强迫孩子进行他们不愿或不宜进行的运动，或给孩子定出这样那样不切实际的减肥"目标"。否则，会适得其反，不仅难以达减肥的目标，而且可能对孩子的身心健康造成不利影响。

应该注意的是，少年儿童正处于生长发育阶段，其对营养素的需求较成人为高。在孩子进行减肥运动时，适当控制热量的摄入是必要的，这包括减少高热量食品，如甜食、巧克力、油炸食品、坚果类等高糖、高脂肪食物的摄入。而对各类富含优质蛋白的食物，如瘦肉、鸡蛋、鱼类、豆制品等的每日摄入量应充分保证。各类富含膳食纤维、矿物质、维生素和微量元素的食物在进行减肥运动时都是必需的，故都应充分摄取。

（一）少年儿童减肥首选有氧运动

1. 有氧运动减肥的机制　有氧运动是指人体在氧气充分供应的情况下进行的体育锻炼，是指能增强人体吸入、输送和利用氧气为目的的耐久性运动。按照运动中的吸氧量水平可分为极量强度有氧运动、近极量强度有氧运动、亚极量强度有氧运动、中等强度有氧运动和小强度有氧运动等五类。其中中等强度有氧运动和小强度有氧运动的主要能源为脂肪。有研究表明在肌肉收缩初期（5～10分钟），肌肉利用的主要能源是肌肉组织中的肝糖原，其次是血液中的葡萄糖（占30%～40%）；当持续运动达120分钟以上时利用的总能源明显上升，而其中游离脂肪酸（能源）占50%～70%之多。当人体在运动时，肌肉需要消耗大量的能量，这些能量主要来源于糖、脂肪和蛋白质这三大供能物质。短时间的运动主要是由糖来提供能量的。较长时间的运动则由脂肪来供能。因此长期从事这种中小强度且长时间的有氧运动对发展氧气运输系统的能力和消耗脂肪、减轻体重具有明显的效果。当运动时，肌肉对血液内游离脂肪酸和葡萄糖的摄取和利用增多，一方面使脂肪细胞释放大量游离脂肪酸，使脂肪细胞缩小变瘦；另一方面使多余的血糖被消耗而不能转变为脂肪，结果使体内脂肪减少，体重下降。

2. 有氧运动可降低血浆胰岛素水平 长时间有氧运动可使血浆胰岛素水平下降，胰高血糖素、儿茶酚胺和肾上腺素分泌增加，促使脂肪水解过程的限速酶活性增加。加速脂肪的水解，促进脂肪的分解供能，从而减少脂肪的合成。

3. 有氧运动可降低食欲和增加能量消耗 有研究发现胰岛素在肥胖的发生与发展过程中起着重要的作用。它可以强力抑制脂肪分解。在胰岛素减少的同时，儿茶酚胺和生长激素含量升高，从而加快了游离脂肪酸的利用。有实验得出，系统的有氧运动不仅使内脏脂肪积累减少，还可以使胰岛素含量尤其是下丘脑胰岛素含量明显增多。由于胰岛素能提高下丘脑儿茶酚胺水平，故有抑制食欲、增加机体产热的作用。另外胰岛素还可以提高运动后的静息代谢率并加强食物的特殊动力作用，使机体出现负能量平衡而减少体重。

4. 有氧运动有助于机体提高有氧代谢能力 长期进行有氧运动可以提高肌肉中有氧代谢酶的活性，增加肌肉中毛细血管的开放量，改善心肺功能，提高氧运输系统的能力和肌肉利用氧的能力，从而保证在长时间运动中保持良好的有氧代谢能力，促进糖特别是脂肪等物质的有氧氧化过程。此外，肌肉运动还可以改善外周血液向心脏的回流，改善心脏对体力活动的适应能力。运动尤其是呼吸运动能增加胸廓及膈肌的活动度，加深呼吸，增加肺活量，改善呼吸功能。

5. 有氧运动能影响体内血液瘦素的水平 瘦素是肥胖基因的表达产物。它可以向大脑传达能量储存的感受信号，作用于脑内的受体，反馈性地调节机体摄食活动和能量消耗行为。如果瘦素增加，食物的摄入便会受到抑制，机体的总耗能便相应增加。研究表明，进行系统的有氧运动可使超重成人血中瘦素水平下降10%，再增加运动量，可使瘦素再下降10%。

（二）少年儿童减肥运动处方的制定

有研究表明体力活动过少比摄食过多更易引起肥胖。有氧运动通过增加能量的消耗促进脂肪分解，减少脂肪蓄积，达到减肥目的。因此制定合理的运动处方十分必要。运动处方是指针对体育锻炼者的健康状况和体力状况，根据其运动目的而制定的一种科学的、定量化的周期性锻炼计划。运动处方的基本要素包括运动目的、运动项目、运动强度、运动时间、运动频率以及注意事项等。对于儿童少年减肥来说，我们主要从以下四点来阐述：运动强度、运动时间、运动频率和运动项目。

1. 运动强度　合理的运动强度一般以个人"最适运动心率"来反映，计算公式为：最大心率（次/分）＝220－年龄（岁）；心力储备＝最大心率－安静心率；最适运动心率＝心力储备×75%＋安静心率。

肥胖儿童由于体重过大、心肺功能差，运动强度不宜过大。以心率为标准，运动时应达到个人最大心率的60%～70%。开始时心率要求可稍微低些，如以100～110次/分为准；以耗氧量为标准，一般应取个人最大耗氧量的50%～60%作为有氧运动强度的标准。而运动心率在110次/分以下时，健身价值不大。最适宜的锻炼强度为最大心率的60%～85%或最大摄氧量的35%～70%，即心率为130～150次/分。有氧运动中，50%～70%最大摄氧量或60%～80%最大心率，30～60分/次，每周3次以上或5～7次/周较为合适。运动强度取最大摄氧量的50%～85%或最大心率的60%～70%，这种运动量被认为是刺激体脂消耗的最佳值。

2. 运动时间和运动频率　低强度运动只有超过20分钟才能激活脂肪水解酶，促进脂肪的分解。对于肥胖儿童每次运动时间不应少于30分钟，运动前应有10～15分钟准备活动，运动后应有5～10分钟整理运动。此外选择运动时机很重要，由于机体的生物节律周期性变化，参加同样的活动，下午与晚间比上午多消耗20%的能量，故晚餐前2小时进行运动锻炼比其他时间更能有效地减少脂肪。对于青少年来说，每次运动时间应不少于1小时。持续时间可视减肥要求而定，晚饭前2小时运动最佳。肥胖患者最好保持每天60～90分钟中等强度或者稍大强度的运动，超重者最好能保持每天45～60分钟中等强度的运动；儿童活动时间应比推荐的运动时间更多些。刚开始运动时，时间应稍短，以不低于20min/次为宜，逐渐增加至45～60min/次，使患者有一个逐步适应的过程。

理想的运动频率是每周7次，即每天都能有一定的运动量。对肥胖儿童来说养成良好的运动习惯对治疗很重要，但考虑到很多患儿实际上很难做到，因此一般建议保证每周至少运动5天。开始时可以适当减量，一般一周2～3次是大多数患儿都能接受的。以后逐渐增加到每周5次以上。依据肥胖程度、体质和运动基础确定，通常每周锻炼3～5次，频数太低不易实现减肥目标，频数太高易导致过度疲劳。

3. 运动项目　目前普遍认为大肌肉群参与的动力型、节律性的有氧运动，如步行、跑步、游泳、自行车、健美操、水中运动等，有助于维持能量平衡、长期保持肥胖者的体重不反弹，提高心肺功能。另外，现在最流行的减肥运动项目是步行、慢跑和骑自行车等耐力性的项目，只要能坚持达到一定的运动量便可以使体脂下降。对于儿童，可以选择娱乐性强的以身体移动为主的运动项目，如长跑、散步、游泳、跳绳、踢球、接力跑、做各种游戏等；对于青少年，相对于儿童他们的体力好，可以进行强度稍微大些的运动，如划船、登山等。

（1）跳绳：该项运动对心肺、脑、消化系统等非常有利，可随时随地进行。还有研究表明，运动能促进脑中多种神经质的活力，使大脑的思维与反应更为活跃、敏捷，尤其以弹跳运动最佳，能供给大脑充分的能量。

（2）骑自行车：可增强力量、速度和耐力及氧运输系统的功能。骑自行车对减肥效果是显著的，这项运动在室内、室外都能进行。

（3）慢跑：慢跑被称为"有氧运动代谢之王"。它的运动强度大于步行，但相对来说比较容易让肥胖儿童少年接受。其减肥效果好，见效快。有数据显示。慢跑以 9km/h 的速度进行，30 分钟的能量消耗为 328kcal。比较标准的慢跑方式为跑步时除上体正直稍前倾，两臂自然摆动外，下肢的技术要领也很重要。腿后蹬时髋、膝和踝关节应充分伸直。前摆时大腿向前上方高抬，并带动髋部尽量向前送。在大腿前摆的过程中，小腿要保持放松而自然下垂。用脚前掌或全脚掌着地。总之应尽量自然、协调、放松，并注意调整好呼吸节奏，通常采用两步一吸，两步一呼的方法。另外，长距离慢跑还有助于儿童的生长发育。有研究表明从心脏的功能看，儿童心脏各项指标的绝对值比成人低，但以每千克体重计算，每搏输出量并不比成人低，可见儿童心脏有承受一定负荷的能力。这说明儿童长距离慢跑不但无碍健康还有助于生长发育。

（4）爬楼梯：爬楼梯可以不受自然条件的限制，不用投资，可以随时随地进行。生理学家测定，一般人以正常速度爬楼梯，每 10 分钟约消耗 220kcal 的热量，下楼则为上楼的 1/3。在时间相同的情况下，上楼梯消耗的能量比打乒乓球多 2 倍，比游泳多 2.5 倍，比散步多 4 倍。要循序渐进，恰当掌握运动量和节律，运动量大小可用脉搏来衡量。一般在 120～150 次/分钟为宜。

（5）游泳：近年来许多人认为水中运动是最有效的塑型、减肥方式。水中的浮力使肥胖者不受体重的影响，减轻了在陆地上锻炼对下肢的负担。水中的散热比空气中高出 20 倍。再加上水的阻力，在同样的时间和强度下锻炼游泳消耗的能量就比在陆地上消耗的能量要大。据研究发现水中运动的最大心率比在陆地上运动低 11 次/分钟。锻炼者在控制游泳运动强度时，需从自身陆上减肥运动的靶心率中减去 11 次/分钟左右，以免造成运动过量。另有处方要求长时间慢速游，即速度控制在 10～20m/min，每次 60 分钟，每天 1～2 次，时间最好安排在下午或晚上。此处方适合所有会游泳的肥胖者。

五、少年儿童减肥运动处方的制定原则

（1）减少脂肪的有效性：所采用的运动方式应首先考虑到其对于减少脂肪的有效性。只有使用行之有效的运动手段和方式才能达到减肥及控制体重的目的。根据处方完成一定的运动疗程后，应使超重或肥胖者的体重和体脂下降到一定水平，心肺功能和体质健康状况有所提高，停止运动后 3～6 个月内肥胖程度不应反弹到原来的水平。

（2）少年儿童乐于参加的趣味性：运动方式应使锻炼者感兴趣，有利于使其能长久地坚持下去，特别是儿童的心理特点就是好奇心强、自控能力差，应不断变换锻炼的方法、内容和路线，最好能顺其自然，投其所好，切忌用成人的标准要求孩子。

（3）长期坚持的可行性：运动处方的制定一定要符合人体生理尤其是少年儿童的生理发育特点，所制定内容应循序渐进，强度增加要适宜，不要太快或太突然，使得各项计划能够依计划顺利长期地进行。

（4）实施过程的安全性：运动处方所建议采用的运动强度或负荷量应依据肥胖者的肥胖程度、健康状况和心肺功能而定，注意区别对待。要在不损害身体健康，不影响少年儿童生长发育的前提下从事运动锻炼，一般以有氧锻炼为主。

（5）运动项目的重复性：重复性练习是促进机体尽快协调刺激因素的手段，也是调节负荷的一种措施，这种重复性练习可以使患者更好、更快地适应运动项目的强度，使减肥效果充分发挥出来。

（6）肥胖对象的个别性：由于肥胖少年儿童的年龄、性别、身体健康状况和肥胖程度都有不同，因此他们的运动处方也就要根据具体的情况来制定，在运动项目、运动强度、运动时间等方面都要有所不同。

中小强度的有氧运动（心率在 120～150 次/分钟）、每周至少 3 次，最好为每周 5～7 次的运动频率、每次运动时间至少为 30 分钟的运动量是比较适合少年儿童实施减肥的运动处方，并且运动处方的项目要根据少年儿童的年龄特点偏重于趣味性和可实施性，且及时根据他们的体质变化情况和适应承受能力进行调整，使他们不仅能达到有效的减肥效果，而且可以促进其良好的生长发育，做到循序渐进，以保证处方实施的可持续性。

单纯依靠运动干预减肥还是不够的，还需要从肥胖者的饮食和行为

上加以控制和调整。只有家长、个人以及社会全方位地关注少年儿童肥胖，才能让公众意识到少年儿童肥胖的严重性，才能让少年儿童远离肥胖！

第七节　少年儿童减肥食谱举例

1. 黄瓜拌肉丝

原料：鲜嫩黄瓜750克，瘦猪肉100克，当归3克，白糖50克，醋30克，食盐2克，生姜10克，菜油50克。

制法：黄瓜切段，生姜切丝，当归切片；猪肉用开水烫熟后切丝。在肉丝、黄瓜段里加入糖、醋、盐、姜丝拌匀；油锅烧至八成熟，放当归片，待浸出香味弃用当归，淋油拌匀即可。

2. 虾米白菜

原料：干虾米10克，白菜200克，植物油10克，酱油10克，食盐3克，味精少许。

制法：先将干虾米用温水浸泡发好，再将白菜洗净，切成约3厘米的段。将油锅烧热，放入白菜炒至半熟，将发好的虾米、食盐、味精放入，稍加清水，盖上锅盖烧透即可。

3. 素炒大白菜

原料：大白菜250克，胡萝卜丝10克，植物油、精盐、味精、姜丝各适量。

制法：将大白菜洗净，切成5厘米方块，待油锅烧热后，放入姜丝略煸炒，随即把大白菜倒入，旺火炒至半熟，放入胡萝卜丝、盐，再略炒一会儿至熟，加少许味精调和，即可装盘上桌。

4. 冬瓜汤

原料：连皮带籽冬瓜500克，陈皮3克，葱、姜、食盐、味精各适量。

制作：洗净冬瓜，切成块，放锅内，加陈皮、葱、姜片、食盐，并加适量水，用文火煮至冬瓜熟烂，加味精即成。

5. 荷叶粥

配料：鲜荷叶1张（或干荷叶），粳米50克，白糖适量。

　　制法：粳米淘洗干净，荷叶洗净，锅置火上，放入水适量，放入粳米煮粥，煮时将荷叶盖于粥上，煮熟即成。也可另将荷叶洗净切碎，先煎取汁，另用一锅煮粥，将汁调入粥内。食用时，可加白糖于粥内，随时可食用。

总结

　　当今儿童肥胖日益成为引起社会关注的健康问题，通过本篇文章对儿童肥胖的解析，希望大家能够正确地认识儿童肥胖，让儿童远离肥胖，远离肥胖带来的一系列健康问题。

第十七章　如何让孩子养成良好的饮食习惯

一、让孩子多吃蔬菜

蔬菜是维生素和矿物质的重要来源，能够防止维生素和矿物质缺乏，同时也是纤维素的重要来源，有助于刺激胃液分泌和肠道蠕动，有利于食物的消化吸收，并防止便秘。

多吃蔬菜有利于牙齿健康。能够促使牙齿进行咀嚼的食物首推蔬菜，尤其以胡萝卜、芹菜、卷心菜、菠菜、黄瓜为佳。孩子的咀嚼动作有利于牙齿健康，常吃蔬菜可使牙齿中的钼元素增加，增强牙齿硬度和牢固度。常吃蔬菜还能预防龋齿，蔬菜含有90%的水分和丰富的纤维素，咀嚼时可稀释糖分，改善口腔环境，抑制细菌生长。

二、让孩子适量吃肉

肉类食品包括鱼肉、禽肉和畜肉，可提供优质的蛋白质，丰富的 B 族维生素，还有最容易吸收的铁、锌、铜等微量元素。吃肉可预防贫血，也能有效解决儿童因缺乏蛋白质造成的营养不良，促进生长发育。

对于正处在快速发育当中的孩子来说，经常适量吃点肉是让他们健康成长的重要饮食内容。儿童特别是 3 岁以内是儿童大脑发育的最关键时期，如果这时期不给孩子吃肉，将严重影响儿童的大脑及智力发育。

大豆及各种豆制品都是植物性蛋白质的良好来源，各种坚果也是不错的蛋白质食品。不过，它们仍然比不上肉类蛋白质的"质量"和美味，特别是对于贫血的孩子来说，豆类在供应铁元素方面比不上肉类。

但是凡事都要适可而止，不能说肉类食品好就可大量吃肉。家长一来还担心肉类脂肪多，容易让孩子发胖；二则担心肉类里面有激素，会让孩子早熟；还担心肉类胆固醇高，对身体不利。的确，就猪肉来说，即便是瘦肉，也含有相当高的脂肪，可达25%左右，肥肉则达到90%左右。显然，吃太多的肉不利于孩子的健康，特别是已经有点胖的孩子。对于学龄前儿童来说，每天只需要吃50~75g无骨鱼或瘦肉即可保证需求；况且，吃肉太多，吃其他东西的胃口就会小，会影响整体的营养平衡。

目前只要采用正确的饲养方式，各种育肥动物不需要添加激素就可以快速出栏。然而，一些饲养水平较差的企业或个人也可能违禁添加激素。问题在于，即使在饲料当中不加入任何激素，成年动物的体内仍然会天然含有一定量的激素，人们食用的主要是一些育肥的动物，而动物越肥，其体内雌激素就会越多。因而，只要多吃肥肉，就会必然增加膳食当中雌激素的摄入量。

所以，肉类只是平衡膳食当中的一部分，绝对不能因为孩子爱吃肉就毫无控制，超量供应。

三、给孩子合理补水

长期饮水不足会让孩子的身体慢慢形成不良习惯，这对孩子的成长很不利，建议 2 ~ 6 岁孩子每天饮水 600 ~ 800ml；6 岁儿童每天饮水 800ml；7 ~ 10 岁儿童每天饮水 1000ml；11 ~ 13 岁男生每天饮水 1300ml，女生每天饮水 1100ml；14 ~ 17 岁男生每天饮水 1400ml，女生每天饮水 1200ml。在天气炎热、出汗较多时应适量增加饮水量。首选白开水，少量多次地喝，不喝或少喝糖饮料，禁止饮酒。

有些家长认为给孩子补充淡盐水会让孩子更有力气，其实我们日常的膳食结构已经含有足够的盐分，没有必要专门去补，虽然孩子的身体结构令他们比成人更容易出汗，但只要补充白开水就可以了，因为哪怕只是很淡的淡盐水，也有可能令孩子胃肠不适，适得其反，也可能加重儿童的肾脏负担，对其健康造成不良影响。而且，长期高盐分的摄入也会增加高血压的发生风险。

饮料也有补水作用，但不能取代白开水。饮料中 98% 的成分是水，只是通过加入糖、香精等辅助元素改变口感，尤其是儿童饮料，很能迎合孩子的口味，适当喝点，对孩子影响不大。但是如果让孩子长期喝含糖饮料，一旦上瘾就不愿喝白开水，而且摄入糖量超标会造成脱钙、肥胖、龋齿等健康问题。世界卫生组织建议每天精制糖摄入量不超过 50g，一瓶饮料的含糖量往往超过这个数值，所以尽量不让孩子喝含糖饮料。

四、合理补钙才能长得高

有的家长认为孩子长不高是因为缺钙，给孩子吃各种各样钙剂。钙是骨骼及牙齿成长的必需营养素。但是孩子长不高，不一定是缺乏钙，遗传、睡眠状况、运动量、情绪及压力都可能影响身高。

如果孩子一天可以喝 500 毫升牛奶，通常不会缺乏钙质。对于不喝牛奶的孩子，可以给他酸乳酪及带骨的小鱼干当零食。天然食物中牛奶、鱼类、肉类、蛋类、深绿色蔬菜、豆腐及传统豆花等，也都有钙质。但是钙质要有效吸收，必须有足量的维生素 D，蛋黄、肝脏或鱼肝油等都含有维生素 D。此外，每天晒太阳

10~15分钟，也会促进身体维生素 D 的合成。为了避免晒伤，夏季可选择早上十点前或傍晚四五点再出门。

若要让孩子吃钙片，一定要注意量。人体内的钙与磷、钙与镁需维持一定比例，过量的钙造成"钙磷比""钙镁比"失衡，反而让骨骼合成效果差，甚至会出现骨骼过早闭合，影响孩子身高。

总结

根据本章内容的阐述，可知儿童保健品不是万能神药，并不能解决儿童生长发育过程中的所有问题；更不是洪水猛兽，会对孩子的健康成长带来危害。我们要用理性的眼光看待儿童保健品，当儿童膳食合理时不要盲目地给孩子购买并服用儿童保健品；当孩子营养素缺乏时，应在专业医生和营养师的指导下选购和合理使用儿童保健品，让孩子能够健康成长。

参 考 文 献

[1] 薛建平，盛玮．食物营养与健康 [M]．2 版．合肥：中国科学技术大学出版社，2009

[2] 中国营养学会．中国居民膳食指南（2016）[M]．北京：人民卫生出版社，2016

[3] 向文江．浅谈烹调加工对食物营养价值的影响 [J]．烹调知识，2003，11

[4] 王令仪．儿童保健学 [M]．北京：科学出版社，2002

[5] 中国疾病预防控制中心营养与食品安全所．中国儿童青少年零食消费指南 [J]．营养学报，2008，30（2）：123－124

[6] 徐学娜．儿童食品现状堪忧 [J]．成都食品与医药，2016，01：18

[7] 郭静．最差零食榜 [J]．劳动保障世界，2016，13：72

[8] 崔焱．儿科护理学 [M]．5 版．北京：人民卫生出版社．2013：14

[9] 张继东．孩子挑食原因多，找准方法好解决 [J]．解放军健康杂志，2013.04：29

[10] 莫鹏．关阳．幼儿偏食挑食有高招 [J]．家庭医学，2016.09：16

[11] 平燕婷．12 个小原则应对挑食偏食 [J]．时尚育儿，2013.03

[12] 阿娜尔·阿依甫汗．小儿社区佝偻病的临床调查及病因总结分析 [J]．中国卫生产业，2017，1：173－175

[13] 米昭曾，罗永健．国人钙和维生素 D 的适宜摄入量研究 [J]．中华损伤与修复杂志，2015，4：369－375

[14] 朱秋锦．单纯补钙与喝奶对儿童生长发育及骨密度的影响 [J]．中外女性健康研究，2016，9：11－12

[15] 左小霞．豆制品营养各有千秋 [J]．农产品加工，2012，7：57

[16] 葛可佑．中国营养师培训教材 [M]．2 版．北京：人民卫生出版社，2005

[17] 顾景范．现代临床营养学 [M]．2 版．北京：科学出版社，2009

[18] 原卫生部．儿童营养性疾病管理技术规范，2012

[19] 原卫生部．中国 0～6 岁儿童营养发展报告，2012 年

[20] 季成叶，陶芳标，武丽杰．儿童少年卫生学 [M]．7 版．北京：人民卫生出版社，2015